Archives of Oto-Rhino-Laryngology
Archiv für Ohren-, Nasen- und Kehlkopfheilkunde
Supplement 1983/I

D1728939

Versehentlich ist im Kongreßbericht 1982 der Druck der untenstehenden Diskussions-
bemerkungen unterblieben. Wir bitten, sie dort in Teil II zwischen S. 374 und 375
einzulegen.

K. Müsebeck (Kaiserslautern): Herr Herberhold greift in seinem Referat eine Literaturangabe auf, die nicht von Flottes, sondern von Proetz stammt. Der behauptete 1/1000 Luftaustausch pro Atemzug berücksichtigt nur die statische und nicht die dynamische Druckdifferenz, die Angabe ist daher falsch. Die zwischen 1–20 Minuten angegebenen Schwankungen über die Luftaustausch-Raten beruhen nicht nur auf unterschiedlicher Methodik, sondern auch auf Weite und Richtung des ostium maxillare zur Nase. Eine als normal anzusehende Schräglage ruft über einen Injektor-Effekt sogar eine Luftzirkulation hervor. Die von uns nachgewiesene Luftströmung in der Kieferhöhle ist bei Reventilationsmaßnahmen optimal, wenn das Neo-Ostium nicht größer als 1 × 1 cm ist. Bei durchgängigem natürlichem Ostium führt ein zusätzliches Neo-Ostium im unteren Nasengang zu einem aerodynamischen Kurzschluß, der die lateralen Kieferhöhlenareale unbelüftet läßt. Diese mit Prof. Rosenberg vom Institut für Strömungs- und Thermotechnik der Universität Kaiserslautern gemachten Beobachtungen, die in den Referaten nicht erwähnt sind, scheinen mir klinisch relevant zu sein.

H. Jakobi (Halle/S.): Eckert-Möbius und Koch, welche die moderne Kieferhöhlenfensterung vom unteren Nasengang vor 50 Jahren empfohlen haben, forderten für die kritische Indikation auch Kontrastdarstellungen der Kiefernhöhlen, die ich in den Erläuterungen von Herberhold vermisse.

B. Kottwitz (Kassel): Die endonasale Polyposis mit polypöser Nebenhöhlenentzündung, meist als Ausdruck einer Allergie, bringt auch nach sorgfältigster Operation durch die Rezidivneigung Probleme für Operateur und Patienten.
Ist die Gabe eines Depot-Corticoids nach erfolgter Operation ratsam oder nicht?

H. Lenz (Köln): Wie verändert sich der Kinocilienschlag nach endonasaler Kieferhöhlenfensterung im unteren Nasengang?
Wie könnte man aus patho-physiologischer Sicht erklären, daß das endonasale Kieferhöhlenfenster die Tendenz aufweist, wieder rasch zuzufibrosieren?

M. E. Wigand (Erlangen): Das patho-histomorphologische Bild der chronisch-hyperplastischen Sinusitis ist inter- und intraindividuell sehr vielgestaltig. Die Biopsie als Einzelstichprobe ist nicht repräsentativ für den Gesamtzustand des Nebenhöhlenbereiches, sondern liefert nur ein zeit- und sehr ortsabhängiges Bild der Schleimhautveränderungen. Oft gibt es z. B. große Seitenunterschiede. Ähnlich werden offenbar die immunologischen Reaktionen, speziell die Gewebsallergie, stark von örtlichen Faktoren beeinflußt. Aus allen diesen Gründen erscheint eine Voraussage der Irreversibilität eines chronischen Entzündungsprozesses durch den Operateur nicht gerechtfertigt.

H. Naumann (München): Zu 3 Punkten möchte ich Anmerkungen machen:
    1. In den Referaten ist auch von der Allergie als Ursache für Erkrankungen der Nebenhöhlen die Rede. Dies geschieht jedoch recht pauschal und wenig differenziert. Einserseits ist bei den allergisch bedingten Schleimhaut-Erkrankungen prinzipiell zu unterscheiden zwischen Sofort- und Spät-Reaktionen – analog etwa der Urticaria und dem Ekzem der Haut. Nur beim Sofort-Typ der Schleimhaut-Allergie (= Atopie) haben wir bislang Möglichkeiten, diagnostisch und in gewissem Umfang auch therapeutisch befriedigend einzugreifen. Die Spättyp-Allergie der Schleimhaut ist leider noch immer ein weitgehend unerforschter, unbekannter und dementsprechend kaum beeinflußbarer pathogenetischer Komplex. – Auf der anderen Seite sollte man sich aber auch vor Augen halten, daß die Allergie nur eine besondere, u. a. vom IgE abhängige Spielart jenes weitverzweigten und ubiquitären Abwehrsystems des Körpers ist, das unter dem Begriff Immungeschehen zusammengefaßt werden kann. Man sollte daran denken, daß außer der Allergie noch viele andere Störungen im Immunsystem vorkommen, die ebenfalls reversible und irreversible Schleimhautschäden bewirken können. Unser gesichertes Wissen hierüber ist – zugegeben – noch bescheiden, aber doch nicht so gering, daß es bei der Diskussion von Schleimhaut-Erkrankungen der oberen Luftwege praktisch übergangen werden sollte. Ich denke dabei vor allem an biochemisch nachweis- und meßbare Funktionsproteine wie Immunglobuline, bestimmte Enzyme und deren Gegenspieler, die Inhibitoren u. a. m. Bei der Abhandlung diagnostischer Möglichkeiten haben die

Referenten heute zahlreiche technische Methoden besprochen. Von den Möglichkeiten, auf biochemischem Wege Schleimhautdiagnostik zu betreiben – und zwar an einem leicht gewinnbaren Produkt der Schleimhaut, dem Mucus – war nicht die Rede. Die Sekretdiagnostik dürfte jedoch für die Erkennung, Prognose und Behandlung von Schleimhaut-Erkrankungen auch der Nebenhöhlen in Zukunft eine zunehmend wichtige Rolle spielen.

2. Mehrfach klang an, daß die morphologische Untersuchung der erkrankten Mukosa keine befriedigende Auskunft über Rückbildungs- bzw. Heilungsfähigkeit der Schleimhaut vermitteln könne und deshalb ein Versuch mit kleinen und lokal begrenzten operativen Maßnahmen fast immer zumindest am Anfang der operativen Therapie stehen solle. Diese Meinung kann nicht unwidersprochen bleiben. Zunächst wäre in Erinnerung zu rufen, daß man morphologisch sehr genau verschiedene Formen der Schleimhaut-Entzündung – die „katarrhalische", die eitrige, die nekrotisierende etc., – unterscheiden und aus dem histologischen und klinischen Bild sehr wohl typische Verlaufsformen und Prognosen bezüglich einer Spontanheilung ablesen kann. Für den Erfahrenen ist sehr oft schon aus dem makroskopischen Befund, vor allem aber zusätzlich aus dem mikroskopischen Bild recht genau und verläßlich zu erkennen, ob eine Schleimhaut reversibel oder irreversibel geschädigt ist. Dementsprechend kann man dem Patienten in vielen Fällen einen Umweg über lediglich verzögernde lokale Mikro-Manipulationen ersparen und bei der Therapieplanung durch Anwendung von dem pathologischen Befund adäquaten operativen Maßnahmen bereits im ersten Anlauf eine bleibende Sanierung erreichen.

3. Man konnte heute den Eindruck gewinnen, daß „seit rund 60 Jahren" vor dieser Gesellschaft zum Thema Nebenhöhlen-Erkrankungen nichts Grundsätzliches mehr vorgetragen oder diskutiert worden sei – oder auch, daß wir jetzt „mit einer Revolution in der Nebenhöhlen-Therapie" konfrontiert würden. Das sind unzutreffende und etwas überheblich klingende Äußerungen. Ich möchte in diesem Zusammenhang nur an Hajek, Marx, Uffenorde u. a. erinnern, die in den vergangenen Jahren mit ihrer sehr großen klinischen Erfahrung und ihrer darauf gegründeten Kritikfähigkeit auch heute noch unverändert gültige und zuverlässige therapeutische Richtlinien bei Sinus-Erkrankungen aufzeigten. Dabei forderten sie ebenfalls schon, bei Operationen möglichst schonend mit der Schleimhaut der Nase und ihrer Nebenhöhlen umzugehen – allerdings unter kritischer Berücksichtigung der jeweiligen pathologischen Situation.

C. R. Pfaltz (Basel): Die Infektallergie nimmt innerhalb der Aetiopathogenese der chronisch rezidivierenden Sinusitis eine zentrale Stellung ein. Morphologisch handelt es sich dabei meist um eine polypöshyperplastische Schleimhautentzündung, die nicht allein operativ beherrscht werden kann, sondern einer längeren postoperativen Nachbehandlung bedarf. Aufgrund der über 10 Jahre zurückreichenden Erfahrungen am Krankengut der Univ. HNO-Klinik Basel, kann durch eine 6–8 wöchige Therapie mit Antibiotika und breitspektrig wirksamen Chemotherapeutika (unterstützt durch eine gleichzeitige 6–8 wöchige 6 Stunden-Behandlung) die Rezidivquote der postoperativ auftretenden Sunusitiden und damit auch die Zahl der Rezidivoperationen erheblich gebessert werden.

Verhandlungsbericht 1983

der Deutschen Gesellschaft
für Hals- Nasen- Ohren-Heilkunde,
Kopf- und Hals-Chirurgie

Teil I: Referate

Schriftleitung J. Berendes
Herausgeber E. Lehnhardt

Mit 25 Abbildungen und 38 Tabellen

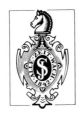

Springer-Verlag
Berlin Heidelberg New York Tokyo
1983

Prof. Dr. med. Julius Berendes, Mozartstraße 15, 6940 Weinheim

Prof. Dr. Dr. med. Ernst Lehnhardt, HNO-Klinik, Medizinische Hochschule
Konstanty-Gutschow-Str. 8, 3000 Hannover 61

ISBN 3-540-12421-7 Springer-Verlag Berlin Heidelberg New York Tokyo
ISBN 0-387-12421-7 Springer-Verlag New York Heidelberg Berlin Tokyo

Satz, Druck- und Bindearbeiten: Oscar Brandstetter Druckerei GmbH & Co. KG, Wiesbaden
2122/3321-543210

Inhaltsverzeichnis Teil I: Referate

Virale Krankheiten im HNO-Bereich

E. Wilmes[1] und F. Deinhardt[2]

[1] Klinik und Poliklinik für HNO-Kranke der Universität München (Direktor: Prof. Dr. H.H. Naumann) Marchioninistraße 15, D-8000 München 70, Bundesrepublik Deutschland
[2] Max von Pettenkofer-Institut für Hygiene und Medizinische Mikrobiologie (Vorstand: Prof. Dr. F. Deinhardt) Universität München Pettenkoferstraße 9a, D-8000 München 2, Bundesrepublik Deutschland

Viral Diseases in Otorhinolaryngology

Summary. Viral infections cause many diseases in the mucous membranes, the upper respiratory and digestive tract, the salivary glands and the ear.

Recent advances in the pathogenesis of viral diseases brought about an increasing interest of otolaryngologists.

The general part of this paper presents the fundamental properties of viruses, their structure and replication, and the pathogenesis of the different forms of viral infections.

The section of viral diagnosis describes laboratory methods and their limits as well as the clinical interpretation of viral tests.

An overview of prophylaxis and therapy of viral infections is given.

The specialized section of the paper describes viral infections important for the otorhinolaryngologist. It includes infections of the aero-digestive tract, the ear and the salivary glands.

Because of its special importance, Epstein-Barr virus and its associated diseases, and hypotheses about the oncogenesis of EBV-correlated tumours are presented in detail.

The topic of the third part is the actual knowledge about interferon and its antiviral and antitumour effects. The findings of important clinical studies are discussed.

The last chapter concerns with virushepatitis.

Zusammenfassung. Virale Infektionen sind die Ursache einer Vielzahl von Erkrankungen im Bereich der Schleimhäute des oberen Respirations- und Digestionstraktes, der Speicheldrüsen und des Ohres.

Neue Erkenntnisse der letzten Jahre über die Pathogenese viraler Erkrankungen führen zum wachsenden Interesse des HNO-Facharztes an deren Diagnostik und Therapie.

Der *allgemeine Teil* dieses Referates macht mit wichtigen *virologischen Grundlagen* vertraut:

Es wird auf die Struktur und die Vermehrung der Viren eingegangen sowie eine Übersicht über die Pathogenese und die verschiedenen Formen viraler Infektionen gegeben.

Der Abschnitt *Virus-Diagnostik* beschreibt labordiagnostische Möglichkeiten und ihre Grenzen – und dient damit unter Verzicht auf labortechnische Details der Interpretation viraler Befunde.

Davon ausgehend werden Ansatzpunkte für *Prophylaxe und Therapie* viraler Erkrankungen diskutiert.

Der *spezielle Teil des Referates* faßt die für die HNO-Heilkunde wichtigen Virusinfektionen zusammen:

Hierzu gehören die viralen Infektionen der oberen Luft- und Speisewege, des Ohres und der Speicheldrüsen, sowie in gesonderter Darstellung die Herpesinfektionen.

Wegen seiner besonderen Bedeutung werden das Epstein-Barr Virus und seine assoziierten Erkrankungen sowie Thesen zur Genese EBV-korrelierter Tumoren ausführlich dargestellt.

Ein weiterer Abschnitt befaßt sich mit dem aktuellen Stand des Wissens über Interferon und seine bisher bekannte Wirkungsweise. Die Ergebnisse der interessantesten klinischen Studien werden diskutiert.

Ein letzter Abschnitt befaßt sich mit der Virushepatitis.

Inhaltsverzeichnis

Einführung

Das Wissen über die Pathogenese viraler Erkrankungen ist in den letzten 20 bis 30 Jahren explosionsartig gewachsen, und die einschlägige Literatur ist selbst für den spezialisierten Virologen kaum noch zu übersehen. Dieses Referat soll und kann daher nicht einen vollständigen Überblick geben, sondern soll dem Hals-, Nasen-, Ohrenarzt lediglich als Orientierung bei der täglichen Arbeit dienen.

Während das Thema Virologie bei den Kinderärzten eine äußerst wichtige Rolle spielt – vielleicht durch das häufigere Vorkommen von Viruskrankheiten im Kindesalter – scheint es in der Hals- Nasen- Ohrenheilkunde eher etwas im Hintergrund zu stehen, und dies obwohl der Anteil virusbedingter Erkrankungen im Hals- Nasen- Ohrenbereich außergewöhnlich groß ist, wenn man nur an die häufigen Infektionen der oberen Luft- und Speisewege denkt.

Die Ursache mag darin liegen, daß die klinischen Möglichkeiten zur Bekämpfung viraler Infektionen noch sehr zu wünschen übrig lassen.

Gleichzeitig mit dem Ausbau der virologischen Grundlagenforschung (z. B. der Virusgenetik, der speziellen Immunchemie, der biochemischen Untersuchung der Virusarten) sowie der mehr biologisch ausgerichteten Virusforschung an den mikrobiologischen Instituten ist aber in letzter Zeit auch der Stellenwert der Virologie im Bereich der Klinik gewachsen. Heute hat somit die Diagnostik von Virusinfektionen sowohl hinsichtlich der Prophylaxe (Schutzimpfung) als auch für die Therapie und die Prognose viraler Erkrankungen große und weiterhin zunehmende Bedeutung. Außerdem sei erinnert an die Aufsehen erregenden Ergebnisse in der Interferonforschung und in der Tumorforschung. Man denke z. B. an die jüngsten Forschungsergebnisse auf dem Gebiet der viralen Onkogenese bei Nasopharynxkarzinomen, Burkitt-Lymphomen und bei Larynxpapillomen. Die ersten beiden Tumorarten sind bisher die einzigen Geschwülste, die sich serologisch erfassen lassen.

Auch in der Diagnostik und Therapie von Erkrankungen der Atemwege kann es nicht gleichgültig sein, ob es sich um eine virale oder bakterielle Ätiologie handelt. Während bakterielle Entzündungen antibiotisch behandelt werden können, ist dies bei der Therapie viraler Infektionen nur dann sinnvoll, wenn es sich um Mischinfektionen mit Bakterien handelt. Unserer Meinung nach kann gerade der Hals- Nasen- und Ohrenarzt nicht auf eine Kenntnis der allgemeinen Grundlagen der klinischen Virologie und die Möglichkeiten virusdiagnostischer Untersuchungen verzichten.

Dieses Referat gliedert sich in folgende Teile:

- in die allgemeinen Grundlagen einer klinischen Virologie zum Verständnis der Beziehungen zwischen Virus und menschlichem Organismus,
- in einen speziellen Teil, der sich mit den klinischen Erscheinungen viraler Erkrankungen im otorhinolaryngologischen Bereich befaßt, und
- in Abschnitte über Interferon und
- Hepatitis

Die folgende Darstellung richtet sich dabei vorwiegend nach der klinischen Symptomatik, die durch die jeweiligen Viren hervorgerufen wird. Sie ist zwar aus der Sicht des Virologen lückenhaft, weil das *gleiche* Virus – je nach den bevorzugt

befallenen Organen – unter Umständen auch mehrere unterschiedliche Krankheitsbilder hervorrufen kann. Wir haben diese Darstellung trotz dieser Vorbehalte
bevorzugt, weil sie für den Kliniker praktische Vorteile bietet.

A Allgemeiner Teil

1 Allgemeine virologische Grundlagen

1.1 Definitionen

Das lateinische Wort „Virus" (giftiger Saft) wurde bis in die jüngste Zeit für
Infektionserreger allgemein gebraucht. Heute versteht man unter Viren eine
eigenständige Gruppe von Infektionserregern, die sich grundsätzlich in ihrem
Aufbau und Infektionsmodus von anderen Mikroorganismen unterscheiden.

Viren besitzen keine Zellstruktur. Eher kann man sie als Komplexe von
Makromolekülen auffassen, die als genetisches Material nur *einen* Nukleinsäure-
typ, entweder DNS oder RNS, enthalten. Sie verfügen über keine Organellen, wie
Mitochondrien, Ribosomen und haben keine Enzyme zur Energiegewinnung aus
Nahrungsstoffen, wie sie für Biosynthesen benötigt werden.

Nur mit Hilfe der Wirtszelle selbst, in die das Virus sein genetisches Material
eingebracht hat, können Viren vermehrt werden. Dabei wird der Stoffwechsel der
Zelle – häufig unter Verlust der morphologischen Integrität der Zelle – für die
Reproduktion der Virusbestandteile, von Virusproteinen und zum Aufbau kompletter Virusteilchen (Virionen) umfunktioniert.

Viren werden ausschließlich intrazellulär reproduziert. Somit lassen sich
grundsätzlich eine extrazelluläre (Virion) und eine intrazelluläre Phase unterscheiden.

Weitere Merkmale der Viren insgesamt sind:
– Antibiotikaresistenz und
– Empfindlichkeit gegenüber Interferon.

1.2 Struktur

Viren gehören zu den kleinsten bisher bekannten Krankheitserregern mit einem
Durchmesser von 10 nm bis 350 nm (vgl. Bakterien 500 bis 5000 nm). Die Struktur
einer jeden Virusart ist für diese charakteristisch (Abb. 1).

Prinzipiell besteht ein Virion aus einer Nukleinsäure (*Virusgenom*), die umgeben
ist von einem Proteinmantel, dem *Kapsid*.

Das *Nukleokapsid* besteht aus der Nukleinsäure plus Proteinmantel. Das
Kapsid kann in weitere Unterelemente, die *Kapsomeren*, unterteilt werden, die
elektronenmikroskopisch als morphologische Einheiten (Röhrchen oder Kugeln)
imponieren. Sie sind Ansammlungen von Polypeptiden.

Das Kapsid ist für die Wirtsspezifität und die spezifische immunologische
Antwort (z. B. die Bildung von virusspezifischen Immunoglobulinen und Induktion
zellgebundener Immunreaktionen) verantwortlich.

Innerhalb des Kapsidmantels liegt die Ribonukleinsäure (RNS) meist als

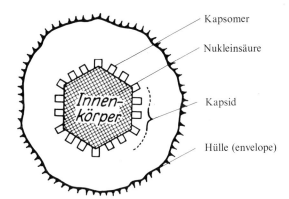

Kapsomer

Nukleinsäure

Kapsid

Hülle (envelope)

Abb. 1. Virion, schematischer Aufbau
(nach Jawetz et al. 1982)

Einzelstrang vor, während für die Desoxyribonukleinsäure (DNS) im allgemeinen Doppelstrangbildungen charakteristisch sind (z. B. Epstein-Barr Virus).

Die Nukleinsäure ist umgeben von histonähnlichen Proteinen (*Core*). Einige Viren (Herpesviren, Myxoviren) werden zusätzlich von einer Glykoproteinhülle (*Envelope*) umgeben. Diese Hülle ist ebenso wie das Kapsid immunogen.

Andere Viren wie Adenoviren, Papova- und Picornaviren sind bereits ohne Hülle komplett.

1.3 Vermehrung von Viren (Replikation)

Die Vermehrung von Viren ist an lebende Zellen gebunden. Dabei stellt die Wirtszelle sowohl den Synthetisierungsmechanismus als auch die niedermolekularen Präkursoren zur Herstellung von Nukleinsäure und Virusproteinen bereit. Die Virusnukleinsäure enthält die genetische Information zur Herstellung sämtlicher virusspezifischen Bauteile. Der essentielle Schritt der Virusvermehrung ist die *Transkription*, bei welcher die auf der Virusnukleinsäure kodierte Information zu einer Reduplikation der genetischen Information führt und über die messenger-RNS die Bildung (Expression) virusspezifischer Proteine eingeleitet wird.

Unter Heranziehung von zelleigenen Komponenten erfolgt dann die *Translation* der messenger-RNS in Virusnukleinsäure.

Bei RNS-Viren laufen alle Vermehrungsschritte im Zytoplasma der Wirtszelle ab.

Bei DNS-Viren mit Ausnahme der Pockenviren (Adeno-, Herpes-, Papova-Viren) werden die DNS im Zellkern und die Virusproteine im Zytoplasma synthetisiert.

Die Virusvermehrung kann in mehrere Schritte unterteilt werden, in denen die einzelnen Viruskomponenten in einer streng geordneten Reihenfolge auftreten.

Am Beispiel eines DNS-Virus soll die Replikation in Einzelschritte unterteilt dargestellt werden:

1. *Adsorption.* Die Infektion beginnt mit der Adsorption eines Virus an die Wirtszellmembran. Dieser Vorgang ist abhängig von dem Vorhandensein spezifischer Rezeptoren auf der Zellmembran (Beispiel EBV: Nur B-Lymphozyten haben Rezeptoren für EBV).

2. *Penetration.* Nach der Absorption erfolgt die Penetration des Virus in die Zelle. Sie ähnelt dem Vorgang der Pinozytose.

3. *Uncoating.* Die Virusnukleinsäure wird nun von ihrem Proteinmantel befreit. Dies geschieht wahrscheinlich durch intrazelluläre Enzyme. Das Virusgenom dringt in den Zellkern ein, und die Synthese virusspezifischer Nukleinsäuren und Proteine beginnt.

4. *Frühe Synthese virusspezifischer Substanzen.* Die Bildung sogenannter Frühproteine sowie von messenger-RNS und weiterer DNS wird über Mechanismen der Transkription und Translation in Gang gesetzt. Hierzu gehören vor allem teilweise im Virus vorhandene Enzyme, die zur Reduplikation der Virus-DNS oder RNS unentbehrlich sind, sogenannte Polymerasen bzw. Replikasen.

5. *Produktion der Virusstruktureinheiten.* Die Reduplikation setzt ein mit der Synthese von Kapsid und Hüllmaterial (Spätproteine). Hierzu gehören energiereiche Nukleotide (ATP, AMP) und wiederum verschiedene Enzyme.

6. In einem weiteren Schritt werden die bereitgestellten Virusbausteine zusammengesetzt und nach der Reifung erfolgt dann als letzter Schritt

7. die *Ausschleusung.* Die Ausschleusung des Virus ist entweder eine aktive Leistung der Wirtszelle, die einer Umkehrung der Pinozytose entspricht (Herpesviren, Myxo-, Rhabdo- und Onkornaviren) oder die Zelle geht zugrunde (Zellyse) und die Viren werden auf diesen Wegen freigesetzt.

2 Allgemeine Pathogenese von Viruserkrankungen

Während der pathogene Effekt von Bakterien vorwiegend von deren *Toxinwirkung* abhängig ist, ist bei den Virusinfektionen die Erkrankung das Resultat einer direkten Zellschädigung bedingt durch die intrazelluläre Virusvermehrung. Virale Infekte sind gekennzeichnet durch
– einen häufig biphasischen Krankheitsverlauf
– das Fehlen einer Leukozytose (oft ist eine Leukopenie vorhanden, bei welcher Lymphozyten und Monozyten überwiegen)
– das Auftreten virusspezifischer Antikörper
– eine Resistenz gegen Antibiotika und
– bei einigen Viren das Auftreten von Embryopathien.

Die pathologischen Veränderungen im Gewebe sind vorwiegend *entzündlicher* oder *degenerativer* Art und variieren je nach Erreger und Abwehrlage stark. Typisch sind Zellnekrosen mit Infiltrationen von mononukleären Zellen sowie die Bildung intranukleärer und zytoplasmatischer *Einschlußkörper.*

Grundsätzlich kann man folgende virusbedingte Infektionsformen unterscheiden:

2.1 Die lokalisierte Infektion

Hier bleibt das Virus auf die Eintrittspforte beschränkt (Beispiele Influenza, Parainfluenza, Common cold, Larynxpapillome, Warzen, Molluscum contagiosum).

2.2 Die generalisierte Infektion

Bei diesem Typ der Infektion vermehrt sich das Virus im Bereich der Eintrittspforte und gelangt auf lymphogenem und/oder hämatogenem Wege in den gesamten Organismus: *primäre Virämie*. Nach dem Befall verschiedener Organe kommt es dann wiederum zur Virusvermehrung und es folgt eine *sekundäre Virämie*.

Als Beispiel für die Entwicklung einer generalisierten Infektion sei hier die Pathogenese einer Poliomyelitis anhand des Schemas der Abb. 2 aufgeführt.

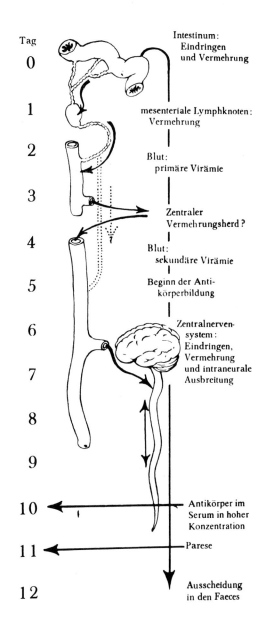

Abb. 2. Pathogenese der Poliomyelitis (nach Fenner)

Bei der Poliomyelitis wird das pathogene Virus oral aufgenommen. Die Virusvermehrung findet im lymphatischen Gewebe nahe der Eintrittspforte statt. Die Viren gelangen über die Tonsillen bzw. im Intestinum über die Peyerschen Plaques in die tieferen zervikalen bzw. mesenterialen Lymphknoten auf lymphogenem Wege. Nach weiterer Vermehrung kommt es dann über den Blutstrom zu einer generellen Aussaat des Virus, das damit das zentrale Nervensystem und die motorischen Ganglien erreicht. Nervenzellen werden zerstört und Lähmungen treten auf.

2.3 Prototypen des Infektionsverlaufs

Da eine Virusinfektion bei weitem nicht in allen Fällen zum Vollbild der entsprechenden Krankheit führt, ist die Unterscheidung in verschiedene Prototypen wichtig. Oftmals kommt es zu abortiven Krankheitsverläufen (als Beispiel: Poliomyelitisinfektion ohne Beteiligung des zentralen Nervensystems) oder es werden überhaupt keine Krankheitserscheinungen klinisch manifest.

Nach Klein und Falke (1977) kann man 7 Prototypen einer viralen Infektion unterscheiden.

1. *Die klinisch apparente Infektion.* Hierunter verstehen wir das voll ausgeprägte Krankheitsbild einer viralen Erkrankung mit Virusvermehrung und Ausscheidung von Viruspartikeln. Es treten im Serum Antikörper auf, der Patient erwirbt eine postinfektiöse Immunität.

2. *Die klinisch inapparente ("stumme") Infektion.* Bei der klinisch inapparenten Infektion kommt es weder subjektiv noch objektiv zu erkennbaren Krankheitserscheinungen. Eine Virusvermehrung findet statt, jedoch scheinen krankheitskritische Konzentrationen von Viren nicht erreicht zu werden. Es werden Antikörper gebildet, der Patient erwirbt eine Immunität, die ihm selbst unbemerkt bleibt ("stille Feiung") (Beispiel Poliomyelitis).

3. *Die latente Infektion.* Im Gegensatz zu den vorher genannten Infektionsarten handelt es sich hier um keine zeitlich begrenzte klinische Verlaufsform. Es findet zwar eine Virusvermehrung und -ausscheidung sowie eine Antikörperbildung statt, gleichzeitig stellt sich jedoch ein Gleichgewicht zwischen Virusproduktion und den Immunreaktionen ein.

4. *Die okkulte Virusinfektion.* Hierbei handelt es sich um eine Infektion ohne klinische Symptome. Ein infektiöses Virus ist nicht nachweisbar. Das Virusgenom ist vermutlich in das Zellgenom integriert und persistiert in dieser Form. Spezifische Antikörper sind meist nachweisbar. Aus noch weitgehend unbekannten Gründen kann es zu einer Reaktivierung derartiger Viren kommen. Dabei wird die Infektion klinisch manifest. Das bekannteste Beispiel hierfür ist der rezidivierende Herpes labialis und auch der Zoster als Ausdruck einer Reaktivierung einer Varizelleninfektion.

5. *Immuntoleranz.* Falls Virusinfektionen vor der immunologischen Reifung, also auf einen immunologisch inkompetenten Organismus treffen, entsteht eine Immuntoleranz. Das Virus vermehrt sich im Organismus, eine Erkrankung tritt jedoch nicht auf.

6. *Slow-Virus Infektionen.* Bei gewissen Infektionen vergeht eine ungewöhnlich lange Zeit zwischen Infektion und Krankheitsausbruch. Diese Infektionen werden

slow-virus diseases genannt. Sie werden möglicherweise durch infektiöse Partikel hervorgerufen, die ohne Kapsid und Hülle vorkommen (*Viroide*).

7. *Die transformierende Infektion.* Während bei Tieren die Virusätiologie zahlreicher bösartiger Tumoren gesichert ist, lassen sich beim Menschen bisher nur zwei bzw. drei Tumorformen mit großer Wahrscheinlichkeit mit Viren in ätiologischen Zusammenhang setzen.

Dazu gehören das *Burkitt-Lymphom* bei zentralafrikanischen Kindern, das mit an Sicherheit grenzender Wahrscheinlichkeit durch das Epstein-Barr Virus hervorgerufen wird, sowie das *undifferenzierte Nasopharynxkarzinom bzw. lymphoepitheliale Karzinom* (Schmincke-Regaud). Auch für diesen Tumor lassen sich immer engere kausale Beziehungen zum Epstein-Barr Virus nachweisen.

Möglicherweise wird auch das *Cervix-Karzinom* der Frau durch das Herpes-simplex-Typ-2-Virus und das primäre *Leberzellkarzinom* durch das Hepatitis B Virus mithervorgerufen. Bei allen diesen Tumoren spielen wahrscheinlich Kofaktoren eine wesentliche Rolle.

2.4 Viren als Ursachen kongenitaler Defekte

Es ist bekannt, daß Infektionen in graviditate eine Gefährdung der Schwangerschaft bedeuten können. Fehl- oder Frühgeburten oder die Miterkrankung bzw. Schädigung der Frucht können die Folge sein (Tabelle 1). Bei einer Varizelleninfektion der Mutter etwa kann dieselbe Krankheit auch den Feten in utero befallen. Auf der anderen Seite gibt es Virusinfektionen der Mutter, die sich bei ihr nicht als Krankheit auswirken oder sie nur harmlos erkranken lassen, dagegen bei der Frucht erhebliche Organschäden erzeugen können (Beispiel: Röteln).

Bei der Ausbildung kongenitaler Defekte ist das Gestationsalter, in dem die Infektion eintritt, wesentlich. Dabei ist es vom einzelnen Virus abhängig, ob der Fetus direkt durch die Infektion oder indirekt durch die Infektion der Mutter und die hierdurch bedingten Veränderungen der fetalen Umgebung (z.B. Fieber) geschädigt wird.

Neben der kongenitalen Rötelnvirus-Infektion, die als Prototyp einer virusinduzierten Mißbildung gilt, werden in erster Linie Zytomegalievirus-Infektionen als wesentliche Ursache kongenitaler Defekte angesehen. In Zentraleuropa rechnet man auf 100.000 Geburten 1.000 bis 3.000 pränatal erworbene Zytomegalievirus-Infektionen (Krech 1981). Auch Herpes-simplex-Virus und Varizellen sowie Coxsackie-Viren der B-Gruppe, möglicherweise auch Mumps und Masern können teratogene Schäden hervorrufen. Dagegen ist der Zusammenhang zwischen

Tabelle 1. Folgen einer konnatalen Virusinfektion

– Resorption der Frucht
– Totgeburt
– Abort
– Lebendes, mißgebildetes Kind
– Lebendes, augenscheinlich gesundes Kind

(nach Berger 1981)

mütterlicher Infektion und Erkrankung der Frucht bei Influenza A und B sowie anderen Viruserkrankungen des Respirationstraktes wie auch der Hepatitis A nicht nachgewiesen (Tabelle 2). Hörschäden (vom reinen Innenohrschaden bis zur schwersten Mißbildung des Innen- und Mittelohres) wurden nicht nur bei der Rötelnembryopathie, sondern auch bei Zytomegalievirus-Infektionen, Herpes simplex-Infektionen und in seltenen Fällen auch bei Mumps-Infektionen während der Schwangerschaft bekannt (Spiess, 1981).

Die Infektion kann auf drei unterschiedlichen „Wegen" erfolgen (Berger 1981):

1. Durch Befall von Chorion oder Placenta durch frei im Blutplasma zirkulierende Viruspartikel,

2. durch transplacentaren Virustransport über mütterliche Blutzellen,

3. durch eine aszendierende Infektion über das Epithel der Cervix uteri und des Endometriums bzw. über die Fruchthüllen. Eine solche Virusinfektion zeigt dabei in der Regel einen chronischen Verlauf mit einer häufigen Erregerausscheidung bis über die Geburt hinaus.

Das histologische Bild bei virusinfizierten Embryonen oder Feten ist monoton. Es zeichnet sich aus durch nekrotische Zellen, perivaskuläre Blutungsherde, Endothelzellverluste sowie intravasale Embolie und Thromben. Dagegen lassen sich morphologische Entzündungszeichen nicht nachweisen. Für das bei einem Neugeborenen festzustellende Infektsyndrom mit vermindertem Geburtsgewicht, Entwicklungsrückstand, Mißbildungen werden heute verschiedene pathogenetische Mechanismen verantwortlich gemacht:

– Zelltod durch Virusvermehrung,
– Wachstumshemmung durch das über längere Zeit hinweg produzierte und neben seiner antiviralen auch eine antimitotische Wirkung entfaltende Interferon,
– generalisierte trophische Störungen infolge eines ursächlich noch nicht geklärten Endothelschadens des Embryos (Berger, 1981).

2.5 Abwehrmechanismen viraler Infektionen

Der erste Kontakt zwischen Viren und Zelle findet häufig im Bereich der Schleimhäute des oberen Aero-Digestionstraktes statt. Daneben können auch andere Körperoberflächen wie Haut, Gastrointestinaltrakt und – in geringerem Maße – auch der Uro-Genitaltrakt als Eintrittspforte in Frage kommen. Seltener findet die Infektion direkt über den Blutweg (Hepatitis B, Zeckenenzephalitis, Arboviren u. a.) statt.

Tabelle 2. Viren als Ursache kongenitaler Defekte

(sicher)	(nicht sicher)
Röteln	Influenza A, B
Cytomegalie	Mumps
Herpes simplex	Masern
Varizellen	Hepatitis A
Coxsackie B	
Hepatitis B	

Eine intakte Schleimhaut schützt normalerweise weitgehend vor einer Infektion, sie ist die erste Abwehrbarriere. Das Eindringen von Viren wird z. B. auch durch mechanische Faktoren, wie die Tätigkeit des Mukoziliar-Apparates, behindert. Allerdings können Viren direkt die Aktivität der Flimmerzellen hemmen. Zu den Abwehrfaktoren der Schleimhautoberfläche gehört vor allem auch das Sekret der Schleimhäute selbst, das neben Immunglobulinen (vor allem IgA!) auch unspezifische Faktoren wie Enzyme, Komplement, Inhibitoren (Hochstraßer 1980, Hochstraßer et al. 1983) und Interferone enthält. Diese Barrieren müssen von Viren zunächst überwunden werden, ehe sie eine Zelle infizieren können (Liu 1955; Mims u. Murphy, 1973). Obwohl theoretisch *ein* Virus ausreicht, um einen Wirt zu infizieren, sind tatsächlich relativ hohe Virusmengen Voraussetzung für das Angehen einer Infektion.

Erst nach Überwinden der ersten Verteidigungszone der Schleimhaut kann die Epithelzelle, falls sie entsprechende Rezeptoren besitzt, infiziert werden und damit die Virusreplikation einsetzen. Umgebende Zellen werden durch neu gebildete Viren direkt infiziert. Eine derartige Virusinfektion kann nur durch *intrazelluläre* sowie durch *extrazelluläre* Mechanismen limitiert werden.

Im Rahmen des Referates kann auf Details hierzu nicht eingegangen werden. Die Tabelle 3 soll lediglich die Grundprinzipien, die bei der Infektabwehr ins Spiel kommen, in Erinnerung rufen.

Eine besondere Rolle spielen allerdings bei viralen Infektionen der *Interferonmechanismus* und die *zellvermittelte Immunität*. In kürzester Zeit (innerhalb weniger Stunden) wird durch die eingedrungenen Viren in den infizierten Zellen die Produktion von Interferonen induziert (siehe Seite 88).

Neuere klinische und experimentelle Untersuchungen haben gezeigt, daß die zellvermittelte Immunität eine zentrale Rolle in der Abwehr viraler Infektionen einnimmt. Anstoß zu diesen Untersuchungen gab die klinische Beobachtung, daß Personen mit erworbenen oder kongenitalen Immundefekten zu schwersten Krankheitsverläufen bei Virusinfektionen neigten. Beispiele sind der generalisierte Morbus zoster oder die Pneumonie bei Zytomegalie sowie die nekrotisierende Bronchiolitis bei Adenovirusinfektionen. Analog verlaufen Masern bei Patienten mit Agammaglobulinämie normal, während bei T-Zell-Schwäche – etwa unter

Tabelle 3. Faktoren der Infektabwehr

Unspezifische	*Spezifische*
Mukoziliarapparat	Humoral: Antikörper
Komplementsystem	IgM, IgG, IgA
Interferon	
Properdin	
Enzyme (Lysozym, Glykosidasen)	
Proteaseninhibitoren	
Phagozyten	Zellulär:
Polymorphkernige Granulozyten	T-Lymphozyten
und Zellen des mononukleär-	(spez. reagibel)
phagozytären Systems	

Kortikosteroidbehandlung – eine tödliche Riesenzellpneumonie entstehen kann (Günter 1979; Mims 1977).

Man sollte daher bei ungewöhnlich häufigen und heftigen rezidivierenden Infektionen der Atemwege nach angeborenen oder erworbenen Defekten der Immunabwehr fahnden.

3 Virusdiagnostik in der HNO-Heilkunde

Die Diagnostik bei viralen Infektionen im Rahmen der Oto-Rhino-Laryngologie unterscheidet sich nicht von der in anderen Fachgebieten. Auf technische Details der heute gebräuchlichen Labormethoden zur Diagnostik der menschlichen Virusinfektionen soll hier nicht eingegangen werden. Sie ist Aufgabe des Virologen.

Zur Durchführung einer exakten virologischen Diagnostik und zur Interpretation der virologischen Befunde muß jedoch der Kliniker die Prinzipien der Virusdiagnostik kennen und wissen, welche klinischen und virologischen Daten relevant sind, um über die Differentialdiagnose zu einer aussagekräftigen Diagnose zu gelangen. In Zweifelsfällen empfiehlt sich ein enger Kontakt zwischen Kliniker und Virologen, ein Telefongespräch mit dem virologischen Labor kann viel Arbeit, Zeit und Umwege ersparen.

Grundsätzlich muß der Virusnachweis *möglichst früh* durchgeführt werden, da *die Virusproduktion dem Krankheitsbild vorausgeht* und sich neutralisierende Antikörper rasch bilden, die den biologischen Nachweis des Virus erschweren. Da die Diagnostik aber erst *nach* Auftreten von Krankheitssymptomen eingesetzt werden kann, kommt sie häufig zu spät. Das bedeutet, daß ein negativer Ausfall eines Virusnachweises nicht gegen eine virale Erkrankung spricht. Umgekehrt ist der gelungene Virusnachweis nicht gleichzusetzen mit der ursächlichen Aufklärung einer Erkrankung, denn eine ganze Reihe verschiedener Faktoren muß hierbei zusätzlich berücksichtigt werden. So persistieren einige Virusarten für lange Zeit im menschlichen Organismus, ohne für die zur Zeit vorliegende Erkrankung ursächlich verantwortlich zu sein. Doppelinfektionen kommen vor. Ein Patient kann z. B. eine inapparente Infektion mit einem Virus und eine klinisch manifeste Erkrankung mit einem anderen Virus durchmachen. Zur Durchführung einer exakten virologischen Diagnostik sind somit alle verfügbaren klinischen Symptome wichtig; die klinische Interpretation der zur Klärung anstehenden Erkrankung und der dazugehörigen virologischen Befunde sollten in engem Kontakt zwischen behandelndem Arzt und Virologen erfolgen (Otte und Brandis 1978; Nasemann 1974).

Bei der Virusdiagnostik müssen 4 Kritierien berücksichtigt werden:
- Wann ist eine Virusdiagnostik indiziert?
- Zu welchem Zeitpunkt der Erkrankung ist eine virologische Diagnostik erfolgversprechend?
- Welche Methoden stehen zur virologischen Diagnostik zur Verfügung?
- Welche Richtlinien sind bei der Probenentnahme zu beachten?

3.1 Wann ist eine Virusdiagnostik indiziert?

Zunächst stellt sich die Frage, inwieweit eine ätiologische Differenzierung von akuten Infektionen der Schleimhäute bzw. der oberen Luft- und Speisewege bei dem beträchtlichen technischen Aufwand im Labor im Einzelfall klinisch lohnend und damit sinnvoll ist. Gibt es doch trotz mancherlei Bemühungen bisher weder eine spezifische Therapie dieser Infektionen noch – mit der Ausnahme der Influenza – die Möglichkeit einer Impfprophylaxe. Zudem kann bei typischen und klassischen Krankheitsbildern wie bei Masern, Röteln, Windpocken und Mumps, Zoster, Herpes simplex, Herpangina etc., die Diagnose in der Regel ohne Hilfe virologischer Methoden sichergestellt werden. Insofern dient die virologische Diagnostik primär hauptsächlich zur wissenschaftlichen *Aufklärung* und *Pathogenese* viraler Erkrankungen, gelegentlich auch zur *differentialdiagnostischen Abgrenzung* sowie zu epidemiologischen Untersuchungen, während sie für den sogenannten „banalen" Einzelfall oft ohne Belang ist.

Der Nachweis eines bestimmten Virus als ätiologisches Agens einer akuten Rhinitis ist sicherlich für den Verlauf und die Therapie dieser Erkrankung belanglos. Ebenso unsinnig ist es – wie es immer wieder vorkommt – eine „Virusdiagnostik" bei einer einseitigen Ertaubung bei Kindern durchzuführen, die schon Jahre zurückliegt. Andererseits ist die Indikation zur virologischen Diagnostik bei einer akuten Erkrankung, bei der eine Virusätiologie diskutiert wird (z. B. beim Hörsturz u. ä.) gegeben, weil man bei einem positiven Ausfall des Testes andere Erkrankungsursachen differentialdiagnostisch ausschließen kann. Krankheitsbilder, die nicht voll ausgeprägt sind (Mumps ohne Parotitis; infektiöse Mononukleose ohne Angina), sind schließlich eine eindeutige Indikation zur Virusdiagnostik.

3.2 Zu welchem Zeitpunkt ist die Virusdiagnostik erfolgversprechend?

Eine virologische Diagnostik ist vorwiegend in der Frühphase von Erkrankungen indiziert. Im späteren Stadium akuter Erkrankungen oder gar retrospektiv können allenfalls Viren durch negative Befunde ausgeschlossen werden. Fehlen z. B. Antikörper gegen Mumps bei einem einseitig ertaubten Kind, so muß diese Ertaubung andere Ursachen haben und eine weitere diagnostische Abklärung durchgeführt werden.

3.3 Welche Methoden stehen der virologischen Diagnostik zur Verfügung?

Prinzipiell beruht die virologische Laboratoriumsdiagnostik auf:
- dem direkten Virusnachweis im Untersuchungsmaterial im Elektronenmikroskop, mit immunologischen Methoden oder durch molekularbiologische Verfahren (Hybridisierung),
- der Isolierung des Erregers (d. h. Züchtung im Tierversuch, in Ei oder Gewebekulturen) oder
- dem Nachweis spezifischer Antikörper im Serum der Erkrankten (Übersicht bei Leidl u. Eggers 1978; Klein u. Falke 1977), wobei die Serologie in der Klinik am häufigsten angewandt wird.

Morphologisch können Viren elektronenmikroskopisch dargestellt werden; sie sind bis zu einer Größe von ca. 10 Å (≈ 1 nm) nachzuweisen. Die Elektronenmikroskopie war z. B. von großer Bedeutung für die Schnelldiagnose des Pockenvirus; in unserem Fachgebiet wurden mit ihr Coronaviren im Nasopharynxkarzinom (Arnold et al. 1979) und Papovaviren im juvenilen Kehlkopfpapillom (Boyle et al. 1971; 1973; Lundquist et al. 1975; Spoendlin u. Kistler 1978; Arnold 1976) nachgewiesen.

Üblich ist auch der Nachweis von Virusantigenen mit Hilfe von Fluoreszeinoder Peroxidase-markierten Antikörpern zur Schnelldiagnose bei Viruserkrankungen des oberen Respirationstraktes. Hierzu werden Abstriche von Epithelzellen aus dem Bereich des Nasopharynx benötigt. Ebenso können in der Nasen- oder Rachenspülflüssigkeit und im Sputum Viren elektronenmikroskopisch bei Infekten des oberen und unteren Respirationstraktes nachgewiesen werden. Geeignet ist ferner die Untersuchung des Bläscheninhaltes bei Varicella-Zoster und Herpes simplex sowie des Liquors bei Erkrankungen des zentralen Nervensystems. Der direkte Nachweis gelingt allerdings in vielen Fällen nur nach Isolierung und Züchtung des Virus auf lebenden Zellen.

Die Züchtung kann im lebenden Tier, im bebrüteten Hühnerei (Allantoishöhle, Amnionhöhle, Dottersack) und in der Zellkultur erfolgen.

Bei der *Viruszüchtung im lebenden Tier* ergeben sich für verschiedene Viren charakteristische Symptome bzw. pathologisch-anatomische Befunde.

Die leicht zu handhabende *Zellkultur* hat die obengenannten Verfahren weitgehend verdrängt bzw. abgelöst. Als Folge der viralen Infektion treten in vielen Fällen in Zellkulturen morphologische Veränderungen auf, die unter dem Mikroskop beobachtet werden können. Diese virustypischen Veränderungen werden unter dem Begriff „cytopathischer Effekt" zusammengefaßt.

Hierzu gehören

- *Die Zellabkugelung.* Die in der Zellkultur mit Fortsätzen versehenen Zellen runden sich ab.
- *Die Riesenzellbildung.* Einkernige normale Zellen der Zellkultur fusionieren und bilden mehrkernige große Zellen oder einkernige Riesenzellen (Cytomegalie).
- *Einschlußkörperchen.* Im Kern oder Zytoplasma treten kugelige Strukturen auf, die anfärbbar sind. Größe zwischen 2 und 10 nm. Diese Einschlußkörperchen entsprechen Produkten, die bei der Virusvermehrung entstehen (Beispiele Guarnierische Körperchen bei Pocken und Negrische Körperchen bei Tollwut, Kerneinschlüsse bei Masern und Herpes simplex).
- *Elementarkörperchen.* Hier handelt es sich um intrazellulär gelegene Partikel von großen Viren (z. B. bei Pocken).
- *Chromosomenbrüche.* Diese können *in vitro* und *in vivo* beobachtet werden (z. B. in menschlichen Lymphozyten nach Maserninfektion).
- *Zelltransformation.* Veränderung der normalen Zellmorphologie, Verlust von Kontaktinhibition.

Neben den geschilderten morphologischen Veränderungen in der Zellkultur lassen sich auch virusspezifische Antigene auf den Zelloberflächen sowie in der Kulturflüssigkeit nachweisen. Der jeweilige Nachweis erfolgt mit der direkten oder indirekten Immunfluoreszenz. Eine Virusvermehrung ohne Zellzerstörung kann außerdem durch Haemadsorption, Interferenzphänomene oder autoradiographisch durch eine virusbedingte erhöhte Nukleinsäuresynthese mit markiertem Thymidin für DNS-Viren und mit markiertem Uridin für RNS-Viren nachgewiesen werden. Die *Identifizierung* der gezüchteten Viren erfolgt jeweils serologisch mit bekannten Antikörpern.

Nukleinsäurehybridisierung

Mit dieser Technik läßt sich *virale Nukleinsäure* spezifisch nachweisen und ist somit auch dann noch erfolgreich anzuwenden, wenn die Elektronenmikroskopie versagt.

Eine große Rolle spielt die Hybridisierung von Nukleinsäuren bei der Untersuchung des Epstein-Barr Virus hinsichtlich seiner Beziehung zum Burkitt-Lymphom (Zur Hausen et al. 1970; Zur Hausen u. Schulte-Holthausen 1972; Nonoyama u. Pagano 1973) und zum Nasopharynxkarzinom (NPC) (Zur Hausen et al. 1970; Nonoyama et al. 1973). Wolf et al. (1973; 1975) wiesen mit der in situ Hybridisierung als erste EBV-DNS in den epithelialen Zellen des NPC und in einigen Tonsillenkarzinomen nach (Wilmes u. Wolf 1982).
Auch die Persistenz und Vermehrung von EBV in den Ohrspeicheldrüsen gesunder Personen wurden durch diese Technik belegt (Wilmes 1981; Wilmes u. Wolf 1981). Sie beruht auf folgendem Prinzip:
Doppelsträngige DNS des zu untersuchenden Gewebes wird entweder nach vorheriger Extraktion (Reassoziationskinetik) oder direkt in Gefrierschnitten (in situ Hybridisierung) durch Hitze- oder Alkalibehandlung in *Einzelstränge* zerlegt. Durch langsames Abkühlen kommt es zu einer Renaturierung, d. h. die homologen Einzelstränge nehmen zum Teil oder vollständig wieder ihre Doppelhelixstruktur an. Eine solche Renaturierung ist auch mit DNS-Einzelsträngen verschiedener Herkunft, ja sogar zwischen DNS- und RNS-Einzelsträngen möglich. Voraussetzung ist, daß die hybridisierenden Stränge *homologe, komplementäre Basensequenzen* aufweisen. Es entstehen neue Moleküle, sogenannte *Hybride*. Falls die Hybridisierung mit einer bekannten hochradioaktiven viralen DNS durchgeführt wird, kann der Nachweis dieser Bindung entweder durch Messung der gebundenen Radioaktivität im Zählgerät oder autoradiographisch durch Beschichtung der Schnitte mit Fotoemulsion erfolgen.

In situ Hybridisierung

Diese Methode bietet den Vorteil, daß virale DNS direkt in den Geweben *lokalisiert* werden bzw. einem bestimmten Zelltyp zugeordnet werden kann. Nach Zerlegung der doppelsträngigen DNS (z. B. des Tumors) in Gefrierschnitten wird diese mit einer bekannten hochradioaktiven Virus-DNS inkubiert (Gall u. Pardue 1969; Pardue u. Gall 1969; Jones 1970; Gall u. Pardue 1972; Wolf et al. 1973; Wolf 1979).
Bei entsprechender homologer Basensequenz lagert sich die bekannte, markierte virale DNS an die DNS der Gewebe, falls diese virale DNS enthält. Der Nachweis der Bindung erfolgt autoradiographisch an Giemsa-gefärbten Schnitten. Als Kontrolle bei den Hybridisierungen werden verschiedene Zellkulturen verwendet.

Reassoziationskinetik:

Hier handelt es sich ebenfalls um eine Nukleinsäurehybridisierung. Sie erlaubt im Gegensatz zur in situ Hybridisierung *quantitative Aussagen.*
Die DNS der Gewebe wird hier primär extrahiert und dann mit markierter viraler Nukleinsäure inkubiert. Gemessen wird die Geschwindigkeit der Hybridisierung, die wiederum ein Maß für die Konzentration von viraler DNS im Gewebe ist.

Gewinnung von EBV-DNS

Im Falle von EBV werden die benötigten Viruspräparationen aus der spontan virusproduzierenden Zellinie P3HR-1, die aus einem Burkitt-Lymphom etabliert wurde, gewonnen. Die auf diese Weise isolierten EB-Viren werden gereinigt und anschließend die Virusnukleinsäure aus den Virionen gewonnen.

Das hierbei übliche Vorgehen besteht in:
– einer Lyse des Virushüllproteins durch ein geeignetes Detergens (z. B. SDS= Natriumdodecylsulfat) und
– einer Beseitigung des Proteins durch Proteinase und Phenol.
Nach diesem Verfahren wird die Nukleinsäure entweder markiert oder in eine komplementäre ³H RNS transkribiert und zur Hybridisierung verwendet.

Serologie

In den meisten Fällen ist die Virusisolierung zu kostspielig und auch für die Klinik nicht immer ergiebig, da die Resultate erst dann ablesbar sind, wenn der Patient geheilt oder gar verstorben ist. Dies gilt in besonderem Maße für die Erkrankungen der oberen Luftwege oder bei meningoenzephalitischen Syndromen.

Weniger aufwendig und daher weiter verbreitet sind die standardisierten serologischen Methoden zum Nachweis von viralen Antigenen und besonders von antiviralen Antikörpern. Es werden virusspezifische Antigene im Blut, Liquor, Gewebe oder Körperausscheidungen oder Antikörper im Patientenserum oder Liquor nachgewiesen. Der Nachweis von Antikörpern ist der Indikator für die stattgefundene Auseinandersetzung des Organismus mit den betreffenden eingedrungenen Viren.

Standardmethoden sind:

Der Neutralisationstest. Er beruht auf dem Prinzip der Virusneutralisation durch Antikörper; diese sind noch lange nach der Genesung im Serum nachweisbar. Es wird die Grenze bestimmt, bei der die Wirkung neutralisierender Antikörper auf homologe Virusantigene gerade noch stattfindet. Es wird dabei entweder ein bekanntes Virus gegen ein unbekanntes Serum oder ein bekanntes definiertes Serum gegen unbekanntes Virus ausgetestet.

Der Haemagglutinationshemmtest (HIRST-Test). Gewisse Viren sind in der Lage, mit Warmblüter-Erythrozyten zu reagieren. Dabei kommt es zur Vernetzung bzw. zur Bildung von Aggregaten. Diese Erscheinung wird Hämagglutination genannt. Versetzt man hämagglutinierende Viren mit einem Immunserum, so werden die Oberflächen der Viren mit Antikörpermolekülen besetzt, wodurch die Hämagglutination verhindert werden kann. Soll ein hämagglutinierendes Virus identifiziert werden, so versetzt man mehrere Ansätze des Virus mit definierten Antiseren. Die hinzugegebenen Erythrozyten dienen somit als Indikator und zeigen an, welches der eingesetzten und bekannten Antiseren die hämagglutinierende Eigenschaft blockiert hat. Der Hämagglutinationshemmtest wird vor allem bei Influenza, Mumps, Masern und Röteln verwendet. Die Hämagglutinationshemmtiter persistieren für viele Jahre.

Die Komplementbindungsreaktion (KBR). Diese Technik entspricht weitgehend der Wassermannschen Reaktion (WaR). Es werden komplementbindende Antikörper im Patientenserum mit einem bekannten Virusantigen erfaßt.

Die komplementbindenden Antikörper persistieren im allgemeinen nur für einen kürzeren Zeitraum (Monate bis einige Jahre).

Radioimmunassays (RIA) und *enzymimmunologische Methoden (ELISA – enzyme-linked immunosorbet assay)* sind außerordentlich empfindliche neuere immunologische Methoden. Dabei wird prinzipiell ein Reaktionspartner mit einem Gamma-Strahler (meist ¹²⁵J) oder einem Enzym (Peroxidase oder alkalische Phosphatase) gekoppelt und nach Testdurchführung mit einem Gamma-Zähler bzw. durch eine Enzymsubstratreaktion quantitativ bestimmt (Übersicht über Testmethoden bei Klein u. Falke 1977; Otte u. Brandis 1978; Jawetz et al. 1980).

Eine Diagnosestellung mit Hilfe der Serologie kann nur durch den Nachweis eines *Titeranstiegs* oder eines *Titerabfalls* erfolgen (Ausnahme: IgM-Antikörper, siehe unten). Ein einmaliger Nachweis antiviraler Antikörper im Patientenserum ist von begrenzter Aussagekraft, da er nur aussagt, daß der Patient eine Infektion mit dem betreffenden Virus durchgemacht hat.

Der negative Ausfall einer serologischen Untersuchung, d. h. das Fehlen von spezifischen Antikörpern, spricht ebenfalls *nicht gegen* eine frische Infektion, da unter Umständen die erste Serumprobe noch vor dem Einsetzen der Bildung von Antikörpern erfolgt ist. Daher müssen mehrmalige Untersuchungen in bestimmten Zeitabständen durchgeführt werden. Es empfiehlt sich, zwischen den Untersuchungen einen Abstand von 14 Tagen einzuhalten, um einen Anstieg oder Abfall registrieren zu können. Routinemäßig wird vom Labor ein Teil der ersten Probe aufbewahrt und bei der zweiten Untersuchung mitgetestet. Nur wenn zwischen diesen beiden Proben bei gleichzeitiger Untersuchung *in einem Test* ein mindestens 4-facher Titeranstieg nachweisbar ist, ist eine frische Infektion gesichert. Um etwaige technische Fehler zu eliminieren, sollten beide Seren gleichzeitig geprüft und die Titer miteinander verglichen werden. Unter Antikörpertiter ist dabei die Serumverdünnung zu verstehen, die gerade noch zu einem positiven Reaktionsausfall führt.

IgM-Antikörper werden nur für eine kurze Zeit (Wochen bis Monate) nach einer Infektion gebildet. Sie verschwinden innerhalb weniger Wochen oder wenigen Monaten aus dem Serum. Ihr Nachweis spricht deshalb für eine gegenwärtige oder kürzlich abgelaufene Infektion und zur Sicherung der Diagnose genügt dann nur eine *einzige* Serumprobe (Beispiele: EBV, Frühsommermeningoenzephalitis [FSME], Coxsackie -B, Cytomegalie [CMV], Röteln). Dies Verfahren ist allerdings noch nicht für alle Viren eingeführt.

3.4 Richtlinien zur Materialentnahme

Da die meisten Viren extrem temperatur- und pH-empfindlich sind, müssen die entnommenen Proben so *schnell wie möglich* in ein Transportmedium gefüllt und *gekühlt* zum Labor gebracht werden. Bei längeren Transportzeiten sind die Proben möglichst in Trockeneis bis zur Untersuchung zu bewahren. Die entnommenen Proben sollten möglichst in gut verschlossenen Gefäßen verschickt werden.

In speziellen Fällen sollte *vor Entnahme* eine telefonische Rücksprache mit dem Viruslabor erfolgen, welches gegebenenfalls auch das Transportmedium bereitstellt.

Welches *Material zur Virusisolierung* bei verschiedenen Erkrankungen benötigt wird, ist aus Tabelle 4 zu entnehmen. In Tabelle 5 sind die *serologischen Untersuchungen* aufgeführt, die routinemäßig z. B. in der virologischen Abteilung des Max von Pettenkofer-Instituts, München, durchgeführt werden.

Tabelle 4. Untersuchungsmaterial zur Virusisolierung (nach Jawetz et al. 1977)

Infektionen des oberen Respirationstrakts

Rhinovirus RS-Virus Parainfluenza	Rachenabstrich Nasenspülflüssigkeit
Adenovirus Enterovirus Reovirus	Rachenabstrich, Faeces

Infektionen des unteren Respirationstrakts

Influenza Adenovirus Parainfluenza Rhinovirus RS-Virus	Rachenabstrich, Sputum
Pleurodynie Coxsackievirus	Rachenabstrich, Faeces

Erkrankungen der Haut und Schleimhäute

Vesiculär
  Vaccina, Pocken
  Herpes simplex
  Varicella-Zoster
	Bläscheninhalt

Enterovirus	Bläscheninhalt Rachenabstrich, Faeces
Masern Röteln	Rachenabstrich Blut
ZNS-Infektionen Enterovirus	Faeces, Liquor
Herpes simplex	Rachenabstrich, Liquor
Mumps	Rachenabstrich, Liquor, Urin
LCM	Blut, Liquor
Rachitis	Speichel

Parotitis
  Mumps
  Cytomegalie
	Rachenabstrich, Urin

Congenitale Anomalien
  Cytomegalie
  Röteln
	Urin, Rachenabstrich
	Rachenabstrich, Liquor

Tabelle 5. Serologische Untersuchungen (Muster einer serologischen Untersuchungs-Anforderung)

gewünscht:

Befund

Atemwegsinfektionen

☐ Influenza   KBR/A .... B ....
  Typ A/B/C   C ....
☐ Parainfluenza   KBR/1 .... 2 ....
  Typ 1/2/3   3 ....
☐ RSV   KBR ....
☐ Adenoviren   KBR ....

ZNS-Erkrankungen/Myokarditis-Perikarditis

☐ Picorna Misch-Ag (Cox.-Echo)   KBR ....
☐ Frühsommermeningoen-
  cephatiits (FSME)   KBR ....   ELISA-IgM
☐ Lymphocytäre Choriomeningitis   KBR ....
☐ Herpes-Simplex   KBR ....
☐ Mumps-S/V Antikörper   KBR-S .... V ....
☐ Polio Typ 1, 2, 3   NT   1 ....
                           3 ....
☐ Coxsackie (Typ B₁, B₂, B₃, B₄, B₅,)
  KBR/NT** B₁ .... / .... B₄ .... / ....
  ELISA IgM B₂ .... / .... B₅ .... / ....
            B₃ .... / ....

Exantheme

☐ Röteln   HAH ....
☐ Picorna-Misch-Ag (Cox., Echo)   KBR ....
☐ Herpes simplex   KBR ....
☐ Varizellen-Herpes-zoster   KBR ....
☐ Masern   HAH*   KBR ....
☐ **Röteln-Immun-Status**   HAH ....

Kongenitale Infektionen

☐ Cytomegalie   KBR ....
☐ Cytomegalie IgM*   ELISA ....
☐ Röteln   KBR ....
☐ Röteln   HAH ....
☐ Röteln IgM*   ....

* **nur nach Vereinbarung!   **nur nach Zweiteinsendung**
*** **nur zusammen mit EBV-VCA (IgG) oder anderen spezifischen Tests**

NT=Neutralisationstest, HAH=Hämagglutinationshemmtest,
KBR=Komplementbindungsreaktion, IF=Immunfluoreszenztest, EBV=Epstein-Barr-Virus,
VCA=Virus Capsid Antigen, EA=Early Antigen, NA=nucleäres Antigen.

Gastroenteritis

☐ Rota-Viren   Antigen im Stuhl ....
                      Antikörper im Serum ....

Drüsen-, Lymphknoten- und Milzschwellungen

☐ Mumps – S/V Antikörper   KBR-S .... V ....
☐ Cytomegalie   KBR ....
☐ Cytomegalie IgM*   ELISA ....
☐ Adeno   KBR ....
☐ Röteln   HAH ....

Infektiöse Mononukleose (Hinweise siehe Rückseite)

	IgG	IgM	IgA	
VCA	☐	☐	☐	(IF)
EA	☐		☐	(IF)
EBNA	☐			(IF)

☐ Paul-Bunnell-Test (heterophile Antikörper)***   (HA)

☐ **Virusisolierung** gewünscht
  Virusisolierung   positiv ☐   negativ ☐
                    Typ ☐
  weitere Benachrichtigung folgt ☐
  Verwendete Zellkulturen:
      permanente humane ☐
      diploide humane ☐
      sonstige ☐
  Tierversuch: ☐
  Brutei: ☐

Ergebnis:

4. Therapie und Prophylaxe viraler Erkrankungen

Die Therapie viraler Erkrankungen steckt heute noch in den Kinderschuhen. Wegen der engen Verknüpfung von Virusvermehrung und Wirtszellstoffwechsel schien bisher eine antivirale spezifische Therapie prinzipiell schwierig zu sein, da bekannte antiviral wirksame Substanzen in den Zellstoffwechsel eingreifen und toxisch sind. Andererseits sind auf dem Gebiet der experimentellen Chemoprophylaxe in den letzten Jahren große Fortschritte gemacht worden. Zudem werden heute experimentell Interferone eingesetzt, welche jedoch in der Praxis bisher aus verschiedenen Gründen noch keine allgemeine Anwendung gefunden haben (siehe Seite 88).

Für eine Therapie erschwerend ist, daß beim *Auftreten* der ersten Krankheitssymptome *die Virusvermehrung bereits weit fortgeschritten ist* und somit eine Medikation zu spät kommt. Deshalb tritt die antivirale Therapie heute noch deutlich hinter der Prophylaxe durch Immunisierung zurück.

Die virusbedingten Erkrankungen des oberen Respirationstraktes wie auch die exanthematischen Erkrankungen, wie Masern, Röteln und Varizellen, werden heute vorwiegend symptomatisch behandelt. Die Gabe von Aspirin ist umstritten, wir werden hierauf noch im speziellen Teil des Referates gesondert eingehen. Antibiotika und Antihistaminika sind zur routinemäßigen Therapie nicht geeignet.

4.1 Chemotherapie

Die Chemotherapie viraler Erkrankungen ist noch ganz im Anfangsstadium, d. h. bei den bisher bekannten Substanzen handelt es sich vor allem um Wirkstoffe, die experimentell eingesetzt werden. Der therapeutische Einsatz einiger antiviral wirksamer Substanzen ist zur Zeit noch außerordentlich problematisch, da die teilweise erstaunlich guten Effekte im Tierversuch oder auch in der Gewebekultur nicht immer auf den Menschen zu übertragen sind und Nebenwirkungen die Therapie oft sehr erschweren oder unmöglich machen. Ein gutes, gegen Viruskrankheiten wirkendes Medikament müßte selektiv virale Funktionen, wie die Nukleinsäure- oder Proteinsynthese bzw. das Eindringen in eine Zelle verhindern, ohne die Wirtszelle zu beschädigen. Bei den meisten der heute bekannten Medikamente sind die Nebenwirkungen so hoch, daß sie – wenn überhaupt – nur lokal angewendet werden.

Prinzipiell beruht die Wirkung der Chemotherapeutika auf einer Hemmung der Viren während der Initialphase der *Virusmultiplikation* (Adamantanderivate, wie Tromantadin als Salbe bei Herpes simplex), auf einer Hemmung der *Nukleinsäuresynthese* bzw. Proteinsynthese (z. B. 5-J-2′Deoxyuridin, IDU [keine parenterale Anwendung, da toxisch!]) und Cytosin-Arabinosid (bei generalisiertem Herpes zoster) oder auf einer Hemmung des *Virusreifungsprozesses* (z. B. durch Thiosemikarbazone, die Pox- und Adenoviren hemmen.)

Das *Amantadin* hemmt selektiv Influenza-A-Viren (nicht Influenza-B-Viren), wahrscheinlich über eine Blockierung der Viruspenetration in die Zelle oder durch eine Hemmung des Virus-uncoating. Bei prophylaktischer Gabe ergab sich bei Doppelblindversuchen beim Menschen eine deutliche therapeutische Wirkung, allerdings hat das Amantadin auch Nebenwirkungen, es wirkt toxisch auf das zentrale Nervensystem (Jawetz et al. 1980).

IDU ist ein Nukleosidanalog und wird anstelle von Thymidin in die DNS eingebaut. Dadurch kommt es zu Veränderungen bei der Replikation und Translation in der Zelle, es wirkt somit als Antimetabolit, und es wird eine „falsche" Nukleinsäure hergestellt. Lokal wird IDU zur Behandlung von Kornealulcera bei der Keratitis herpetica angewendet.

Ebenfalls bei der Herpeskeratitis wird das *Vidarabin* (Adenine-Arabinoside Vira-A) eingesetzt. Der präzise Wirkungsmechanismus ist noch nicht bekannt. Es scheint die DNS-Polymerase zu hemmen. Vidarabin wird auch parental bei systemischen schweren Erkrankungen von Herpes simplex, Varizella-zoster und Cytomegalie-Megalovirus-Infektionen eingesetzt. Seine Nebenwirkungen werden als gering beschrieben.

Zu den *Thiosemikarbazonen* gehört das Marboran®. Es soll den Virusausreifungsprozeß von Pockenviren hemmen, aber es wirkt nur prophylaktisch. Allerdings ist es um dieses Medikament in der letzten Zeit wieder still geworden, was nicht zuletzt auf die Ausrottung der menschlichen Pockenerkrankung (Variola major) zurückzuführen ist.

4.2 Kortikosteroide

Kortikosteroide werden häufig beim Zoster oticus oder beim Hörsturz angewendet. Allerdings birgt diese Behandlung gewisse *Risiken*, die man bedenken sollte. So führen Kortikosteroide zur Resistenzminderung des Organismus gegenüber Viruskrankheiten, Hemmung der Antikörperproduktion und der zellvermittelten Immunreaktion. Außerdem können klinische Symptome kaschiert werden, was die Diagnosestellung erschweren kann. Die durch Kortikosteroide ausgelösten Änderungen der Kapillar- und Zellpermeabilität sowie des Hyaluronsäure-Hyaluronidase-Mechanismus begünstigen außerdem die Dissemination des Virus im Organismus (Nasemann 1974). Grundsätzlich gilt, daß Kortikosteroide *niemals in der Frühphase* von Virusinfektionen gegeben werden sollen.

4.3 Interferon

Theoretisch gibt es zwei Möglichkeiten, Interferon in der Therapie von viralen Erkrankungen einzusetzen

1. durch *exogene Interferonbehandlung*, d. h. durch Gabe von in Zellkulturen gewonnene Interferone und

2. durch *endogene Interferonbehandlung*, die induziert wird durch sogenannte Interferoninduktoren (z. B. abgeschwächtes Virus oder synthetische RNS).

Beide Verfahren sind noch im experimentellen Stadium, vor allem steht zur Zeit noch nicht genügend Interferon zur Verfügung (siehe Seite 87).

4.4 Prophylaktische Maßnahmen

Da somit spezifische Medikamente in der Behandlung von viralen Infekten nicht verfügbar sind, sind prophylaktische Maßnahmen von besonderer Bedeutung.

Die *Expositionsprophylaxe* ist bei Viruskrankheiten von geringerer Bedeutung, da Virusausscheider viel schwieriger zu ermitteln sind als Bakterienausscheider und außerdem die Krankheitserreger meist schon vor dem Auftreten der klinischen Erkrankung ausgeschieden werden (Wiesmann, 1978). Eine Ausnahme ist die Hepatitis B (Siehe Seite 93).

Die wirksamste Maßnahme gegenüber Viruskrankheiten ist die *Impfprophylaxe*. Wir unterscheiden zwischen aktiver und passiver Immunisierung.

Die aktive Immunisierung wird entweder mit schwach virulentem bzw. *abgeschwächtem* Virus (Lebendimpfstoff) oder mit *abgetötetem* Virus (Totimpfstoff) durchgeführt. Der Impfschutz mit einem abgeschwächten Lebendimpfstoff bewirkt in der Regel einen schnellen und lange (Jahrzehnte) andauernden Schutz, während die Impfung mit abgetötetem Virus mehrmals wiederholt werden muß und meist nur einen zeitlich begrenzten Schutz (einige Jahre) verleiht.

Passive Immunisierungen werden in akuten Situationen verwendet (Hepatitis, Tollwutverletzungen; zur Verhütung von Embryopathien bei Röteln). Es handelt sich um Konzentrate von Immunglobulinen aus menschlichen Seren. Die Schutzwirkung ist begrenzt, die vermittelte Immunität dauert höchstens 8–12 Wochen. Wir haben an unserer Klinik den Eindruck, daß beim Zoster oticus Immunglobuline mit hohen Antikörpertitern gegen Zoster den Krankheitsverlauf abkürzen und die Schmerzen lindern können, doch ist dies bisher nicht durch Doppelblindstudien eindeutig bewiesen. Allerdings kann eine Schutzwirkung durch die Immunglobuline nur eintreten, wenn diese *vor* der Generalisation der Virusinfektion zugeführt werden, da die Antikörper nicht in die bereits virusbefallenen Zellen eindringen können.

B Spezieller Teil

5. Virale Infektionen der Atem- und Speisewege

Viruskrankheiten der Atemwege sind die häufigsten Infektionskrankheiten überhaupt. Sie sind die Ursache von 30 bis 50% aller Arbeitsausfälle und von etwa 20% aller kindlichen Todesfälle in den ersten beiden Lebensjahren (Otte u. Brandis 1978). Schätzungsweise 90–95% aller Infektionen des oberen Respirationstraktes sind virusbedingt, d. h. nur 5% wären danach primär durch andere Erreger verursacht.

Kinder sind wesentlich häufiger betroffen als Erwachsene, da sie noch keine Immunität gegen die verschiedenen Viren durch vorherige Expositionen besitzen. Bei Erwachsenen handelt es sich in der Regel nicht um Erstinfektionen, das Vorhandensein entsprechender Antikörper ist deshalb der Grunde für ihre selteneren und leichteren Erkrankungen. Das gleiche Virus, das beim Erwachsenen nur zu leichten „Erkältungen" führt, kann bei Kindern einen Krupp, eine Bronchiolitis oder eine letale Pneumonie hervorrufen. Als Faustregel kann gelten, daß umso schwerere Verläufe zu finden sind, je tiefer das Virus in den Respirationstrakt eindringt.

Dabei ist die Symptomatik weitgehend unabhängig von der Art des Erregers.

Die häufigsten Erreger, die bei Infektionen der Luftwege gefunden werden, sind in Tabelle 6 zusammengefaßt.

Obwohl gemeinsame klinische Bilder durch zahlreiche ganz verschiedene Viren oder Virustypen hervorgerufen werden, läßt sich doch eine unterschiedliche Bedeutung der verschiedenen Erreger für die Respirationstrakterkrankungen erkennen.

Während der banale Schnupfen vorwiegend durch Rhinoviren und Parainfluenzaviren hervorgerufen wird, sind Adeno- und Coxsackie-Viren hauptsächliche Ursache der grippeähnlichen febrilen Infekte, und die Influenzaviren die Erreger der echten Grippe (siehe Referat Drescher). Dazu kommt, daß viele Viren, deren Hauptmanifestationsort außerhalb der Luftwege liegt, über den Respirationsweg verbreitet werden können. Ebenso sei an dieser Stelle daran erinnert, daß eine Infektion mit Polioviren wie ein banaler Schnupfen ohne weitere Komplikationen ablaufen kann.

Tabelle 6. Häufigkeit verschiedener Viren bei akuten Infektionen der Luftwege (nach Falke, 1977; Marget, 1977)

Schnupfen	febrile Pharyngitis und Tonsillitis	Grippe, grippeähnliche akut-febrile Infekte
Rhino (u. Echo) Viren Parainfluenza RS Corona Coxsackie A 1–24 Coxsackie B 1–6 Echo 1–32 Influenza Adeno	Adeno Influenza A, B Coxsackie, Echo, Rhino-Viren	Influenza A, B, C Adeno Coxsackie-Echo
obstruierende Laryngo-tracheitis (Pseudocroup)	akute Bronchitis (Kinder)	akute Bronchiolitis
Parainfluenza 1, 2, 3, 4 Echo Influenza A	Rhino (u. Echo) Viren RS Parainfluenza Influenza	RS Parainfluenza Influenza A, B
Pneumonie (b. Virusinfekt)		
sekundär bakteriell Influenza A, B Adeno Parainfluenza RS*		

* vorwiegend Kleinkinder

5.1 Rhinoviren

Rhinoviren sind neben anderen Viren Erreger des banalen Schnupfens (banale Rhinitis, Coryza, common cold).

Sie gehören zu den Picornaviren (Melnick et al. 1974). Wie die übrigen Picornaviren sind sie klein (20 bis 32 nm), besitzen keine Hülle und haben ein *ikosaeder*förmiges Aussehen. Ihr Virusgenom besteht aus einer einzelsträngigen RNS.

Während man vor knapp 25 Jahren noch keinen einzigen Schnupfenerreger isoliert hatte bzw. nur einen einzigen Erreger annahm (A. Becker 1955), werden heute viele unterschiedliche Viren als mögliche Ursache des Schupfens angesehen (Tabelle 8). Bei Kindern und Erwachsenen sind Rhinoviren am häufigsten. Mit größerem Abstand folgen Parainfluenzaviren, RS-Viren, Coronaviren. Noch seltener sind Infektionen mit Adenoviren und Enteroviren, wie z. B. Coxsackie- und Echoviren.

1954 wurde das erste Rhinovirus (Typ 1a) durch Mogabab und Pelon in Zellkulturen von Affennieren isoliert. Heute sind über 90 Typen bekannt, die alle nur für den Menschen pathogen sind. Rhinoviren unterscheiden sich von anderen Viren des oberen Respirationstraktes dadurch, daß sie ausschließlich die Nasenschleimhäute befallen. Zu einer Virämie kommt es nicht.

5.1.1 Epidemiologie

Bevorzugt befallen werden Kinder (3 bis 8 Mal pro Jahr, Kleinkinder bis zu 30 Mal pro Jahr) (Badger et al. 1953; Blimbercombe et al. 1958; Fuchs et al. 1972). Erwachsene erkranken dagegen nur etwa halb so häufig (Albegger 1977). Die Infektionen erfolgen hauptsächlich im Kindergarten bzw. in der Schule.

Wegen der saisonalen Häufung der Erkrankungen im Herbst, Winter und Frühjahr (Frost 1941; Dingle et al. 1953; Monto et al. 1970) wurde ursächlich eine „Erkältung" bzw. „Verkühlung" in den Vordergrund gestellt. Während bei verschiedenen groß angelegten Untersuchungen mit Freiwilligen keine signifikant erhöhte Inzidenz aufgrund von kaltem Wetter, nassen Füssen oder ähnlichem festgestellt werden konnte (Douglas et al. 1968; Douglas 1970; Jackson 1964) soll andererseits durch Abkühlung der Haut an den Extremitäten reflektorisch der Gefäßapparat, die Sekretion und somit der Sekrettransport in der Nase beeinträchtigt werden und daraus eine erhöhte Anfälligkeit gegenüber viralen Infekten bestehen (Spiessmann 1936; Drettner 1961; Albegger 1977).

5.1.2 Klinik

Die *Übertragung* des Schnupfens ist noch nicht vollständig geklärt. Man nimmt eine Tröpfcheninfektion an, wahrscheinlich durch Niesen oder Schneuzen, eventuell auch durch direkten Kontakt (z. B. durch Händeschütteln). Der Speichel enthält so wenig Viren, daß eine Übertragung auf diesem Wege unwahrscheinlich ist. Dagegen findet sich die größte Viruskonzentration im Nasensekret. Nach der Infektion der Epithelzellen im Bereich der Nasenschleimhäute kommt es zu lokalen Schädigungen der Zellen. Nach Hilding (1930) entsteht zunächst ein submuköses Ödem, welches gefolgt wird von einer Abstoßung der oberen Epithelschichten. Die

Virusausscheidung ist am höchsten zwischen dem 2. und 7. Tag und kann bis zu 2–3 Wochen anhalten (Übersicht bei Cherry 1981).

Am 5. Tag hat die lokale Schleimhautschädigung ihr Maximum erreicht. Die Regeneration ist etwa am 10. Tage abgeschlossen.

Das fließende Sekret verringert sich zwischen dem 2. bis 7. Tag; eine Viskositätssteigerung wird verursacht durch die abgestoßenen Epithelzellen und polymorphkernigen Leukozyten.

Zu einer Virämie kommt es beim typischen Schnupfen nicht, die Infektion bleibt auf die Schleimhäute der Nase, der Nasennebenhöhlen, der Eustachischen Röhre und des Rachens beschränkt.

Eine wichtige Rolle spielen die sekretorischen-IgA-Immunglobuline, die im Gegensatz zu den humoralen IgA-Antikörpern lokal in den Schleimhäuten produziert werden. Diese sekretorischen-IgA-Antikörper werden nur kurzzeitig nach einer Infektion gebildet und können somit nur über einen geringen Zeitraum die Schleimhäute schützen. So erklärt man sich einen häufig wiederkehrenden Schnupfen, obwohl entsprechende humorale Antikörper vorhanden sind (Cate et al. 1964, 1966).

Die *Symptomatik* des banalen viralen Schnupfens ist gekennzeichnet durch ein *trockenes* Vorstadium mit einem gestörten Allgemeinbefinden, Kitzeln, Brennen und Trockenheitsgefühl in Nase und Rachen. Die Schleimhaut ist blaß und trocken. Eine Temperaturerhöhung gehört nicht zum eigentlichen Bild des banalen Schnupfens, obwohl die Übergänge zu grippalen – grippeähnlichen – Infekten (nicht zu verwechseln mit der echten Grippe – Influenza) fließend sind. Von einem „grippalen" Infekt spricht man erst, wenn der Schnupfen von einer stärkeren Beeinträchtigung des Allgemeinbefindens sowie einer leichten Temperaturerhöhung begleitet ist.

Das *katarrhalische Stadium* mit wäßriger Sekretion, Augentränen, Rhinophonia clausa setzt nach einigen Stunden ein. Die Schleimhäute sind hochrot, geschwollen, sezernierend. Nach wenigen Tagen kommt es zum Übergang in das schleimige oder schleimigeitrige Stadium durch Eindicken des Sekretes. Nach einer Woche klingen die Symptome ab (Becker, Naumann, Pfaltz, 1982).

5.1.3 Diagnose

Eine spezifische Diagnose wird sich in der Regel erübrigen. Gelegentlich muß man eine Streptokokkeninfektion, eine connatale Lues bzw. Nasendiphtherie bei Kleinkindern ausschließen, dann wäre ein Abstrich aus dem Mund-Rachen indiziert. Serologische Methoden sind nicht standardisiert.

Rhinoviren befallen *nur* die Nasenschleimhäute; dies kann unter Umständen für die klinische Abgrenzung gegenüber Adeno-, Coxsackie- und Echoviren wichtig sein.

Behandlung

Da eine kausale Therapie nicht verfügbar ist, beschränkt sich die Behandlung auf symptomatische Maßnahmen. Gut bewährt hat sich die Verordnung von Aspirin. Nach einer Untersuchung von Stanley (1975) scheint *Aspirin* den besten Einfluß auf die Reduktion der Beschwerden zu haben. Nach der gleichen Untersuchung soll jedoch unter Aspirintherapie die Virusausscheidung und damit das Risiko einer Übertragung erhöht sein. Ob dies relevant ist, bleibt dahingestellt.

Vitamin C: Seit Jahren wird immer wieder die prophylaktische oder auch sogar therapeutische Wirkung von Vitamin C bei viralen Infekten diskutiert. Ausgelöst wurde diese Diskussion durch die Arbeit des Nobelpreisträgers für Chemie 1954 Linus Pauling. Pauling empfiehlt die Gabe von 1 bis 5 g Ascorbinsäure pro Tag. Zunächst empfahl er Vitamin C nur für virale Infektionen, später auch bei Krebserkrankungen und Herzerkrankungen (Pauling 1974). Diese Untersuchungen sind jedoch mehr als umstritten.

Verschiedene größere Studien an Freiwilligen (Anderson et al. 1975; Schwartz et al. 1973; Walker et al. 1967; Karlowski et al. 1975) zeigten, daß Vitamin C in der Therapie des viralen Schnupfens *weder* einen prophylaktischen *noch* einen therapeutischen Erfolg hat.

Davon abgesehen, erscheint die hohe Dosierung von Ascorbinsäure wegen seiner Nebenwirkungen (gastrointestinale Beschwerden) bei grippalen Infekten sogar kontraindiziert.

5.2 Adenoviren

Adenoviren verursachen hauptsächlich Erkrankungen des oberen Respirationstraktes, sie sind die häufigsten Erreger von *Pharyngitiden*, weniger von Rhinitiden. Ebenfalls sind kardiale, gastrointestinale und neurologische Erkrankungsmanifestationen bekannt.

Erstmals wurden diese Erreger in Kulturen von menschlichen adenoiden Geweben (Gaumen und Rachenmandeln) gefunden. Diese Beobachtung in Verbindung mit der offensichtlich deutlichen Affinität zum lymphatischen Gewebe führte zu der Bezeichnung Adenoviren (Enders et al. 1956; Foy u. Grayston 1976; Rowe et al. 1953).

Adenoviren haben einen Durchmesser von 70 bis 90 nm, sie enthalten eine doppelsträngige DNS und besitzen keine Hülle. Sie bilden Ikosaeder mit einem Kapsid, das aus 252 Kapsomeren besteht (Fenner 1976). Obwohl fast 100 verschiedene Adenoviren vorkommen, sind beim Menschen bisher nur 34 pathogene Typen bekannt.

Bestimmte Adenoviren (die Typen 7, 12 und 18) dienen als Modell für krebserzeugende Viren; sie induzieren in Hamstern Sarkome. Beim Menschen ist eine Onkogenität der Adenoviren allerdings bisher nicht beobachtet worden.

Eine Übersicht über die verschiedenen Krankheitsbilder, die durch Adenovirusinfektionen verursacht werden, gibt Tabelle 7.

5.2.1 Epidemiologie:

Adenovirus-Infektionen sind im Kindesalter wesentlich häufiger als bei Erwachsenen. Obwohl die Infektionen außerordentlich häufig sind, machen sie doch nur 2 bis 5% aller respiratorischen Erkrankungen aus (Cooney et al. 1972; Fox et al. 1969, 1977; Pereira 1973). Schon im Säuglingsalter kommt es zu einer hohen Durchseuchung mit den Typen 1 und 2, die mehr als 90% aller isolierten Adenoviren

Tabelle 7. Adenovirusinfektionen

		Typen (häufig)
akute, febrile Pharyngitiden	häufig	1, 2, 3, 4, 5, 6, 7
chron. Tonsillitiden (ca. 50% der Tonsillen sind latent infiziert)		1, 2, 5, 6
„Schnupfen"		1, 2, 3, 5, 7
ARD = Akute Respirationstrakt Erkrankung		4, 7
Pharyngokonjunktivales Fieber		2, 3, 4, 5, 7, 14
Gastroenteritis (bei Kindern)		3, 7
Viruspneumonie		3, 7, 21
Encephalitis, Meningitis		1, 2, 3, 5, 6, 12, 32
Keratokonjunktivitis epidemica		8
Hörsturz	selten	3

ausmachen (Sterner 1962). Nur etwa 1% der akuten Respirationstrakt-Erkrankungen bei Erwachsenen ist durch Adenoviren verursacht. Sporadische Infektionen kommen das ganze Jahr über vor, gehäuft jedoch, wie auch andere virale Erkrankungen, im Herbst, Winter und Frühjahr. Epidemien mit pharyngokonjunktivalem Fieber treten bei Kindern im Sommer wahrscheinlich als Schwimmbadinfektionen auf (Van der Veen et al. 1958). Der Verlauf von Adenovirus-Infektionen hängt sowohl vom serologischen Typ des Virus als auch vom Empfänger ab.

5.2.2 Klinik

Chronische Infektionen der Gaumen- und Rachenmandeln können durch Adenoviren hervorgerufen werden. Man nimmt an, daß nach einer Primärinfektion in 50% Adenoviren im Gewebe von Gaumen und Rachentonsillen *latent* vorhanden bleiben. Sie sind damit möglicherweise eine der Ursachen einer Hyperplasie des lymphatischen Gewebes im Waldeyerschen Rachenring (Rowe et al. 1953). Ähnlich häufig kann man die gleichen Adenovirustypen auch in Mesenterial- und Darmlymphknoten bei kindlichen Invaginationen des Darmes finden. Marget (1977) nimmt an, daß die Schwellung der lymphatischen Strukturen im Darmtrakt gelegentlich die Ursache für ein „akutes Abdomen" beim Kind sein kann.

Die *akute febrile Pharyngitis* kommt vor allem im Kleinkindesalter vor.

Symptome sind Nausea, Erbrechen, Bauchschmerzen, Diarrhoe, Kopfschmerzen und meningitische Zeichen.

Die *akute Respirationstrakt-Erkrankung (ARD)* wird durch die Typen 4, 7 und 21 hervorgerufen und kommt vor allem bei jüngeren Erwachsenen vor. Es handelt sich um eine akute fieberhafte, kurzdauernde respiratorische und epidemische Erkrankung mit einer Inkubationszeit von 5 bis 7 Tagen, die einhergeht mit einer Pharyngitis, Laryngitis, Tracheitis und einem trockenen Husten. Häufig findet man auch zervikale Lymphknotenvergrößerungen. Bei einer Ausdehnung des Prozesses über das Bronchialsystem kann es zur Pneumonie kommen (Blacklock 1957; Dascomb u. Hilleman 1956; Hilleman 1957).

Das *pharyngo-konjunktivale Fieber* ist eine akute, sehr fieberhafte Erkrankung mit Kopfschmerz und Abgeschlagenheit. Sie verdankt ihren Namen der häufigen Beteiligung der Konjunktiven. Es handelt sich um eine epidemische Erkrankung bei Kindern in Kinderheimen, Ferienlagern und Schulen (Marget 1977), die durch zahlreiche Adenovirustypen hervorgerufen werden kann. Typisch sind druckempfindliche *präaurikuläre Lymphknoten*. Korneatrübungen können die Folgen einer Keratitis sein.

Katarrhalische Erscheinungen finden sich an den *Konjunktiven* und an den Nasen-Rachenschleimhäuten, die Zunge ist belegt, gelegentlich finden sich leicht abwischbare helle Beläge an den Tonsillen und an den Racheninnenwand. Sell (1956) fand auch eine nur wenig druckempfindliche Schwellung im Bereich der regionalen Nacken- und Halslymphknoten.

Die *Adenovirus-Pneumonie* ist vorwiegend verursacht durch die Typen 4, 7 und 21. Auch sie ist eine Erkrankung der jungen Erwachsenen und wird gehäuft in militärischen Einheiten beobachtet (Spencer und Cherry 1981).

Hörsturz. Über Adenovirusinfektionen als mögliche Ursache von Hörstürzen publizierte Jaffe (1967). Er berichtete von einem Erwachsenen, aus dessen Speichel nach einem Hörsturz Adenovirus-Typ 3 isoliert werden konnte. Zugleich fand sich ein 4-facher Anstieg des Antikörpertiters im Serum. Daraus schloß er, daß Adenoviren Ursache von Hörstürzen sein können. Bei serologischen Untersuchungen aus unserer Klinik konnte jedoch keine einzige Adenovirusinfektion als Ursache des Hörsturzes nachgewiesen werden.

5.2.3 Diagnose

Die Adenoviren können beim pharyngo-konjunktivalen Fieber aus dem Speichel (2 Tage nach Beginn der Erkrankung bis 8 Tage nach Abklingen der Erkrankung) bzw. aus dem Konjunktivalsekret durch Überimpfung auf Gewebekulturen isoliert werden. Hier treten charakteristische zytopathische Veränderungen auf. Die Methode der Wahl ist aber die serologische Diagnose durch den Nachweis eines 4-fachen Titeranstiegs in der Komplementbindungsreaktion.

5.3 Parainfluenza

Parainfluenzaviren zählen zu den wichtigsten Erregern von Erkrankungen des oberen Respirationstraktes beim Menschen. Sie gehören – wie Mumps, wie das Newcastle-Virus (Erreger der atypischen Geflügelpest und einer Konjunktivitis bei

Arbeitern auf Hühnerfarmen), wie die Erreger von Masern, Hundestaupe, Rinderpest und das RS-Virus – zu den Paramyxoviren. Es handelt sich um mittelgroße RNS-Viren mit einem schlauchförmigen Nukleokapsid, das von einer Hülle (envelope) umgeben ist. Sie sind ätherempfindlich, binden sich an Erythrozyten, wodurch es zur Hämagglutination kommt; ein Teil der Viren enthält als Partikelbestandteil Neuraminidase (sogenanntes receptor-destroying enzyme).

Es sind 5 Parainfluenzatypen bekannt, wobei dem Typ 4 und 5 keine Bedeutung beim Menschen zukommt.

5.3.1 Epidemiologie

Die meisten Kinder machen in den ersten beiden Lebensjahren eine Infektion mit dem Typ 3 der Parainfluenzaviren durch. Die Infektionen mit Typ 1 und 2 treten später auf, d. h. meist erst nach dem 10. Lebensjahr.

Da Infektionen durch die Parainfluenzatypen 1 und 2 selten in den ersten 4 Lebensmonaten vorkommen, nimmt man an, daß hiergegen ein Schutz der Kinder durch mütterliche Antikörper besteht (Glezen et al. 1971). Wiederholte Infektionen mit dem gleichen Parainfluenzatyp kommen vor; nach einer Infektion entwickelt sich in der Regel nur eine schwache Immunität.

Parainfluenzaviren verursachen keine abgrenzbaren großen Epidemien, sie führen das ganze Jahr über zu endemischen Erkrankungen; damit unterscheiden sie sich von Influenzaviren, die jahreszeitlich gebunden auftreten.

5.3.2 Klinik

Während Paramyxoviren beim Erwachsenen in der Regel nur leichte katarrhalische Erscheinungen hervorrufen (Inkubationszeit 5–8 Tage), sind sie im Kindesalter *Pseudocroup*, *Bronchitis*, *Bronchiolitis* und *Pneumonie* hervor. Die häufigsten weitaus pathogener. Bei Kleinkindern verursachen sie etwa 10 bis 15% der Virusinfektionen der oberen Luftwege; auch die tiefen Luftwege sind beim Kind häufig befallen. Das Parainfluenzaviren ruft dort dann eine *Laryngo-Tracheitis*, Erreger der kindlichen Croup-artigen Erkrankungen sind Parainfluenzaviren!

5.3.3 Diagnose

Am häufigsten wird die Diagnose serologisch durch die Komplementbindungsreaktion oder mit RIA- oder ELISA-Tests gestellt.

Aufwendiger ist die Isolierung aus Rachenspülwasser oder Sputum, das während der akuten katarrhalischen Phase entnommen wird. Die Züchtung gelingt auf humanen Zellkulturen. Der Nachweis von Virusantigenen in Nasenabstrichen mit Hilfe fluoreszierender Antikörpern ermöglicht als zusätzliche Methode eine schnelle Diagnose. Diese Methode wird jedoch derzeit nur in speziellen Laboratorien durchgeführt.

5.4 RS-Virus (Respiratory-Syncytial-Virus)

Das RS-Virus ist ein RNS-Virus, das zur Gruppe der Paramyxoviren gehört. Aufgrund seiner Eigenschaft, Infektionen im Respirationstrakt hervorzurufen, und

in Zellkulturen typische Riesenzellen (Syncytien) zu bilden, erhielt es seinen
Namen.

5.4.1 Epidemiologie

RS-Virus breitet sich in der kindlichen Bevölkerung in jedem Jahr in den
Wintermonaten sehr stark aus. Bis zum vierten Lebensjahr haben fast 100% der
Kinder eine Infektion mit RS-Viren durchgemacht.

5.4.2 Klinik

Das RS-Virus ist neben den Rhinoviren das wichtigste respiratorische Virus im
Kleinkindesalter. Die Inkubationsdauer beträgt 4 bis 6 Tage (Gardner et al. 1973;
Kapikian et al., 1961; Lee et al., 1973). Es ruft z. B. beim Säugling schwere
Bronchiolitiden und *Pneumonien* hervor und kann sogar gelegentlich die Ursache
eines plötzlichen, zunächst nicht erklärbaren Kindestodes sein (Chanock 1970;
Glezen 1977; Kim et al. 1973).

Ebenso wie Parainfluenzaviren ruft das RS-Virus beim älteren Kind und beim
Erwachsenen nur leichtere Krankheitserscheinungen, wie Schnupfen und sogenannte grippale Infekte hervor.

Die Infektion erfolgt ebenfalls über die Nasen- bzw. Nasopharynxschleimhäute,
möglicherweise aber auch über die Konjunktiven.

Interessanterweise ist die Infektion mit RS-Virus besonders gefährlich bei
Kindern, die jünger als ein halbes Jahr sind. Die Ursache ist hierfür noch unklar, da
die Kinder eigentlich durch mütterliche Antikörper, die in hohen Titern bei diesen
Kindern vorliegen, geschützt sein müßten.

Als Ursache für die schweren Verläufe nimmt man eine Antigen-Antikörper-
Reaktion zwischen viralen Antigenen und diaplazentar erworbene Immunglobuli-
nen an. Bei diesen Kindern fehlt offenbar das spezifische sekretorische IgA in den
Schleimhautsekreten (Chanock 1970; Chanock et al. 1970).

5.4.3 Diagnose

Bei schweren Bronchiolitiden oder Pneumonien im Kleinkindesalter ist immer an
eine RS-Virus-Infektion zu denken.

Serologisch kann die Komplementbindungsreaktion herangezogen werden
(Antikörperanstieg oder Antikörperabfall zwischen zwei im Abstand von 2 bis 3
Wochen entnommene Serumproben).

Die Isolierung gelingt aus dem Nasen- oder Rachensekret, falls das Untersu-
chungsmaterial eingefroren wird und/oder in kürzestmöglicher Zeit (wenige
Stunden) auf eine Gewebekultur verimpft wird. Auch durch fluoreszierende
Antikörper in Nasen- oder Rachenabstrichen ist ein Nachweis möglich.

5.5 Coronaviren

Coronaviren gehören zu den RNS-Viren.

Morphologisch sind sie durch etwa 20 nm lange Fortsätze (Spikes), die an den
Enden aufgetrieben sind, gekennzeichnet. Da diese Viren an eine Sonne mit

Strahlenkranz erinnern, erhielten sie den Namen Coronaviren. Der Durchmesser der umhüllten Viren beträgt 80 bis 160 nm. Als eigenständige Gruppe wurden sie 1968 klassifiziert (Tyrrell et al., 1968). Da Coronaviren sehr „anspruchsvoll" in ihren Wachstumserfordernissen sind, sind sie schwer zu züchten. Bis heute sind 32 Stämme isoliert (Kapikian 1975). Einige Stämme vermehren sich in Organkulturen von embryonalem menschlichen Tracheal- und nasalem Epithel (Tyrrell u. Bynoe 1965). Die elektronenmikroskopische Darstellung gelang Almeida und Tyrrell (1967).

5.5.1 Epidemiologie

Coronaviren sind weit verbreitet und kommen bei Mensch und Tier vor. Epidemien sind nicht bekannt.

5.5.2 Klinik

Ähnlich wie die Rhinoviren verursachen Coronaviren beim Erwachsenen nur milde *katarrhalische Infekte* oder sind für akute Exazerbation von chronischen Bronchiolitiden verantwortlich (Monto et al. 1975).

Die Inkubationszeit wird mit 3 Tagen angegeben (Bradburne et al. 1967). Die katarrhalische Erkrankung dauert etwa 6 bis 7 Tage und ist damit etwas kürzer als bei Rhinoviren (Handley et al. 1972).

Bei Kindern rufen Coronaviren ebenso wie RS-Viren und Parainfluenzaviren vor allem Erkrankungen des tieferen Respirationstraktes wie *Bronchiolitis* und *Pneumonie* hervor (Chesney u. Dick 1981).

Nach neueren Untersuchungen von Arnold und Mitarb. scheinen Coronaviren auch mit dem Nasopharynxkarzinom assoziiert zu sein (siehe Seite 83).

5.5.3 Diagnose

Die Diagnose einer akuten Infektion kann durch den Nachweis eines signifikanten Anstiegs der Antikörper in der Komplementbindungsreaktion gestellt werden. Die Virusisolierung ist noch nicht routinemäßig in der Diagnostik verwendbar.

5.6 Nonpolio-Enterovirus-Infektionen (Echo- und Coxsackie-Virus-Infektionen)

Enteroviren bilden zusammen mit den Rhinoviren die Familie der Picornaviridae. (Die Bezeichnung ist zusammengezogen aus den beiden Worten picos – sehr klein und RNA). Sie sind 15 bis 35 nm groß, nicht umhüllt, das Kapsid setzt sich aus 32 identischen Kapsomeren zusammen. Das Virion hat eine ikosaedrische Symmetrie. Es handelt sich um kleine, ätherresistente Viren, die RNS besitzen.

Bei der folgenden Besprechung der Enterovirusinfektionen bleiben die Poliomyelitis-Infektion und die Hepatitis A unberücksichtigt, da sie nicht zu den HNO-Erkrankungen gehören.

Zu den vom Menschen isolierten 72 Enterovirustypen gehören folgende Arten:
- Poliovirus, Typ 1 bis 3
- Coxsackie A, 23 Typen und zahlreiche Varianten
- Coxsackie B Viren, Typ 1 bis 6

- Echoviren, (Enteric Cytopathogenic Human Orphan viruses) über 30 Typen
- Enterovirus, Typen 68 bis 71 (neue Isolate).
- Hepatitis A virus (Enterovirus Typ 72).

Enteroviren sind passagere Bewohner des menschlichen Magen-Darm-Traktes und können aus dem Rachen und Stuhl isoliert werden.

5.6.1 Pathogenese von Enterovirus-Infektionen

Die Übertragung von Enteroviren erfolgt in der Regel *fäkal-oral* von Mensch zu Mensch im Sinne einer Schmierinfektion, jedoch auch die Tröpfcheninfektion über den Speichel spielt eine gewisse Rolle.

Eintrittspforte ist das Epithel im Nasen- und Nasenrachenraum und der Darmkanal des Menschen. Innerhalb von 24 Stunden sind die regionalen Lymphknoten, die Gaumenmandeln bzw. im Abdominalbereich die Peyerschen Plaques erreicht, in denen die primäre Virusvermehrung mit Zytolyse der infizierten Zellen und gleichzeitiger Freisetzung von infektiösem Virusmaterial stattfindet. Bis heute ist nicht sicher geklärt, ob die primäre Replikation allein in den Lymphozyten oder auch in den epithelialen Zellen stattfindet. Während der Phase der Virusvermehrung werden die Erreger *in den Rachen ausgeschieden* und können aus diesem für 6 bis 8 Tage isoliert werden.

Um den dritten Tag beginnt eine weitere Ausbreitung der Infektion (Virämie), bei der die verschiedensten Organe befallen werden.

Die Virusvermehrung in diesen sekundären Organen fällt zeitlich zusammen mit dem Auftreten der eigentlichen klinischen Symptome und einer zweiten virämischen Phase.

Um den 7. Tag vermindert sich die Virusvermehrung und Antikörper treten im Serum auf.

Echo- und Coxsackie-Virusinfektionen können eine ausgesprochene *Organotropie* im Hinblick *auf das zentrale Nervensystem* entwickeln.

Dort kommt es dann zu neuronalen Nekrosen der motorischen Zellen der Vorderhirn- und der Intermediärzellen, die oft auch auf die Spinalganglien und auf die Seitenhörner übergehen. Auch enzephalitische Prozesse wurden beschrieben.

Die klinischen Symptome sind abhängig von der Ausdehnung und der Lokalisation des Zelluntergangs (Bellanti 1971). Schematisch ist die Pathogenese von Enterovirusinfektionen in der Tabelle 8 dargestellt.

5.6.2 Coxsackieviren

Diese Viren erhielten ihren Namen von einer kleinen Ortschaft im Staate New York. Hier wurden sie 1961 erstmals isoliert (Gold et al.). Zur Zeit sind 30 antigendifferente Serotypen bekannt, die unterschiedliche klinische Krankheitsbilder hervorrufen, davon gehören 23 zur Gruppe A und 6 zur Gruppe B.

5.6.2.1 Epidemiologie

Coxsackieviren kommen weltweit vor. Kinder erkranken häufiger als Erwachsene. Größere Epidemien sind nicht bekannt.

Tabelle 8. Pathogenese enteroviraler Infektionen (modifiziert nach Cherry, 1976)

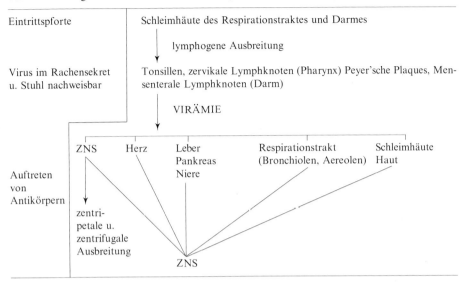

5.6.2.2 Klinik

Entzündliche Erkrankungen des Respirationstraktes durch Coxsackie A und B Viren sind seltener als durch Rhino- oder Adenoviren. Wahrscheinlich ist, daß ebenso wie bei Poliovirusinfektionen 90 bis 95% der Infektionen *asymptomatisch* verlaufen, da man sehr häufig bei *gesunden* Kindern Coxsackieviren aus dem Stuhl isolieren kann.

Vom Coxsackievirus A 21 gilt es als sicher, daß es – neben anderen Virusarten – den *banalen Schnupfen* hervorrufen kann (Bloom et al. 1962; Johnson et al. 1962).

Zu den weiteren durch Coxsackieviren hervorgerufenen Krankheitsbildern gehören *Herpangina, Sommergrippe, aseptische Meningitis, Bornholmer Krankheit, Myokarditis* und das *Hand-Fuß-Mund-Exanthem.*

Ergänzend soll darauf hingewiesen werden, daß serologische Untersuchungen an einen Zusammenhang zwischen einem plötzlich einsetzenden juvenilen Diabetes mellitus und einer vorausgegangenen Infektion mit Coxsackievirus B4 denken lassen (Jawetz u. Melnick 1980; Gamble et al. 1969; Gamble u. Taylor 1969). Gamble und Taylor fanden in einer retrospektiven Studie höhere Titer bei juvenilen Diabetikern 3 Monate nach dem Beginn der Erkrankung, als bei Normalpersonen. Ähnliche Ergebnisse zeigten Untersuchungen von Cudworth et al. (1977). Diese fanden eine enge Korrelation zwischen dem HLA-Typ GW15 und Coxsackievirus B1- und B4-Antikörpern bei insulinabhängigen Diabetikern. Ebenfalls für eine virale Genese des Diabetes mellitus spricht die Isolierung von Coxsackievirus B4 aus der Bauchspeicheldrüse eines 10 Jahre alten Knaben, der im diabetischen Koma verstarb (Maugh 1979) (siehe auch Dipple et al. 1975; Hierholzer et al. 1974; Schmidt et al. 1978).

Alle Hinweise sprechen somit dafür, daß ein juveniler Diabetes durch eine Virusinfektion der Bauchspeicheldrüse mit einer Zerstörung der Langerhansschen Inseln hervorgerufen werden kann.

Herpangina

Im Jahre 1920 wurde von Zahorsky dieses Krankheitsbild erstmals beschrieben. 1951 gelang die ätiologische Aufklärung (Hübner et al.; Parrot et al.) mit dem Nachweis von Coxsackie A Viren bei der Herpangina. Heute weiß man, daß mehrere Typen der Coxsackie-Virusgruppe A wie auch Echo- und Coxsackie B Viren diese Erkrankung auszulösen vermögen (Cherry und Jahn 1965).

Kinder zwischen dem ersten und 7. Lebensjahr erkranken am häufigsten. *Zweiterkrankungen* werden offenbar nicht vom gleichen Coxsackietyp wie bei der Erstinfektion, sondern von einem immunologisch differenten Typ hervorgerufen. Die Herpangina kommt in symptomatischer Form als Begleitkrankheit bei Exanthema subitum, Masern, Typhus, Bronchopneumonie, Sepsis und Scharlach vor, wobei man eine Reaktivierung des latenten Virus bei abgeschwächter Immunitätslage annimmt.

Die Herpangina beginnt plötzlich mit einem Fieberanstieg bis zu 41 °C. Dieses Fieber kann nur wenige Stunden oder auch bis zu 4 Tagen dauern. Gelegentlich ist es biphasisch. Allgemeinsymptome wie Fieber und Abgeschlagenheit treten hinzu. Bemerkenswert ist das völlige *Fehlen von katarrhalischen Erscheinungen* an den übrigen Schleimhäuten. Das klinische Erscheinungsbild ist charakterisiert durch einzelne oder mehrere bis linsengroße Bläschen mit rotem Hof im Bereich des weichen Gaumens. Nach 2 bis 3 Tagen können die Bläschen erodieren und Ulcera bilden, die nach 3 bis 5 Tagen verschwinden. Die häufigste *Lokalisation* der Bläschen sind die *vorderen Gaumenbögen*, aber auch Zunge und Larynx können mitbetroffen sein. Ein schlechter Mundgeruch, wie bei der Stomatitis aphthosa besteht nicht. Oft ist das Bläschenstadium so kurz, daß man es nicht verifizieren kann. Die Krankheitserscheinungen klingen nach etwa einer Woche ab. Komplikationen sind nicht bekannt.

Differentialdiagnostisch ist an eine Stomatitis aphthosa und an Enantheme bei Masern (Koplikschen Flecken) zu denken. Wichtig ist, daß bei der Herpangina die Wangenschleimhaut und die Tonsillen nur selten mitbefallen werden. Während bei der Herpangina nur leichte Schluckschmerzen auftreten, ist die Stomatitis aphthosa sehr schmerzhaft und von einem ausgesprochen üblen Geruch begleitet.

Ergänzend soll die *Sommergrippe* (Dreitagefieber) erwähnt werden, die ebenfalls durch Coxsackie-A-Viren hervorgerufen wird und eine in den Sommermonaten vorkommende fieberhafte Erkältungskrankheit darstellt, bei welcher jedoch das charakteristische Bläschenbild der Herpangina fehlt.

Bei der *Nicht-bakteriellen Meningitis* kommen Coxsackie-B- aber auch Coxsackie-A-Viren in Betracht.

Die *Bornholmer-Krankheit* (Pleurodynie, *Myositis epidemica, epidemische Myalgie*) wird vor allem durch Coxsackie-B-Viren hervorgerufen. Sie ist charakterisiert durch einen plötzlichen Beginn mit heftigsten Muskelschmerzen, vor allem im Brust- und Bauchbereich, gelegentlich auch im Nacken und im Bereich der Schultern. Die Muskulatur ist druckempfindlich, oft findet sich gleichzeitig eine Meningitis. Die Prognose ist günstig.

Myocarditis

Bei neugeborenen Säuglingen verursachen Coxsackie-B-Viren eine Myocarditis, die in vielen Fällen zum Tode führt. Es handelt sich überwiegend um Coxsackie-Viren der Typen B3 und B4. Sie tritt ebenfalls in den Sommermonaten wie die Sommergrippe auf. Gleichzeitig kann eine Enzephalitis bestehen (Enzephalo-Myocarditis des Neugeborenen).

Hand-Fuß-Mund-Exanthem

Bei dieser Erkrankung handelt es sich um eine akut auftretende Coxsackie-Virus-A Infektion, die mit einem bläschenförmigen Enantem an der Mundschleimhaut sowie mit einem vesikulärem Ausschlag an Händen und Füßen einhergeht. Verursacht wird sie durch Coxsackieviren des Types A 16. Die Erkrankung ist harmlos und klingt nach etwa 1 Woche ab. Bläschen können auch im Gesicht bzw. im Lidbereich, selten auch am Stamm, beobachtet werden.

Es wird diskutiert, daß es sich bei der Herpangina möglicherweise nur um eine oligosymptomatische Variante des Hand-, Fuß- und Mundexanthems handelt (Nasemann 1977).

Parotitis

Eine akute Entzündung der Ohrspeicheldrüsen kann ebenfalls durch Coxsackieviren vom Typ A hervorgerufen werden (Howlett et al., 1957; Kraus, 1960), aber auch Coxsackie B Viren können eine akute Parotitis verursachen (Bertaggia et al. 1976). Coxsackievirus-Infektionen der Ohrspeicheldrüse scheinen jedoch wesentlich seltener als Mumps bzw. Cytomegalievirus-Infektionen (CMV) zu sein. „Mumps-Zweiterkrankungen" sind meist CMV-Infektionen.

5.6.2.3 Diagnose

In den meisten Fällen ist eine Laboratoriumsdiagnose von Coxsackieviren nicht notwendig. Sie gelingt jedoch durch den Nachweis eines signifikanten Anstiegs spezifischer Antikörper oder mit einer einzigen Serumprobe zum Nachweis virusspezifischer Antikörper der IgM Klasse.

5.7 Echoviren (Abkürzung für Enteric Cytopathogenic Human Orphan)

Bisher sind 37 verschiedene Serotypen der Echoviren bekannt. Sie sind weitverbreitet und können aus dem Darminhalt von klinisch gesunden Menschen gezüchtet werden. Infektionen ohne Symptome sind äußerst häufig.

Klinisch sind sie von den Coxsackieviren kaum zu trennen, sie rufen ähnliche Krankheitsbilder hervor. Nach einer Infektion kommt es zur Ausbildung einer Dauerimmunität.

Nach klinischen Gesichtspunkten können die durch Echoviren hervorgerufenen Erkrankungen in vier Gruppen unterteilt werden:
- Febrile Katarrhe der oberen Luftwege
- Sommerdiarrhoe kleiner Kinder
- Aseptische Meningitiden mit oder ohne morbilliforme oder rubeoliforme Exantheme
- Febrile Exantheme ohne Meningitis.

Diese Erkrankungen sind nicht typenspezifisch, ja nicht einmal artspezifisch, da sie auch durch Coxsackieviren hervorgerufen werden können.

5.7.1 Diagnose

Bei klinischem Verdacht kann in der akuten Phase Rachenspülwasser, Liquor oder Stuhl untersucht werden. Bei bläschenförmigen Läsionen der Schleimhäute sollte eine direkte Virusisolierung versucht werden.

Nach Falke (1977) ist eine serologische Untersuchung der Kranken wegen der hohen Durchseuchung und der Typenvielfalt ohne diagnostischen Wert.

6 Herpesviren

Die Herpesviren gehören zu den großen DNS-Viren (90 bis 170 nm). Ihr
Innenkörper besteht aus einer doppelsträngigen DNS, umgeben von einem
ikosaederförmigen Kapsid, das sich wiederum aus Untereinheiten (Kapsomeren)
zusammensetzt. Das Kapsid ist von einer lipidhaltigen Hülle (envelope) umschlos-
sen.

Menschenpathogen sind folgende Herpesviren:
1. Herpes virus hominis (Herpes simplex Typ 1 und Typ 2)
2. Varizella zoster Virus
3. Cytomegalie Virus
4. Epstein-Barr Virus
5. Herpes B Virus der Affen (Herpes simiae)

Bei den 3 Haupterkrankungen (Herpes simplex, Zoster, Varizellen) treten
bläschenförmige Effloreszenzen auf, die sich histologisch ähneln. Bei allen Erkrankungen der Herpes-Gruppe finden sich in den befallenen Zellen intranukleäre
eosinophile und feulgenpositive Einschlußkörper.

Die durch Herpesviren verursachten Krankheitsbilder sind außerordentlich
vielfältig, die Infektion kann als *primäre* oder *rekurrierende Infektion* auftreten.
Primärinfektionen treten bei Menschen *ohne* Antikörper auf, wobei das Virus in
einen latenten Zustand übergehen kann. Diese latenten Infektionen bei Menschen
mit Antikörpern können auf einen adäquaten Reiz in rekurrierende Infektionen
übergehen.

Herpesviren sind wahrscheinlich auch die Ursachen maligner Erkrankungen
von Mensch und Tier:
– Herpes simplex Typ 2 wird mit dem *Cervixkarzinom* (Rapp 1974; Zur Hausen
  1975),
– das Virus der Marekschen Erkrankung mit *Lymphomen* der Hühner (Marek
  1907),
– das Epstein-Barr Virus mit dem *Burkitt-Lymphom* und dem *Nasopharynxkarzinom* in Verbindung gebracht.

Außerdem verursachen einige Herpesviren der Affen *Retikulumzellsarkome*
und Lymphome (Übersicht bei Deinhardt 1973).

Die mit dem Epstein-Barr Virus assoziierten Erkrankungen (infektiöse Mononukleose, Nasopharynxkarzinom, Burkitt-Lymphom) werden wegen ihrer besonderen Bedeutung für das HNO-Fachgebiet ausführlich in einem besonderen Kapitel
besprochen (s. S. 61).

6.1 Herpes simplex (Typ 1 und 2)

Das Herpes-simplex-Virus (HSV) nimmt unter den Infektionen der Haut und der
Schleimhäute sowohl hinsichtlich der Häufigkeit als auch im Hinblick auf die
Vielzahl der klinischen Erscheinungsformen eine bevorzugte Stellung ein.

Herpes-simplex-Viren sind verantwortlich für schwerste Infektionen des zentralen Nervensystems und waren zwischen 1963 und 1975 eine der Hauptursachen der
virusbedingten Sterblichkeit (Jawetz und Melnick 1980).

Zwei serologisch verschiedene Typen werden unterschieden: HSV 1 *(oraler Typ)* und HSV 2 *(genitaler Typ)*. Bei Primärinfektionen mit dem Typ 1 sind Kinder häufiger befallen, während bei Erwachsenen der Typ 2 vorherrscht.

Die Übertragung des HSV erfolgt über den Speichel oder durch direkten Kontakt zwischen Haut und Schleimhäuten (Schmierinfektion, Geschlechtsverkehr).

Erstinfektionen erfolgen meist im Alter von 1 bis 5 Jahren. Der größte Teil der Erstinfektionen verläuft *stumm* (inapparente Infektionen). Über 90% der Bevölkerung werden bis zum Erwachsenenalter infiziert und bilden Antikörper, diese persistieren dann lebenslang.

In Abhängigkeit von der Immunitätslage und vom Alter des Patienten findet man *unterschiedliche Krankheitsbilder*.

So führt eine *Primärinfektion* mit HSV bei Neugeborenen zur Herpes sepsis, bei kleinen Kindern zu einer Gingivo-Stomatitisherpetica, und beim Erwachsenen zum lokalen Herpes.

Eintrittspforten für Herpesinfektionen sind kleine Hautläsionen (Herpes gladiatorum), die Schleimhäute und die Konjunktiven.

Pathogenese

Es werden vor allem Zellen ektodermalen Ursprungs infiziert. Das Herpes-simplex-Virus ist deutlich *dermatotrop* und *neurotrop*.

Im Bereich der Eintrittspforte findet die *primäre Vermehrung* des Virus statt. Äußeres Zeichen dieser Virusvermehrung ist das Auftreten von Bläschen und Aphthen.

Die weitere Ausbreitung findet von dort auf dem *Blutwege* statt.

Darüber hinaus konnte die Wanderung des Herpesvirus *entlang der Nervenbahnen* nachgewiesen werden. Man nimmt heute an, daß in der Initialphase der Infektion von der Haut- oder Schleimhautoberfläche das Virus über sensorische Nerven in die Ganglienzellen gelangt, dort in einem latenten Stadium so lange verweilt, bis es durch einen adaequaten Reiz in Haut und Schleimhäute zurückkehrt und dort zum Rezidiv führt (Goodpasture 1929; Carton u. Kilbourne 1952; Bastian et al. 1972).

Schulte-Holthausen gelang 1975 mittels einer Hybridisierungstechnik virale DNS in den *Ganglienzellen* nachzuweisen bzw. zu isolieren. Das Virus liegt in den Ganglienzellen nicht als vollständiges Virion, sondern nur als DNS vor. Dies erklärt die Erfolglosigkeit von immunfluoreszenz-optischen und elektronenoptischen Untersuchungen zum Nachweis des HSV in den Ganglienzellen.

Werden Ganglienzellen jedoch explantiert und in Zellkulturen gehalten, so lassen sich aus ihnen Viren isolieren (Baringer 1974).

Bei Personen, die unter *rezidivierenden* Herpeserkrankungen leiden, handelt es sich in der Regel um *endogene* Infektionen und nicht um exogene Reinfektionen.

Zu den eine Reaktivierung auslösenden Ursachen zählen ultraviolettes Licht, fieberhafte Erkrankungen (experimentell nachgewiesen an Gewebekulturen von HeLa-Zellen durch Crouth u. Rapp 1972), Chemotherapie (Immundepression), Menstruation und offenbar auch psychische Traumen.

Der oben geschilderte Rezidivmechanismus ist bisher nicht präzise geklärt.

Wahrscheinlich spielen weniger Störungen der humoralen Abwehr eine Rolle (Lippelt u. Söltz-Szöts 1959) als eine Störung der zellvermittelten Immunität. Gestörte Zytotoxizität, sowie eine gestörte Makrophagenmigrationsinhibition (Wilton et al. 1972; Gange et al. 1975) und eine reduzierte Interferonproduktion (Rasmussen et al. 1974) weisen auf einen Defekt der Lymphozyten hin, der sich möglicherweise auch in einer Mangelproduktion von Lymphokinen äußern kann (Lehner et al. 1975).

Eine Übersicht über die Wirts-Virus-Beziehungen bei Herpes-simplex-Infektionen zeigt Tabelle 9.

6.1.1 Klinik der Herpes-simplex-Primärerkrankungen

Gingivostomatitis herpetica (Stomatitis aphthosa, Mundfäule)

Sie wird am häufigsten bei apparent verlaufenden Infektionen mit Herpesvirus Typ 1 beobachtet. Es erkranken vorwiegend Kinder zwischen dem ersten und siebenten Lebensjahr.

Nach einer Inkubationszeit von 2 bis 7 Tagen beginnt die Erkrankung akut mit einem plötzlichen *Fieberanstieg* und starken *Schluckbeschwerden*. Die Schleimhäute im Oropharynxbereich schwellen schmerzhaft an. Isoliert stehende Aphthen und Bläschen treten im Bereich der Mundschleimhaut, des Zahnfleisches, vor allem aber

Tabelle 9. HSV-Primärinfektion

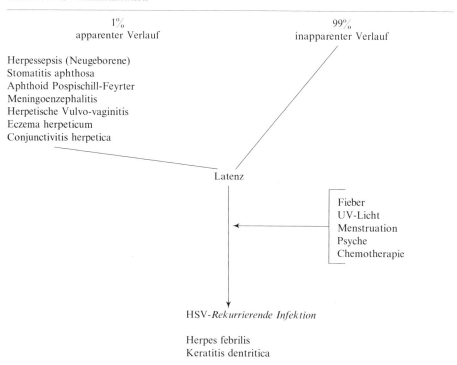

im Bereich *der vorderen Mundhöhle* auf (bei der Herpangina sind die Veränderungen mehr an den Gaumenbögen lokalisiert). Die Effloreszenzen sind etwa von Linsengröße, platzen leicht und bluten. Fast stets sind die Lippen, vor allem die Übergangszone zwischen Schleimhaut und Haut, mitbefallen. Die Erkrankung geht mit einem ausgeprägten *fötiden* Mundgeruch (Mundfäule), einer Schwellung der regionalen Lymphknoten und unter Umständen mit Durchfällen einher.

Selten sind die Nasenschleimhäute primär vom HSV befallen. Auch hier sind dann die typischen lokalen Veränderungen zu finden *(Rhinitis herpetica)*.

Innerhalb weniger Tage heilen die Erosionen ab. Rezidive treten nur selten auf.

Differentialdiagnostisch ist an eine Agranulozytose oder an eine Herpangina zu denken.

Aphthoid Pospischill-Feyrter

Dieses seltene Krankheitsbild tritt gelegentlich als Zweitkrankheit nach Kinderinfektionen auf. Es ist als schwere Verlaufsform der Stomatitis aphthosa zu betrachten und tritt vor allem bei Kindern in reduziertem Allgemeinzustand auf. Befallen sind neben der Mundhöhle auch Pharynx und Oesophagus, Gesicht, Finger, Genitale.

Als Komplikationen kommen *Kehlkopfulzera* vor.

Eczema herpeticum

Es entsteht durch Infektion einer primär veränderten Haut (etwa auf dem Boden eines Ekzems) mit dem Herpes simplex Virus. Dabei kommt es zu einer akuten Exacerbation der bestehenden Dermatose mit dem Auftreten von disseminiert stehenden Bläschen, die sich zu Pusteln entwickeln.

Keratitis herpetica

Sie ist die häufigste Form einer spezifischen Keratitis und geht mit Hornhauttrübungen und flachen Ulcera einher.

Herpes-simplex-Enzephalitis

Während die primäre Herpesmeningitis relativ gutartig verläuft, ist die primäre Meningoenzephalitis eine schwere Erkrankung, die als massive nekrotisierende haemorrhagische oder als subakute bzw. chronisch verlaufende sklerosierende Enzephalitis verlaufen kann (Zischka-Konnorsa et al. 1965).

Die Herpes-Meningo-Enzephalitis hat eine hohe Mortalitätsrate, bei nicht letal verlaufenden Infektionen bleiben schwere neurologische Defekte zurück.

Genitaler Herpes (Herpes progenitalis, Vulvovaginitis herpetica)

Diese venerische, offenbar in letzter Zeit häufiger werdende Erkrankung des Erwachsenen wird vorwiegend durch HSV 2 hervorgerufen. Typisch sind scharf abgegrenzt plaqueartige Herde im Bereich des Genitale. Morphologie und Verlauf gleichen den Erscheinungen beim gewöhnlichen Herpes anderer Lokalisation.

Für den Hals-, Nasen- Ohrenarzt ist es wichtig zu wissen, daß auch Typ 2 Infektionen im Bereich der *Mundschleimhäute* vorkommen können, die sich in der Symptomatologie jedoch nicht von Typ 1 Infektionen unterscheiden.

Frauen mit herpetischen Läsionen im Genitalbereich (vor allem an der Cervix) entwickeln bevorzugt dysplastische Veränderungen im Cervixepithel; bei jahrzehntelangen Erkrankungen wird ein auch kausaler Zusammenhang zum Portiokarzinom diskutiert (Rawls 1969; Nahmias et al. 1973; Melnick et al. 1979; Übersicht bei Rotkin 1973; Zur Hausen 1980).

Bei der *Herpessepsis* handelt es sich um eine praktisch immer letal verlaufende Erkrankung von *Neugeborenen,* die im virusinfizierten Geburtskanal ihrer Mutter infiziert werden. Bei der rasch eintretenden Virämie kommt es zu zahlreichen Nekroseherden in Leber, Milz, Nebennieren, Gehirn, Lunge, Konjunktiven, Darmtrakt, Nieren und Haut.

Bei schon manifester Erkrankung der Mutter gibt es nur prophylaktische Maßnahmen. Diese bestehen in einer abdominellen Schnittentbindung sowie der vorherigen Gabe von Immunglobulinen bei der Mutter und nach der Entbindung auch beim Kind, die aber keinen verläßlichen Schutz geben.

Bei *Erwachsenen* tritt diese Erkrankung nur äußerst selten auf. So wird sie nur beim Vorliegen einer immunsuppressiven Grunderkrankung bzw. einer langzeitigen immunsuppressiven Therapie beobachtet. Der Tod tritt in der Regel innerhalb der ersten Woche ein.

Herpesembryopathie

Die Herpes-simplex-Embryopathie wird zwar vermutet, ist aber bis heute nicht einwandfrei bewiesen. Da sich etwa 10% der im gebärfähigen Alter befindlichen Frauen noch nicht mit dem Herpesvirus auseinandergesetzt haben, ist das Auftreten intrauteriner Herpesinfektionen jedoch denkbar und damit eine Embryopathie nicht auszuschließen (Übersicht bei Adam, 1982).

6.1.2 Klinik der rekurrierenden Herpes-simplex-Erkrankungen

Bei den rekurrierenden Herpeseruptionen handelt es sich um meist leichtere, streng lokalisierte, 3 bis 10 Tage dauernde Effloreszenzen. Sie treten nahezu immer im gleichen Dermatom auf und können in Form eines *Herpes labialis, Herpes genitalis, Herpes glutealis* oder einer *Keratitis dentritica* in Erscheinung treten. Selbst eine *Herpesenzephalitis* kann als ernsteste Form einer Herpes-Wiederholungserkrankung vorkommen. Sie bietet dann das gleiche Bild wie die primäre Herpesenzephalitis.

Der rekurrierenden Erkrankung geht jeweils ein lokaler Juckreiz mit Spannungsgefühl sowie eine leichte Störung des Allgemeinbefindens gelegentlich mit Temperaturanstieg *(Herpes febrilis)* voraus. Dann schießen in eng gruppierter Anordnung einkammerige, etwa stecknadelkopfgroße Bläschen auf gerötetem Grund auf. Die Blasenflüssigkeit ist zunächst klar, trübt dann eitrig ein und nach 4 bis 14 Tagen trocknet sie unter Abstoßung der Bläschendecke ein.

Im Bereich der Schleimhäute platzen die Bläschen, und es entstehen schmerzhafte aphthöse Läsionen. Die Bläschen können überall auftreten; Prädilektionsstellen sind das Gesicht, vor allem die Lippen, der Naseneingang, Stirn- und Wangenbereich sowie Ohrmuscheln, Augenlider und der Genitalbereich. Die Bläschen heilen ohne Narben ab.

6.1.3 Diagnose

Aufgrund des charakteristischen klinischen Bildes ist in den meisten Fällen keine Labordiagnose erforderlich. Allerdings ist gelegentlich eine Herpes simplex Virusinfektion von einer Varizella-Zoster-Infektion (VZV) mit klinischen Mitteln allein nicht zu unterscheiden.

Eine *elektronenmikroskopische* Untersuchung der Bläschenflüssigkeit ist die schnellste Methode zum Nachweis von Varizella zoster Virus, wie auch von Herpes simplex Virus. Wegen des hohen Aufwandes wurde diese Untersuchung in der

Vergangenheit meist nur bei der Differentialdiagnose gegenüber Pocken herangezogen. Dabei kann das Pockenvirus als quaderförmiges Viruspartikel von den runden, untereinander aber gleichartigen Partikeln des HSV und VZV abgegrenzt werden (Schneeweis 1979). Der fluoreszenzserologische Nachweis von Virusantigenen im Untersuchungsmaterial (Ausstrichpräparate mit virusinfizierten Zellen) erlaubt ebenfalls die Differentialdiagnose von Herpes-simplex und Varizella-Zoster.

Serologische Untersuchungen, die bei einer Primärinfektion einen deutlichen Titeranstieg zeigen, vermögen bisher bei Anwendung von Routinemethoden nicht zwischen HSV 1 und HSV 2 zu unterscheiden. Ein signifikanter Titeranstieg ist nur bei Erstinfektionen zu beobachten, bei einfachen Rezidiven findet sich keine Titerbewegung.

Differentialdiagnostisch ist an einen Zoster zu denken, obwohl dieser nicht rezidiviert (Nasemann 1977). Die mikrobiologische Trennung ist möglich durch Isolierung in der Ei- oder Gewebekultur. Im Bereich der Mundschleimhaut können Aphthen eine rekurrierende HSV-Infektion vortäuschen.

Bei den chronischen rezidivierenden Aphthen ist die Virusätiologie noch nicht ausreichend bewiesen.

Eine Übersicht über die Differentialdiagnose der aphthösen Veränderungen gibt Tabelle 10.

Eine vorläufige aber nicht wirklich verläßliche Differenzierung zwischen HSV 1 und HSV 2 ist aufgrund des unterschiedlichen zytopatischen Effekts (CPE) in HeLa-Zellen möglich (Schneeweis 1962). Für den Typ 2 sind z. B. große „Löcher" im Zellrasen charakteristisch. Sehr genau ist eine biochemische Typisierung des isolierten Virus durch Charakterisierung der Virus-DNS (Schulte-Holthausen u. Schneeweis 1975; Hayword et al. 1975). Diese Methode ist allerdings material- und zeitaufwendig und damit nur spezialisierten Labors vorbehalten.

Der Nachweis der *latenten* Infektion *in Ganglien* gelingt durch Organkulturen der exstirpierten Ganglien in Kokultivation mit Zellkulturen. Von den Einflüssen des Gesamtorganismus befreit, wird das Virus im explantierten Gewebe reaktiviert und verursacht dabei in der angrenzenden Zellkultur den typischen cytopathischen Effekt. Interessanterweise kann aus den Trigeminusganglien von beliebig herausgegriffenen Sektionsfällen HSV-1 in ca. 50% der Fälle und aus den Sakralganglien HSV-2 in ca. 10% der Fälle isoliert werden (Baringer u. Sworeland 1973; Baringer 1974). Da HSV-Infektionen sich vorwiegend neuronal ausbreiten, enthält der *Liquor* bei der HSV-Enzephalitis oft *kein* Virus.

6.1.4 Bemerkungen zur Therapie

Neben vorwiegend desinfizierend und analgetisch wirkenden Medikamenten hat sich in den letzten Jahren die Anwendung virusstatisch wirkender Chemotherapeu-

---

Tabelle 10. Differentialdiagnose der Aphthen

● bei viraler Genese:	Echoviren Coxsackieviren Herpes simplex I, II
● bei nichtviraler Genese:	Chron. rezidiv. Aphthen M. Behçet

tika immer mehr verbreitet. Der Erfolg dieser Therapie ist aber abhängig vom *frühen* Zeitpunkt der Applikation. Sie wirkt nur im Prodromal- bzw. Initialstadium der Erkrankung, d. h. also im Stadium der Virusvermehrung, und auch da nur begrenzt.

Der Antimetabolit 5-J-2-Desoxyuridin (Virunguent®) hemmt die Virusvermehrung *in vivo* und *in vitro,* da die entsprechenden Enzyme für die Biosynthese zum Aufbau viraler DNS (allerdings auch der DNS der Wirtszelle) gehemmt werden.

Über die Wirkungsweise von Tromantadin-Hydrochlorid (Viru-Merz®) bestehen zur Zeit keine sicheren Vorstellungen. Möglicherweise wird die *Penetration* des Virus in die Zelle verhindert. Allerdings handelt es sich um eine sehr stark sensibilisierende Substanz, die häufig zu Kontaktekzemen führt (Fanta und Milscher, 1976). Über die Wirksamkeit beider Substanzen bei Herpesinfektionen ist heute das Urteil noch sehr geteilt.

Acyclovir (9-(2-Hydroxyäthoxymethyl)-Guanin) ist eine antivirale Substanz mit hoher in vitro-Aktivität gegen Herpes simplex I und II und Varicella-Zoster-Viren. Die Toxizität auf die Wirtszellen von Säugetieren ist gering. Es hemmt in infizierten Zellen die DNS-Polymerase des Virus, ohne normale intrazelluläre Prozesse zu beeinträchtigen. Vorläufige klinische Erfahrungen zeigen eine hohe Wirksamkeit bei oben genannten Virusinfektionen und nur beschränkte toxische Wirkungen am Menschen.

Beeinflussung der Immunitätslage. Versuche, eine spezifische Immunstimulierung durch inaktivierte Herpes simplex Antigene zu erreichen, wurden in zahlreichen Variationen durchgeführt. Es ist behauptet worden, daß durch diese Antigenzufuhr der Verlauf einer rekurrierenden Herpeseruption günstig beeinflußt werden könne, doch fehlen überzeugende Doppelblind-Placebostudien. Darüber hinaus ist eine Beurteilung des Erfolges durch den sehr großen Schwankungen unterliegenden, unvorhersehbaren Verlauf der rekurrierenden Herpesinfektionen erschwert. Nasemann empfiehlt zwar die häufig wiederholte Gabe von hitzeinaktiviertem Herpessimplex-Virus, das aus der Chorionallantois-Membran beimpfter Bruteier gewonnen wird, doch muß zumindest beim heutigen Stand unseres Wissens vor einer Benutzung von Herpesvirusimpfstoffen, die möglicherweise noch DNS enthalten, wegen einer eventuellen Onkogenität gewarnt werden.

Die Stimulierung einer zellvermittelten Immunität z. B. durch BCG (Bacterium Calmette-Guerin) gewinnt in der letzten Zeit an Bedeutung (Fanta et al., 1977). Allerdings ist diese Therapieform wegen starken Nebenwirkungen in Form von Abzessbildungen nur bei sonst resistenten, schweren Fällen versuchsweise gerechtfertigt (zit. nach Söltz-Szöts, 1980). Eine Interferontherapie hat bei der Herpeskeratitis gewisse Erfolge gezeigt, doch hat sich auch diese Therapieform aufgrund der nur begrenzten Wirksamkeit bisher nicht allgemein durchgesetzt.

6.2 Zoster (Gürtelrose)

Varizellen (Windpocken) und Zoster werden durch das Varizella-Zoster-Virus (VZV) hervorgerufen. Es ist elektronenmikroskopisch von Herpes simplex nicht zu unterscheiden, zeigt jedoch immunologisch gänzlich andere Eigenschaften. Wie alle Herpesviren enthält es DNS, persistiert vielfach nach einer primären Infektion und kann somit später zu Rezidiven bzw. Exazerbationen führen.

6.2.1 Epidemiologie

Windpocken sind eine häufige und weitverbreitete Kinderkrankheit mit hoher Kontagiosität. Sie treten endemisch auf.

Die meisten Kinder machen innerhalb der ersten 10 Lebensjahre eine Infektion mit dem Varizella-Zoster-Virus durch. Die Infektion verläuft stets apparent. Anschließend kommt es zur Ausbildung einer viele Jahre andauernden Immunität.

Während Windpocken nur bei Kindern auftreten, handelt es sich beim Zoster in erster Linie um eine Erkrankung der Erwachsenen, die mit äußerst schmerzhaften Entzündungen der Nervenwurzeln sowie deren Innervationsbezirken einhergeht.

6.2.2 Pathogenese

Um die Klinik des Zoster verständlich machen zu können, soll hier kurz auf die *Pathogenese* beider Erkrankungen eingegangen werden. Eintrittspforte für VZV sind der Nasen-Rachen-Raum und die Konjunktiven. Kinder sind schon 1 bis 2 Tage *vor* Ausbruch der Erkrankung infektiös und scheiden dann für etwa 1 Woche das Virus massiv aus. Das typische Exanthem bei Windpocken wird durch die Generalisierung in die Haut verursacht. Es wird angenommen (Hope-Simpson, 1965), daß das Varizella-Zoster-Virus in den dorsalen Ganglien persistiert und dort in maskierter Form erhalten bleibt. So wurden elektronenmikroskopisch Herpesvirus-ähnliche Partikel in Ganglien von Patienten nachgewiesen, die an einer VZV-Infektion verstorben waren (Esivi und Thompson 1972; Nagashima et al. 1975). Gelegentlich kann es dann zu einer Exazerbation der Erkrankung über eine Reaktivierung des Virus bei herabgesetzter Immunität kommen. Als Ursache gelten Alter, Kachexie, Tumoren, Radiotherapie (Zoster = paraneoplastisches Syndrom) Leukämie, Immunsuppressiva und cytostatische Therapie (Übersicht bei Grose 1982).

Das reaktivierte Virus breitet sich entlang der Nervenfasern zur Peripherie aus und führt hier zu Neuritis und Hautmanifestationen. Während es sich bei den Varizellen um eine hämatogene Virusaussaat in einem nichtimmunisierten Organismus handelt, erklärt sich die nur örtliche Manifestation beim Zoster durch die vorhandene Restimmunität des Virusträgers, so daß anzunehmen ist, daß die Intensität des Krankheitsbildes in direkter Abhängigkeit von der Immunitätslage des Organismus steht. Während der Zoster beim jungen Menschen, der in der Regel noch eine stark ausgebildete Immunität besitzt, nur leicht verläuft, werden im höheren Lebensalter mit schwächer werdender Immunität zumeist schwerere Erscheinungen beobachtet (Nasemann 1961; Ebner u. Sötz-Szöts 1966; Schimpf et al. 1972).

Histopathologisch findet sich in der *Haut* ein intraepidermales Bläschen, eine ballonierende Degeneration der Stachelzellen sowie epitheliale multinukleäre Riesenzellbildungen mit eosinophilen Kerneinschlüssen.

Schwere entzündliche Infiltrate sind in den *dorsalen Wurzeln* bzw. in den *Ganglien* cranialer Nerven vorhanden (Cheatham, 1953; Cheatham et al., 1956) und führen zur Zerstörung der Nervenzellen. Intranukleäre Einschlußkörperchen sind licht- und elektronenmikroskopisch nachweisbar (Ghatak u. Zimmermann 1973). Die degenerativen Veränderungen setzen sich von den Ganglien nach peripher bis zur Haut fort. Zusätzlich sind gelegentlich unilaterale und segmental

beschränkte Entzündungen der Hinterhörner im Rückenmark sowie eine Lepto-
meningitis vorhanden (Denny-Brown u. Adams 1944). In den abhängigen Derma-
tomen ist das *kutane Nervennetzwerk reduziert* (Müller u. Winkelmann 1969) –
bedingt durch eine *direkte Schädigung der Axone* (Hasegawa 1971).

6.2.3 Klinik

Nach einer Inkubationszeit von 7 bis 18 Tagen treten Störungen des Allgemeinbefindens (Prodromalstadium) auf, Schmerzen im Ausbreitungsgebiet eines oder
mehrerer sensibler Nerven gehen häufig dem folgenden Exanthem voran. Bald
darauf entwickelt sich ein segmentgebundenes, fast immer einseitiges Exanthem mit
gruppiert stehenden Papeln, die sich bald in Bläschen umwandeln. Der Bläschenin-
halt ist zunächst klar und trübt sich nach 2 bis 3 Tagen ein. Da die Erkrankung
schubweise auftritt, finden sich Bläschen in verschiedenen Stadien nebeneinander.
Bei einem Teil der Zostererkrankungen kommt es zu nekrotischer Umwandlung
des Bläschengrundes und zur Blutung in das Bläschenlumen (hämorrhagischer
Zoster).

Die Erkrankung ist meist nach 4 Wochen abgeheilt. Das Auftreten von
neuralgiformen Schmerzen ist abhängig vom Alter des Patienten und der Immunitätslage. Nach Söltz-Szöts (1965) muß bei Patienten über dem 60. Lebensjahr in
etwa 18% mit dem Bestehenbleiben einer Post-Zoster Neuralgie gerechnet werden.
Diese Neuralgie kann Jahre dauern. Selten kann 2 bis 4 Wochen nach dem Zoster
ein Befall der Hirnnervenganglien oder eine Enzephalitis auftreten, wobei Paresen
und Sensibilitätsstörungen auftreten, die im Bezirk des jeweils befallenen Segmentes
liegen.

Der Zoster der uns interessierenden kranialen Nerven kann nach den befallenen
Organen bzw. Haut- und Schleimhautarealen in 5 Formen aufgeteilt werden (Blank
u. Rake 1955).

Der *faziale Typ* geht vom Ganglion Gasseri aus, befällt einen oder mehrere
Trigeminusäste und mit diesen Gesicht, Augen und Mund. Sind die naszoiliaren
Äste mitbetroffen, so findet sich die Bläschenbildung im Bereich des Nasenabhangs
und der Cornea (Zosterkeratitis). Durch Befall des Ganglion ciliare kommt es zu
dem bekannten Pupillenphänomen von Argyll-Robertson (Beeinträchtigung der
Pupillenreaktion auf Licht bei funktionsfähiger Konvergenz). Auch eine extraoku-
läre Muskellähmung wird gelegentlich beim Zoster ophthalmicus gefunden (Blank
et al. 1970).

Der *Zoster oticus* (Ramsay-Hunt-Syndrom) ist ein Zoster des Ganglion
geniculatum. Entlang den sensiblen Fasern und entsprechend ihrer Versorgungsbe-
reiche ist die Ausbreitung und das Auftreten schmerzhafter Bläschen bis in den
Bereich der Uvula, des Gaumens, der vorderen Zungenanteile, der Ohrmuschel und
der postaurikulären Region möglich. Weiter können der 7. Hirnnerv (60–90%) und
das Labyrinth mit den cochleären und vestibulären Ganglien (40%) sowie
Störungen des Geschmacks und der Tränensekretion vorhanden sein (Übersicht bei
Huizing 1980).

Bei der *pharyngealen Form* sind die glossopharyngealen Ganglien befallen mit
Läsionen im Bereich des weichen Gaumens, der Tonsillen und der hinteren

lateralen Anteile der Zungenschleimhaut. Typisch sind neben der Lokalisation der Effloreszenzen die im Ohr lokalisierten Schmerzen.

Die *laryngeale Form* wird verursacht durch eine Zoster-Infektion des N. vagus. Die typischen Schleimhauteffloreszenzen finden sich dann im Bereich der Zungenbasis, der Epiglottis, der Aryknorpel und der aryepiglottischen Falten. Symptome sind Schluckstörungen und Dysphonie als Ausdruck einer Rekurrensparese. Auch cardiale (z. B. Tachychardie) und gastrointestinale Symptome (Übelkeit, Erbrechen) können Folge einer derartigen Vagusschädigung sein.

Bei der *okzipito-kollaren Form* sind die zervikalen Ganglien befallen und die Hautläsionen dementsprechend im Bereich des Hinterhaupts und im Nacken zu finden. Die Beteiligung des Nervus phrenicus (C2–C4) kann zu einer partiellen Zwerchfellähmung führen.

6.2.4 Diagnose

Bei der Trias „Bläschenausschlag", segmentale Ausbreitung und neuralgiforme Schmerzen bietet die Diagnose keine Schwierigkeiten.

Die Labordiagnose kann durch Isolierung des Varizella zoster Virus aus der Bläschenflüssigkeit erfolgen. Wichtig ist, daß das entnommene Material ganz frisch ist, denn dieses Virus wird außerhalb der Zellen sehr schnell inaktiviert. Es vermehrt sich auf Affennierenzellen und menschlichen embryonalen Fibroblasten. Das Wirtszellspektrum und ein typischer zytopathischer Effekt erlauben eine vorläufige Diagnose (Dauer 8 bis 14 Tage).

Daneben kann mit Hilfe von fluoreszenzserologischen Untersuchungen der Nachweis von Virusantigenen im Untersuchungsmaterial geführt werden. Es erfordert pfennigstückgroße Ausstrichpräparate, in denen virusinfizierte Zellen enthalten sind. Die Methode erlaubt die Differentialdiagnose zwischen Herpes simplex und Varizella-zoster-Virus.

6.2.5 Therapie

Da eine kausale Behandlung nicht bekannt ist, beschränkt sich diese auf symptomatische Maßnahmen (Analgetika, Vitamin-B-Komplexe). Die *lokale* Therapie besteht in den ersten Krankheitstagen in Puder-Watte-Verbänden mit 0,5 bis 1%-igem Vioform®. Zur Vermeidung von Superinfektionen können Tetracyclin- oder Chloramphenicol-Salben verwendet werden.

Humanes Gammaglobulin soll den Verlauf eines Zoster günstig beeinflussen. Nach unseren Erfahrungen hat es offenbar nur Wert bei einer frühzeitigen Gabe am Anfang der Erkrankung. Eine Erklärung hierfür wäre, daß Gammaglobulin nicht mehr auf Viren einzuwirken vermag, die bereits Zellen befallen haben.

Gute Ergebnisse werden von *Interferon bzw. Interferoninduktoren* (Merigan et al. 1978) erwartet. In Untersuchungen von Söltz-Szöts (1971, 1976) konnte gezeigt werden, daß bei 41 mit inaktiviertem Influenzavirus als Interferoninduktor behandelten Patienten mit ausgedehntem Herpes zoster die durchschnittliche Krankheitsdauer gegenüber einer Kontrollgruppe um die Hälfte reduziert werden konnte. Auch die Post-Zoster-Neuritis konnte günstig beeinflußt werden. Die Ergebnisse konnten aber nicht generell bestätigt werden.

Zur Therapie der Fazialisparese beim Zoster oticus

Die Frage, ob die Fazialisparese konservativ oder chirurgisch über eine Freilegung im Fallopischen Kanal angegangen werden soll, wird heute unterschiedlich beantwortet. Diese unterschiedliche Haltung gegenüber der Zosterlähmung resultiert wahrscheinlich aus der Unvorhersehbarkeit des Krankheitsverlaufes (Literatur bei Miehlke u. Fisch 1979). Fisch und Esslen (1972) und Fisch (1979), die die operative Behandlung propagieren, kamen aufgrund ihrer intraoperativen Funktionsbestimmungen am Nervus facialis zu dem Schluß, daß der funktionelle Leitungsblock im labyrinthären Verlaufsanteil des Nervus facialis liege. Durch eine maximale Kompression des entzündlich geschwollenen ödematösen Nerven im Eingang des Fallopischen Kanals komme es zu einer Stauung der axonplasmatischen Strömung und dadurch zu einer sekundären Schwellung der Nervenfasern proximal, die zu einer sichtbaren Kompression des vestibulären und cochlearen Anteils des 8. Hirnnerven führen soll. Fisch führt den Eingriff notfallmäßig durch, wenn die Degeneration der Nervenfasern die 90%-Grenze innerhalb der ersten 3 Paresewochen erreicht hat. Auch Helms (1982) geht davon aus, daß eine frühzeitige Dekompressionsoperation eine Nekrose des Nervus facialis und damit einen schweren Verlauf der Erkrankung verhindern kann.

Unserer Meinung nach wäre zunächst zu klären, ob die Nekrose des Nerven *vorwiegend* durch eine entzündlich bedingte Kompression oder durch die *direkte* Schädigung des Nerven entstanden ist.

Eine direkte Schädigung unterschiedlichen Ausmaßes ist wahrscheinlich, da auch im Bereich der Haut – wo keine Kompression des entzündeten Nerven vorhanden sein kann – das kutane Nervennetzwerk zugrunde geht (Müller u. Winkelmann 1969; siehe auch Histopathologie des Zoster).

Unabhängig von einer Kompression kann daher auch direkt eine Parese entstehen. Beim Zoster ist mit 2 Faktoren, nämlich dem Ödem und der dadurch bedingten Kompression wie auch der direkten virusbedingten Schädigung des N. facialis selbst zu rechen.

Die Prognose der Nervenlähmung, aber auch die Indikation zu eventuellen operativen entlastenden Eingriffen hängen von der Ausprägung beider Faktoren ab. Da hierüber beim Zoster oticus kaum genug Fakten bekannt sind, stehen wir der Fazialisdekompression eher skeptisch gegenüber.

Allerdings verabreichen auch wir unseren Patienten gegen eine eventuelle Ödembildung abschwellende Medikamente und niedermolekulare Dextrane zur verbesserten Durchblutung.

6.3 Cytomegalie

Das Cytomegalievirus (CMV) ist ein DNS-Virus und gehört zu den Herpesviren. Wie alle Herpesviren persistiert es nach einer primären Infektion und kann reaktiviert werden.

Die Bezeichnung „Speicheldrüsenvirus" bezieht sich darauf, daß das Virus nach einer primären Infektion vor allem in den Speicheldrüsen, aber auch in den Nieren und Leukozyten persistiert. Die Ausscheidung erfolgt oftmals monatelang durch den Speichel und den Urin, vor allem durch gesunde kindliche Virusausscheider.

Das diagnostische Hauptmerkmal dieser Krankheit sind charakteristische spezifische einkernige Riesenzellen (Cytomegalie) mit einem meist intranukleären Einschlußkörper. Der Zellkern wird treffenderweise als „eulenaugenartig" beschrieben.

6.3.1 Epidemiologie

Cytomegalievirusinfektionen sind weit verbreitet. Die Durchseuchung der Bevölkerung ist hoch (bis zum 35. Lebensjahr haben etwa 70 bis 75% der Bevölkerung Antikörper gegen dieses Virus).

6.3.2 Klinik

Die Cytomegalie hat vor allem als prä- und perinatale Infektion klinische Bedeutung. Beim Erwachsenen verläuft diese Erkrankung fast immer inapparent; nach Reaktivierung einer latenten Infektion (z. B. bei Malignom-Patienten aufgrund einer krankheits- und therapiebedingten Suppression) kann es zu uncharakteristischen fieberhaften Erkrankungen kommen, die einer infektiösen Mononukleose ähnelt.

Die Cytomegalie ist die häufigste Ursache von Mißbildungen, noch *vor der* Toxoplasmose und vor den Röteln. Dagegen ist die lokalisierte Infektion der Speicheldrüsen beim Erwachsenen eher belanglos.

Wir können zwischen

a) der intrauterinen Infektion und

b) der postnatalen erworbenen Infektion unterscheiden.

Zu a)

6.3.2.1 Intrauterine Infektion

Häufig werden junge Frauen im ersten Schwangerschaftstrimenon von einer Cytomegalie-Infektion betroffen. 3% aller Graviden scheiden das Virus aus, wesentlich mehr als gleichaltrige Nicht-Gravide. Ein Teil dieser frischen oder aus einer Latenz reaktivierten Infektionen geht auf die Frucht über (1%). 5 bis 15% dieser Neugeborenen werden klinisch krank oder haben bleibende Schäden. Zu diesen gehört die *Taubheit,* die *Opticusatrophie* mit Chorioretinitis, Mikrozephalie und periventrikuläre Verkalkung, Hepatosplenomegalie, Pneumonie und thrombozytopenische Purpura).

Man vermutet, daß ein erheblicher Teil nicht geklärter Fälle von Mikrocephalien und psychischen Entwicklungsstörungen durch kongenitale Cytomegalievirus-Infektionen bedingt sind (Jawetz und Melnick, 1980).

Zu b)

6.3.2.2 Postnatal erworbene Infektion

Bei Kleinkindern und Kindern verläuft die Infektion mit CMV meist inapparent. Gelegentlich kann es zum Auftreten einer Virushepatitis bzw. dem Bild einer infektiösen Mononukleose kommen. Diese Infektionen führen zur Viruspersistenz.

Zur Reaktivierung latenter Infektionen kommt es bei Patienten unter immunsuppressiver Therapie, also bei Patienten mit Malignomen sowie bei Nieren- und Knochenmarkstransplantationen. Hier äußert sich die Erkrankung in Allgemeinsymptomen wie Fieber und Myalgien. Meist besteht Organbeteiligung von Seiten der Leber, vorwiegend in Form einer cholostatischen, anikterischen oder ikterischen Hepatitis. Bei einem Befall der Lunge und des Gastrointerstinaltraktes kann es zu Pneumonien bzw. zu gastrointestinalen Ulzerationen kommen.

Die „Posttransfusions-Mononukleose" ist eine fieberhafte Erkrankung, die unter dem Bild einer infektiösen Mononukleose verläuft, allerdings sind hier nicht die typischen heterophilen Antikörper (Paul-Bunnel-Reaktion) nachweisbar. Dieses Syndrom tritt besonders bei massiven Frischbluttransfusionen auf. Die Erkrankung wird sowohl durch die Übertragung von CMV mit dem Frischblut als auch durch Reaktivierung einer latenten Infektion erklärt. Bei diesen Patienten gelingt der Nachweis des CMV sowohl im Urin als auch in den Leukozyten des Patienten.

6.3.2.3 CMV und Hörsturz

Nach Mitschke kommt die Cytomegalievirus-Infektion auch als Ursache eines Hörsturzes in Betracht (1978). Er konnte in 4 von 77 Fällen serologisch signifikante Titeranstiege bei Hörstürzen nachweisen. Mit dem Titerabfall kam es bei seinen Patienten zu einer Normalisierung des Hörvermögens. Es handelte sich jeweils um einen apicocochleären Typ der Schwerhörigkeit. Mitschke nimmt als pathogenetischen Mechanismus eine entzündliche virusbedingte Zellproliferation in Endothelien kleiner Gefäße an, die hypoxaemische Funktionsstörungen im Innenohr bewirken. Nach Abklingen der Infektion würde es zur Remission der morphologischen Gefäßveränderungen kommen, wodurch sich wiederum die Durchblutung und damit die Funktion des Hörorgans verbessere. Angenommen wird dabei eine fehlende virusbedingte Alteration des Cortischen Organs bei CMV-Infektionen, wodurch eine vollständige Heilung möglich würde. Belegt wurden diese Ausnahmen durch histologische Untersuchungen am Felsenbein nach CMV-Infektionen, wo nur in den Endothelien kleiner Gefäße der Stria vascularis, der Reissnerschen Membran, des Canalis semicircularis und der Maculae des Sacculus und Utriculus Riesenzellen gefunden wurden. Das Cortische Organ war bei dieser Untersuchung frei von virusbedingten pathologischen Veränderungen.

Diese Cytomegalievirus-Infektionen als Ursache des Hörsturzes dürfen allerdings sehr selten sein, da wir bei 126 Patienten mit Hörstürzen keinen einzigen Fall einer Cytomegalievirus-Infektion serologisch nachweisen konnten (Wilmes und Roggendorf, 1979).

6.3.3 Diagnose

Beweisend für eine frische Infektion oder einer Exazerbation einer latenten Infektion ist der Nachweis von Cytomegalie-IgM-Antikörpern. Differentialdiagnostisch ist bei allen Erkrankungen der Speicheldrüsen an eine infektiöse Mononukleose und an eine Coxsackie Virus A Infektion zu denken (siehe dort).

6.3.4 Therapie

Eine medikamentöse Therapie, etwa mit Virostatika oder Kortikosteroiden gibt es bei der Cytomegalie nicht. Eine Impfprophylaxe mit Lebendvirusimpfstoff ist im Prinzip möglich, konnte sich aber noch nicht durchsetzen, da verschiedene Fragen wie etwa eine mögliche Onkogenität oder die Auswirkung der Viruslatenz auf den Organismus noch nicht ausreichend geklärt sind.

7 Virale Erkrankungen der Speicheldrüsen

Virus-Sialadenitiden werden vorwiegend durch Mumps, Cytomegalieviren und Coxsackieviren hervorgerufen. Seltener sind die Ohrspeicheldrüsen auch bei infektiöser Mononukleose, Influenza und Parainfluenza mitbetroffen (Tabelle 11). Klinisch unterscheiden sich Virus-Sialadenitiden kaum. Im folgenden Abschnitt soll nur die wichtigste virale Erkrankung der Speicheldrüsen, nämlich Mumps, besprochen werden. Die Cytomegalie-Infektion wurde bei den Herpeserkrankungen besprochen.

7.1 Parotitis epidemica (Mumps)

Der Mumpserreger ist ein RNS-Virus und gehört zu den Paramyxoviren. Sein Durchmesser mißt etwa 150 nm. Das Mumpsvirus kommt nur beim Menschen und gelegentlich bei nichtmenschlichen Primaten vor.

7.1.1 Epidemiologie

Mumpsinfektionen kommen vor allem im *Kindesalter* vor. Im ersten Lebensjahr sind sie durch mütterliche Antikörper geschützt. Gehäuft treten die Infektionen während des späten Winters und frühen Frühjahrs auf.

Subklinische Infektionen sind häufig, die Angaben schwanken zwischen 1,4 und 66% der klinisch Erkrankten (Brunell et al. 1968; Philip et al. 1959; Hodes u. Brunell 1970). Allgemein liegen sie etwa bei 50%.

Zweiterkrankungen kommen äußerst selten vor, gewöhnlich hinterläßt die epidemische Parotitis eine dauerhafte Immunität. Bei den sogenannten Zweiterkrankungen handelt es sich meist um CMV-Infektionen. Mumpsvirus wird über Tröpfcheninfektionen übertragen. Die Inkubationszeit der Parotitis epidemica beträgt im Mittel 18 (8 bis 30) Tage (UTZ et al. 1957).

Tabelle 11. Virussialadenitiden

- Mumps
- Cytomegalie
- infektiöse Mononukleose
- Coxsackie
- Influenza
- Parainfluenza

7.1.2 Klinik

Das Krankheitsbild der Parotitis epidemica darf als weitgehend bekannt vorausgesetzt werden. Die wichtigsten Symptome sollen daher nur kurz wiederholt werden.

Nach uncharakteristischen Prodromalerscheinungen mit Fieber kommt es beim klassischen Krankheitsbild zunächst zu einer einseitigen, schmerzhaften, teigigen Schwellung der Ohrspeicheldrüse. Wenige Tage später schwillt meist auch die kontralaterale Ohrspeicheldrüse, gelegentlich auch die Submandibular- und Sublingualdrüse an. Häufig findet man zudem ein mehr oder weniger ausgedehntes Ödem im Bereich des Gesichtes und des Halses, das sich bis zum Brustbein fortsetzen kann. Charakteristisch ist das Abstehen des Ohres. Schmerzen beim Kauen sowie Spannungsgefühl und Ohrenschmerzen werden angegeben. Bekannt ist das sogenannte „Speichelgangzeichen" mit Rötung und Schwellung der Mündung des Ductus parotideus in der Wangenschleimhaut in Höhe des 1. Molaren.

Das Fieber hält etwa für 3 bis 4 Tage an. Bis zu einer Woche nach Beginn der Speicheldrüsenschwellung ist der Patient noch infektiös.

7.1.3 Komplikationen und Begleiterkrankungen

Neben der Parotitis als Leitsymptom können auch andere Drüsen wie *Pankreas, Hoden, Ovarien,* aber auch das *zentrale Nervensystem,* erkranken. Nicht selten tritt eine Mumpsmeningitis ohne Parotitis auf. Für den Hals-Nasen-Ohrenarzt besonders wichtig ist die Beteiligung der Hirnnerven mit *Augenmuskelstörungen, Gleichgewichtstörungen, Hörstörungen* und *Fazialislähmungen.*

Diese Erkrankungen können der Parotitis vorausgehen, gleichzeitig vorkommen oder auch nachfolgen.

Es kommen verschiedenste Grade einer *Schallempfindungsschwerhörigkeit* (meist einseitig) vor. Die exakte Häufigkeit ist aus der Literatur nicht zu ersehen. VUORI und Mitarb. (1962) fanden in einer prospektiven Studie bei Armeeangehörigen der finnischen Armee in 4% einen Befall des Innenohres. Diese Schädigung war in 90% der Fälle *reversibel.*

Demgegenüber ertaubten nach Untersuchungen von Chüden (1978) 2,4% der Kinder nach Mumps-Meningoenzephalitis einseitig. Diese Ertaubung war allerdings nicht reversibel.

Es ist anzunehmen, daß besonders *vorübergehende* Hörstörungen im Kleinkindesalter von Kindern und Eltern nicht bemerkt werden. Dies könnte die Diskrepanz bei den verschiedenen statistischen Untersuchungen zur Prognose der Mumpsbedingten Hörstörung erklären. *Histologische* Untersuchungen an Felsenbeinen von Personen, bei welchen anamnestisch eine Schallempfindungsstörung durch Mumps bekannt war, zeigten eine Atrophie des cortischen Organs, der Membrana tectoria sowie der Stria vascularis. Vestibuläre Schädigungen kommen vor, doch scheinen sie seltener als die cochleären Schädigungen zu sein (Lindsay et al. 1971; Schuknecht et al. 1974).

Eine *Orchitis* ist im Kindesalter äußerst selten, findet sich jedoch bei heranwachsenden Jungen in 30 bis 40% (Beard et al. 1977; Marget 1977), während bei Mädchen eine *Oophoritis* bzw. *Mastitis* mit etwas geringerer Häufigkeit beobachtet wird. Mumpsinfektionen gelten auch als mögliche Ursache der *chronischen Thyreoiditis* (Philip et al. 1959).

Das zentrale Nervensystem ist in 40 bis 50% der Fälle betroffen, in Form einer abakteriellen benignen Meningitis. Eine Enzephalitis ist selten (Azimi et al. 1969; Bang et al. 1943). Hauptsächlich sind Knaben betroffen. Etwa *30 bis 50% der Virusmeningitiden werden durch das Mumpsvirus* verursacht (Marget 1977).

Liquorbefunde. Bei der abakteriellen Meningitis finden sich hohe Zellzahlen (200 bis 6000/3 Zellen, vorwiegend Lymphozyten) bei leicht erhöhtem Eiweißgehalt mit normaler Blut-Liquor Zuckerrelation.

7.1.4 Diagnose

Beim klassischen Krankheitsbild ist die klinische Diagnose leicht zu stellen. Die labortechnische Diagnose ist vor allem dort von Bedeutung, wo im Krankheitsbild die Parotitis fehlt und sich die Mumpserkrankung beispielsweise nur als isolierte Hörstörung, als Orchitis, Mastitis, Pankreatitis oder Meningitis manifestiert.

Die früher durchgeführte *Cytodiagnostik* des Mundspeichels (Speichelausstrich: abgeschilferte Epithelien, polymorphkernige Leukozyten, Histiozyten, Makrophagen; chemische Speichelanalyse: Natrium- und Chlorgehalt, relativ erhöht) und die ebenfalls oft zur Diagnostik herangezogene Blutamylasebestimmung sind heute wegen ihrer geringen Spezifität durch den Erregernachweis selbst oder durch den Nachweis erregerspezifischer Antikörper abgelöst.

Die retrospektive *serologische Diagnostik* ist vor allem mit Hilfe der Komplementbindungsreaktion und des Antihämagglutinationstests möglich. Es sollten zwei Serumproben eingeschickt werden, davon die erste in der akuten Phase und die zweite in der Rekonvaleszenzphase, also 2 bis 4 Wochen später. Beweisend für das Vorliegen einer frischen Mumpsinfektion ist ein 4-facher Titeranstieg.

In der Zukunft werden RIA- oder Elisa-Tests zur Bestimmung virusspezifischer Antikörper der IgM Klasse bereits eine frühe Diagnose bei Untersuchung eines Einzelserums ermöglichen.

Daneben kann eine *Erregerisolierung* aus dem Liquor oder Rachenspülwasser erfolgen. Am häufigsten werden diese Proben bei einer aseptischen Meningitis zur ätiologischen Klärung eingesetzt. Liquor und Rachenspülwasser müssen sofort nach Abnahme im Kühlgefäß ins Labor gebracht werden, wo sie auf Gewebekulturen angezüchtet werden.

Die Isolierung des Mumpsvirus kann etwa 48 Stunden vor bis 7 Tage nach dem Beginn einer Ohrspeicheldrüsenschwellung aus Rachenabstrichen erfolgen (Brunell et al. 1968; Deinhardt u. Schramek 1970; Utz et al. 1957).

7.1.5 Therapie

Marget (1977) empfiehlt bei schon bestehender Parotitis zur Prophylaxe einer Mumps-Orchitis bei Heranwachsenden die Gabe von Immunglobulinkonzentraten (0,1 bis 0,5 ml/kg Körpergewicht), doch ist die Wirkung dieser Behandlung nie bewiesen worden. Die Kortisonbehandlung ist wie bei allen viralen Erkrankungen umstritten.

7.1.6 Prophylaxe

Seit einigen Jahren steht eine attenuierte Vakzine zur Mumps-Prophylaxe zur
Verfügung (Mumpsvax®, Behringwerke AG, Marburg). Der Impfschutz wird mit
über 95% angegeben und soll mindestens für 10 Jahre uneingeschränkt andauern
(Stehr et al. 1975; Stehr u. Spiess 1975). Die Impfung kann auch zusammen mit
attenuiertem Masern- und Rötelnvirus als „Triple Vakzine" gegeben werden.

8 Virale Infektionen des Ohres

Prinzipiell lassen sich die Viruskrankheiten des Ohres in die des äußeren Ohres, des
Mittelohres und des Innenohres aufteilen. Dabei handelt es sich um eine willkürli-
che Trennung, denn eine Viruserkrankung kann sowohl alle drei genannten
Lokalisationen (z. B. Zoster oticus), bzw. isoliert das Mittelohr befallen, oder von
diesem auf das Innenohr übergehen. Mannigfaltige Verbindungswege ermöglichen
das Übergreifen eines viralen Infektes vom Liquorraum auf das Innenohr und
umgekehrt vom Mittelohr auf den Endoliquorraum (Übersicht bei Kresser, 1980).
Ursächlich kommen alle Viren in Betracht, die auch im Respirationstrakt zu finden
sind. Viren, die speziell das Ohr befallen, sind bisher nicht bekannt.

8.1 Äußeres Ohr

An erster Stelle der viralen Erkrankungen des Ohres ist die *Otitis externa
haemorrhagica* zu nennen. Es handelt sich um eine äußerst schmerzhafte Erkrankung des Trommelfelles und des äußeren Gehörgangs. Die Übergänge zur viralen
Otitis media sind fließend, da die Mittelohrräume meist mehr oder weniger
mitbetroffen sind. Sie tritt oft im Rahmen einer Grippe (Influenza) aber auch im
Rahmen von sogenannten „grippalen" Infekten auf.

Typisch sind multiple, dunkle bis weißbläuliche Bläschen im äußeren Gehör-
gang, die auf das Trommelfell übergehen können (Myringitis bullosa). Sie kommen
zustande durch virusbedingte Endothelläsionen der kleinsten Gefäße und Kapilla-
ren, die Diapedeseblutungen zur Folge haben. Diese virale Infektion geht gelegentlich auch mit einer Meningitis und einer Polineuropathie einher. Der häufig
angewandte Ausdruck „Grippeotitis" ist nicht korrekt, da es sich meist nicht um
eine echte Grippe (Influenza) sondern um einen viralen Infekt handelt.

Der *Herpes simplex* des äußeren Ohres ist selten auf die Ohrmuschel beschränkt.
Häufig finden sich die typischen Bläschen auch im Bereich der Oberlippe (siehe
Seite 38 ff).

Differentialdiagnostisch ist die Virusinfektion des äußeren Ohres leicht von
einem Zoster oticus abzugrenzen, da dieser mit heftigen neuralgiformen Schmerzen
und Lähmungen von Hirnnerven einhergeht.

8.2 Mittelohr

Mittelohrentzündungen im Rahmen von viralen Infekten der oberen Luftwege sind
häufig. Wir müssen hier unterscheiden zwischen einer echten, virusbedingten Otitis

media und der bakteriellen, eitrigen Otitis, die häufig einer viralen Infektion folgt. Am bekanntesten ist die Masernotitis. Sie ist keine „echte" Virusotitis, sondern wird von *Streptokokken* hervorgerufen.

Bei Untersuchungen von sogenannten „sterilen" Ohrsekreten wurden Adenoviren, Coxsackieviren, Influenza- und Parainfluenzaviren wie auch RS-Viren isoliert (Tilles et al. 1967; Klein u. Teele 1976). Damit unterscheidet sich die pathologische Besiedlung des Mittelohres nicht von der des Rhinopharynx bei viralen Infekten (Paradise 1980).

Nach elektronenmikroskopischen Untersuchungen von Arnold und von Ilberg (1974) wird auch eine Virusgenese für das *idiopathische Hämatotympanon (Otitis nigra)* angenommen. Diese Autoren deuten Pigmenteinlagerungen in den Gewebszellen sowie die Ablagerung von Cholesterinkristallen und freiem Hämosiderin in den Extrazellulärräumen als Folge einer charakteristischen virusbedingten erhöhten Gefäßdurchlässigkeit. Ebenfalls lassen die Beobachtung von kleinen Einschlußkörpern des Nukleoplasmas dieser Zellen zusammen mit dem Nachweis von membranbegrenzten Einschlußkörpern innerhalb des endoplasmatischen Reticulums an eine Virusinfektion der Mittelohrschleimhaut denken.

8.3 Virale Infektionen des Innenohres

Man weiß seit Jahren, daß das Virus der *epidemischen Parotitis, der Masern* und *Varizellen* sowie *das Grippevirus* eine Labyrinthitis auslösen und andererseits eine mütterliche Rötelninfektion eine pränatale Innenohrschwerhörigkeit bedingen kann. Nach dem Zeitpunkt der viralen Infektion kann man unterscheiden zwischen pränatalen und postnatalen Schäden.

8.3.1 Pränatale Infektionen

Pränatale Virusinfektionen können während der „sensitiven Entwicklungsphase" des ersten Schwangerschaftstrimenons mit seiner rasch fortschreitenden Organogenese beim Embryo zu schweren Mißbildungen führen, während die Mutter selbst nur inapparent erkrankt oder nur harmlose Symptome bietet. Nach der 16. Schwangerschaftswoche scheinen sich Virusinfektionen nur noch selten nachteilig auf die fetale Entwicklung auszuwirken. Die Art der Entwicklungsdefekte ist abhängig vom Zeitpunkt der Infektion. Geschädigt werden in erster Linie solche Organe, die sich zum Zeitpunkt der Infektion in der Entwicklung befinden und deswegen einen hohen Bedarf an Betriebs- und Baustoffen entwickeln. Durch die virusbedingte Hemmung der Proteinsynthese kommt es zur Zellzerstörung und damit zu multiplen Organmißbildungen entsprechend einer phasenspezifischen Hemmung der Organogenese. (Allerdings deuten auch Untersuchungen an verstorbenen Neugeborenen auf Virusschäden in der späteren Phase der Fetogenese (2. bis 4. Trimenon)). Die Befunde sind dann Pneumonie, Meningitis und Iridozyklitis oder entsprechende Veränderungen an Leber, Niere, Peritoneum und Testes).

Defekte am Innenohr zeigen sich bei Infektionen in der 6. bis 10. Schwangerschaftswoche. Neben Röteln können auch andere Viren Hörschäden und weitere Mißbildungen, die *nicht von der Art des Virus,* sondern vom Ausmaß der Schädigung abhängen, hervorrufen (siehe Tabelle 12). Obwohl Schädigungen des

Tabelle 12. Erreger von Embryopathien des Hörorgans

- Röteln
- Cytomegalie
- Mumps
- Zoster
- Polio
- Influenza

Innenohres durch Rubeolen am bekanntesten sind (etwa 8% aller schwerhörigen Kinder verdanken ihre Schwerhörigkeit einer mütterlichen Rötelnerkrankung (Jensema 1974; Vernon 1969)), kommen auch hier Deformitäten und Dysplasien sowohl des äußeren als auch des Mittelohres bzw. Mißbildungen der Schnecke mit einer Verminderung der Windungszahl und Kapseldehiszenzen vor (Leicher 1952; Richards 1964; Hemenway et al. 1969; Jensen 1969).

Die Schädigung des peripheren Innenohrs kann einseitig oder beidseitig sein. Sie ist häufiger als eine zentral verursachte Taubheit, die dann meist kombiniert mit anderen Defekten des ZNS vorkommt.

Die Rötelnembryopathie (Gregg-Syndrom) ist das klassische Beispiel einer Virusembryopathie. Nach den von Gumpel (1971) mitgeteilten Daten handelt es sich in 89% um Hörschäden, in 62% um Katarakte, in 56% um angeborene Herzfehler und in 56% um Zerebralschäden und geistige Retardierung als Folge der Rötelnvirus-Infektion in den ersten Schwangerschaftsmonaten. Auf Klinik und Pathologie der Rötelnembryopathie soll in diesem Rahmen nicht näher eingegangen werden. Ausführliche Darstellungen hierzu sind von Mündnich und Terrahe (1974) sowie von Huizing (1980) publiziert worden. Hinzuzufügen ist jedoch, daß nach den heute vorliegenden Zahlen in Deutschland mit einer Rötelnembryopathie auf 2000 Geburten zu rechnen ist (Spiess 1981). Dieser schweren, jedoch vermeidbaren Schädigung ist nur zu begegnen, wenn eine Schwangerschaft nur dann geplant wird, wenn durch serologische Blutuntersuchungen nachgewiesen ist, daß Rötelnanti-körper vorliegen. Ist das nicht der Fall, so sollte erst eine Rötelnschutzimpfung der Frau durchgeführt werden und frühestens 2 Monate später eine Schwangerschaft geplant werden. Dieser Antikörpertest wird übrigens von dem gesetzlichen Kostenträger bezahlt.

Die *Cytomegalievirus-Infektion* (siehe S. 49) ist bezüglich einer *teratogenen* Wirkung kaum weniger gefährlich als die Röteln-Infektion. Auch sie kann zu schweren Gedeih- und Hirnschäden der Frucht führen, wenn sie in utero erfolgt. Die Infektion kann neben der Taubheit mit weiteren schweren Krankheitsbildern wie Hepatosplenomegalie, Ikterus, Thrombozytopenie, hämolytischen Anämien, Myokarditiden, Speicheldrüsenschwellungen und Pneumonien einhergehen. Bei der Mutter verläuft die Cytomegalievirus-Infektion asymptomatisch. Die Infektion des Feten erfolgt entweder über die Placenta oder auf dem Wege einer aszendieren-den Infektion über die Cervix. Die Anzahl der durch Cytomegalievirusinfektionen pränatal erworbenen Innenohrschwerhörigkeiten soll besonders hoch sein (Weller 1971; Strauss u. Davis 1973).

Weitere pränatale Virusinfektionen durch Mumps, EBV, Influenza, Parain-fluenza und Varizella zoster werden diskutiert; allerdings existieren hierzu nur wenige und unvollständige Untersuchungen (Siegel et al. 1966; Brown 1970; Siegel 1973).

8.3.2 Diagnostik pränatal erworbener Virusinfektionen

Für eine frische Infektion Neugeborener spricht der Nachweis von IgM-Antikörpern im Serum bei Röteln und Cytomegalie.

Das Virus kann auch aus dem Rachenspülwasser bzw. aus dem Urin des Neugeborenen isoliert werden. Häufig scheidet das Kind noch ca. 1/2 Jahr Rötelnviren aus.

Diese Untersuchungen werden vor allem bei schweren Schädigungen des Neugeborenen durchgeführt. Eine alleinige einseitige oder doppelseitige Schwerhörigkeit führt jedoch selten zum Einsatz dieser Labormethoden, da sie nicht früh genug erkannt wird.

8.3.3 Postnatale Virusinfektionen

Die Annahme einer viralen Genese von Hörstürzen, Labyrinthitiden und der sogenannten Neuronitis vestibularis stützt sich vor allem auf den Nachweis von spezifischen Antikörpern im Serum sowie auf pathohistologische Untersuchungen an Felsenbeinen.

Bei Mumps ist der Hörsturz bzw. die akute Ertaubung seit langem bekannt (Literatur siehe Lindsay et al. 1960; Neveling 1967).

Daneben können jedoch auch Masern, Adenoviren, Varizella zoster, Influenza, Herpes simplex und das Epstein-Barr Virus postnatale Erkrankungen des Innenohres hervorrufen.

Bezüglich der für einen Hörsturz in Frage kommenden Viren möchten wir auf den Übersichtsartikel von Stange und Neveling (1980) hinweisen.

8.3.3.1 Morphologie viraler Schädigungen des Innenohres

Lindsay (1973) versuchte die Viruslabyrinthitiden in *meningogene* und *hämatogene* Formen einzuteilen. Auf dem meningogenen Wege sollen vor allem die perilymphatischen Räume und speziell der Modiolus primär durch die Entzündung verändert werden, während bei der hämatogenen Form nach dieser Hypothese primär die endolymphatischen Strukturen mit dem Cortischen Organ und der Stria vascularis erfaßt würden.

Charakteristisch für die hämatogene, endolymphatische Viruslabyrinthitis wäre danach eine Atrophie der Stria vascularis, welche als Eintrittspforte der Viren angenommen wird. Dazu käme eine Schrumpfung der Membrana tectoria mit vollständiger Zerstörung des cortischen Organes. Da diese Schädigungen offenbar meist auf die Pars inferior des Labyrinthes, also die Cochlea und den Sacculus beschränkt sind, führen sie zu einer cochleo-sacculären Degeneration vom Typ Scheibe.

Während bei der hämatogenen Form nach diesen Vorstellungen die Ganglienzellen angeblich erhalten bleiben, sollen bei einem viralen Befall des Innenohres über den meningealen Weg die neuralen Elemente degenerieren.

Allerdings gestatten es die wenigen vorhandenen histopathologischen Untersu-

chungen bisher noch nicht, zu entscheiden, ob etwa die hämatogenen Labyrinthitiden, tatsächlich regelhaft die Cochlearisneurone weniger dezimieren als meningogene Virusinfektionen des Innenohres (Zit. nach Spoendlin 1979).

8.3.3.2 Hypothesen zur Pathogenese

Die oben geschilderten morphologischen Veränderungen im Bereich des Labyrinthes sind so erheblich, daß daraus eine irreversible Hörstörung resultieren muß. Sie
erklären *nicht,* warum sich in manchen Fällen das Gehör nach einem anfänglichen
Hörverlust wieder erholt. Dies gilt auch für die Mumpserkrankung, die sowohl zu
einer akuten Ertaubung wie auch zu einem reversiblen Hörsturz führen kann (siehe
Seite 52). Zum Zeitpunkt der Diagnose scheint gelegentlich noch ein Anteil der
Sinneszellen funktionsfähig zu sein; und es besteht offenbar eine partielle Erho-
lungsfähigkeit der Sinneszellen. Denkbar ist, daß die durch Viren ausgelöste
Schädigung des Innenohres in mehreren Phasen abläuft, die zeitlich nacheinander,
andererseits aber auch gleichzeitig erfolgen können.

    Prinzipiell ist eine *indirekte* und *direkte* Schädigung der Sinneszellen durch die
Infektion zu diskutieren.

Indirekte Schädigung

Bei Röteln-, Mumps- und Varizellen und wohl auch bei anderen viralen Infekten
kommt es zu einer anfänglichen Vaskulopathie mit einem perivasculären Ödem und
einer Hämorrhagie. Denkbar wäre, daß durch entzündlich bedingte Zellproliferation
tionen der Endothelien eine *Durchblutungsstörung resultiert,* die zu einer Hypoxie
und damit zu einer Funktionsstörung der Nervenzellen führen kann. Ist diese
Hypoxie vorübergehend, so wäre eine Erholung des Hörvermögens möglich
(Mitschke 1978).

    Weitere Möglichkeiten einer indirekten Schädigung der Sinneszellen bzw. der
zentralen Neurone sind gegeben durch eine *spezifische Immunantwort* im Sinne
einer anaphylaktischen zytolytischen oder zytotoxischen Reaktion.

    Auch eine Bildung von *Immunkomplexen* aus viralem Antigen und spezifischen
Antikörpern, die durch eine lokale Ablagerung in der Cochlea entzündliche
Reaktionen hervorrufen sollen, ist denkbar. Nach Mercke et al. (1980) wäre durch
die abgelagerten Immunkomplexe – z. B. an einer der Fenstermembranen – eine
perilymphatische Fistel möglich. Beweise stehen hierfür noch aus.

Direkte Schädigung

Pathologische morphologisch nachweisbare Veränderungen im Bereich der
Cochlea könnten auch das Ergebnis einer direkten primären *viralen Invasion* der
Ganglienzellen und Sinneszellen sein. Proteinsynthese sowie DNS-Synthese der
Wirtszelle (Sinneszelle) werden eingestellt, und innerhalb weniger Stunden kommt
es zu einem unvermeidbaren zytopathischen Effekt mit Zelluntergang. Virale
Proteine, die in der Zelle während der Replikation akkumuliert werden, können
ebenfalls einen toxischen Effekt auf die Zelle ausüben.

8.3.4 Therapeutische Ansätze

Aus der oben geschilderten Pathogenese der Hörstörung läßt sich ein therapeutisches Konzept diskutieren.

1. Durchblutungsfördernde Maßnahmen sind in der Phase der virusbedingten Vaskulopathie unter Umständen indiziert. Sie sollen eine viral ausgelöste Stoffwechselstörung der Sinneszellen verbessern. Ist der Zelluntergang erst eingetreten, hat eine Durchblutungsförderung wenig Aussicht auf Erfolg.

2. Fraglich erscheint, ob eine antivirale Therapie erfolgreich sein kann, da zum Zeitpunkt der Diagnose die Virusvermehrung und damit die Zellzerstörung bereits begonnen hat (siehe Zoster).

Im Falle viralbedingter Immunreaktionen sind vorhandene Viren vermutlich inaktiv, da die Infektionen zeitlich der Hörstörung Wochen vorausgehen.

3. Als ein weiterer möglicher Therapieansatz wird heute eine Blockade einer bisher nicht nachgewiesenen „Autoimmunreaktion" diskutiert. Dieser Weg könnte aber nur erfolgreich sein, wenn immunologische Faktoren bei der Haarzellzerstörung beteiligt sind. In diesen Fällen wäre die Gabe von Kortikosteroiden indiziert. Zu beachten ist aber, daß Kortikosteroide in der virämischen Phase kontraindiziert sind, und somit eine Verschlechterung des Krankheitsbildes möglich werden kann.

Dem Einsatz von *Immunpharmaka* steht entgegen, daß sie die Immunantwort auch gegenüber Viren stark beeinträchtigen. Falls der Patient somit noch entsprechende Viren beherbergt, würde dadurch die Virusvermehrung begünstigt. Daher kann der Einsatz von Immunsuppressiva derzeit nicht empfohlen werden.

8.3.5 Labordiagnose erworbener viraler Innenohrerkrankungen

1. Virusisolierung: Diese sollte aus dem Rachenspülwasser und aus den Faeces erfolgen. Sie kann nur in der Frühphase der Infektion, also während der Vermehrungsphase der Viren in den Schleimhäuten, erfolgreich sein. Falls allerdings die Innenohrerkrankung erst nach dieser Phase auftritt bzw. diagnostiziert werden kann, ist eine Isolierung meist erfolglos. Hinzu kommt, daß auch von gesunden Personen Viren (Adenoviren in den Faeces, Epstein-Barr Viren im Speichel) ausgeschieden werden können. Somit bedeutet der alleinige Virusnachweis noch nicht, daß dieses Virus auch mit der entsprechenden Erkrankung in einen ursächlichen Zusammenhang gebracht werden kann. Beweisend für eine Virusätiologie kann die Isolierung *nur* bei gleichzeitigem signifikantem Titeranstieg bzw. -abfall im Serum sein.

2. Serologie: Signifikante Titeranstiege oder -abfälle sprechen für eine aktuelle Virusinfektion. Eigene Untersuchungen an 126 Patienten mit Hörstürzen (Wilmes u. Roggendorf 1979) und an 52 Kontrollpersonen zeigten, daß der alleinige Nachweis „erhöhter Antikörper" einen Hinweis auf eine Virusgenese nicht zuläßt. (Eine Ausnahme bildet der relativ aufwendige Nachweis von IgM-Antikörpern.)

Eine serologische Untersuchung Monate oder Jahre nach einer Innenohrerkrankung ist *nicht sinnvoll*, da nur noch Durchseuchungstiter gefunden werden, die für die ätiologische Aufklärung ohne Bedeutung sind. Andererseits kann sie zur Ausschlußdiagnose hinzugezogen werden. Es gilt auch für die serologische Untersuchung, daß sie so früh wie möglich durchgeführt werden muß.

3. Immunkomplexe: Mit dem Nachweis von Immunkomplexen (Mercke et al. 1980) kann keine Aussage über spezifische Erreger gemacht werden. Sie weisen nur auf ein entzündliches Geschehen mit einer Antikörperbildung hin. Ein erhöhtes Immunkomplexniveau konnte von den oben genannten Autoren bei 15 von 25 Patienten mit einem Hörsturz festgestellt werden. Ob diese Immunkomplexe allerdings für den Hörsturz oder die Ätiologie des Hörsturzes relevant sind, ist unseres Ermessens aus den Ergebnissen nicht abzulesen, da es sich einmal um eine zu kleine Fallzahl handelt und zudem Angaben über Ergebnisse bei Kontrollpopulationen fehlen. Falls sich das erhöhte Vorkommen von Immunkomplexen bei Hörstürzen bestätigen sollte, so wäre dies allerdings ein Hinweis darauf, daß „entzündliche Vorgänge" eine pathogenetische Rolle spielen.

Zusammenfassend läßt sich sagen, daß konventionelle Methoden, wie Virusisolierung und Virusserologie, häufig nicht aussagekräftig genug sind, um den Nachweis einer Virusätiologie zu führen. Voreilig wäre es allerdings, hieraus zu schließen, daß Virosen keine häufige Ursache von Hörstürzen sein können. Bis auf weiteres muß eine Virusätiologie in den meisten Fällen von Erkrankungen des Innenohres ungeklärt bleiben; bis nämlich aussagekräftigere serologische und immunologische Methoden entwickelt worden sind.

9 Epstein-Barr Virus und assoziierte Erkrankungen

Das Epstein-Barr Virus (EBV) hat in den letzten Jahren besondere Aufmerksamkeit nicht nur der Virologen, sondern auch der Oto-Rhino-Laryngologen auf sich gezogen. Dieses Virus ruft in unserem Gebiet zumindest 3 Erkrankungen hervor bzw. ist mit diesen „assoziiert". Es handelt sich um die *infektiöse Mononukleose* (Pfeiffersches Drüsenfieber) sowie um das *afrikanische Burkitt-Lymphom* und das *Nasopharynxkarzinom.*

Aufgrund morphologischer und biochemischer Kriterien wird EBV zur Gruppe der Herpesviren gezählt.

Im Jahre 1958 beschrieb Dennis Burkitt eine in Zentralafrika vorwiegend bei Knaben auftretende Geschwulst. Histologisch wurde dieser Tumor später als malignes Lymphom beschrieben und nach seinem Entdecker benannt. Dennis Burkitt machte aufgrund epidemiologischer Faktoren Arthropoden für die Übertragung der Krankheit verantwortlich. Gleichzeitig dachte er an die Möglichkeit, daß ein noch unbekanntes Virus als Erreger der Tumorbildung übertragen werden könnte (Burkitt 1962a, b.)

In den darauffolgenden Jahren konzentrierte man sich darauf, einen Erreger aus diesen Tumoren zu isolieren und zu identifizieren. Hierzu wurden frisch entnommene Gewebeproben licht- und elektronenmikroskopisch untersucht, und Inokulationsversuche mit neugeborenen Mäusen durchgeführt. Die Ergebnisse waren negativ.

Erst nachdem es gelungen war, in Gewebekulturen permanent wachsende Zellinien aus dem *Burkitt-Lymphom* zu züchten (Epstein u. Barr 1964) – damit war der Abwehrmechanismus des Wirtes umgangen worden –, konnten elektronenmikroskopisch in diesen Herpesvirus-ähnliche Partikel entdeckt werden (Epstein, Achong und Barr 1964).

Old und Mitarb. (Old et al. 1966) entdeckten zufällig, daß das Epstein-Barr Virus ebenfalls etwas mit der Ätiologie des *Nasopharynxkarzinoms* (NPC) zu tun habe. Sie wiesen präzipitierende Antikörper gegen Gewebekulturen aus Burkitt-Lymphom-Zellen im Serum von NPC-Patienten nach, die man bei Kontrollpersonen nicht fand.

Im gleichen Jahr gelang G und W Henle in Philadelphia, – durch Einführung eines indirekten Immunfluoreszenztestes –, die Bestimmung von spezifischen Antikörpern im Serum von NPC-Kranken. Dieser Test war ursprünglich für den Nachweis von EBV-produzierenden Zellen in Kulturen von Burkitt-Lymphomen ausgearbeitet worden (Henle und Henle 1966).

Ein weiterer bedeutender Fortschritt gelang durch eine zufällige Beobachtung im Labor von Henle. Eine Laborantin erkrankte an einer infektiösen Mononukleose. In ihrem Serum fehlten vor der Erkrankung Antikörper gegen EBV. Jetzt aber traten spezifische, gegen EBV gerichtete Antikörper im Serum auf (Henle et al. 1968). Dies war der erste Hinweis darauf, daß das Epstein-Barr Virus der Erreger der infektiösen Mononukleose ist.

Epidemiologische Erhebungen zeigen, daß Infektionen mit dem EB-Virus in allen Teilen der Welt vorkommen. So findet man in Europa bei 90% der Erwachsenen Antikörper gegen das Epstein-Barr Virus (Henle et al. 1974; Übersicht bei Epstein u. Achong 1979).

9.1 Biologische Eigenschaften von Epstein-Barr Virus

Epstein-Barr Virus gilt als lymphotrop. Diese Annahme stützt sich darauf, daß bisher nur an B-Lymphozyten EBV-Rezeptoren nachgewiesen werden konnten und daß diese Zellen auch *in vivo* das virale Genom enthalten (Pattengale u. Klein 1973; Pattengale 1973; Crawford et al. 1978; Pope 1967; Nilsson et al. 1971).

Aus EBV-Genom – positiven zirkulierenden Zellen im peripheren Blut oder Lymphknotenbiopsien serumpositiver Personen können in vitro kontinuierlich wachsende lymphoblastoide Zellinien etabliert werden.

Dies gelingt sowohl bei akut an einer infektiösen Mononukleose erkrankten Patienten als auch bei gesunden seropositiven Personen (Diehl et al. 1968; Nielsson et al. 1971).

Allerdings sind die EBV-Genom-tragenden Lymphozyten im Blut von akut erkrankten Personen in höherer Anzahl vorhanden (Henle u. Henle 1972; Yata et al. 1973).

Grundsätzlich werden 2 Möglichkeiten der zellulären Infektion durch EBV unterschieden:

1. die produktive Infektion mit Erzeugung neuer Viren

2. die nichtproduktive Infektion.

Wie bei allen Herpesviren führt die produktive Infektion unausweichlich zum Zelltod der infizierten Zelle (Roizman 1972; Epstein u. Achong 1973). Aus diesem Grund spricht man auch von einer „lytischen" Infektion.

Die nicht virusproduzierende Infektion läßt sich wiederum in

a) eine latente Infektion und

b) eine transformierende Infektion unterteilen.

Bei der *latenten Infektion ohne Zelltransformation* ist die virale DNS blockiert; es kommt nicht zur Bildung neuer Viren.

Ein Beispiel für eine *latente* Infektion *in vivo* sind die B-Lymphozyten des peripheren Blutes bei EBV-seropositiven Personen. Wie oben schon erwähnt, produzieren diese Lymphozyten keine neuen Virionen, lassen sich aber in Zellkulturen als kontinuierlich wachsende Zellinien etablieren, während dies mit EBV-freien Lymphozyten nur sehr selten gelingt.

Die Ursache dafür, daß der virale Zyklus im Stadium der latenten Infektion „angehalten" wird, ist nicht bekannt. Eine latente Infektion kann jedoch durch veränderte Bedingungen in der Zellkultur, zum Beispiel durch Zugabe von bestimmten chemischen Substanzen, in eine produzierende Infektion umgewandelt werden. Auch die *Transformation* von Zellen durch EBV setzt eine latente Infektion voraus. In diesem Fall wird der Viruszyklus ebenfalls angehalten, bevor es zur Lyse kommt. Man nimmt an, daß die zellulären Funktionen modifiziert werden, so daß eine beständige Zellteilung und Proliferation und daraus die Entstehung eines Tumors resultieren (Zur Hausen, 1980).

9.2 Die Bildung spezifischer Antikörper

Die Infektion durch EBV läßt sich durch die Bildung von spezifischen Proteinen, die als Antigen wirken und spezifische Antikörper hervorrufen, nachweisen. So wird nach einer Infektion zunächst das EB-spezifische Kernantigen (*n*ukleäres *A*ntigen-*EBNA*) gebildet (Reedman u. Klein 1977).

Dieses Protein ist im Zellkern lokalisiert. Es kommt in allen, d.h. in virusproduzierenden und nichtproduzierenden Zellen vor und kann somit zum Nachweis einer Infektion durch EBV dienen. Das Auftreten der übrigen viralen Antigene ist im Gegensatz dazu immer mit einem Zelluntergang verbunden.

Nach EBNA wird das frühe Antigen (early antigen = EA) gebildet. Da es früh nach der Infektion auftritt und der Synthese viraler DNS vorausgeht, wird es als frühes Antigen bezeichnet (Gergely et al. 1971). EA kann durch bestimmte Fixierungsmethoden in 2 Komponenten aufgespalten werden, die als D (diffuse Komponente) und R (restricted – auf den Kern beschränkte Komponente) beschrieben werden. Wie von Bayliss und Wolf (1980) gezeigt werden konnte, besteht das frühe Antigen aus einem Komplex mehrerer Proteine. Die Proteine des frühen Antigenkomplexes hemmen die zelluläre RNS-, DNS- und Proteinsynthese (Henle et al., 1973).

Zuletzt im Viruszyklus erscheinen späte Antigene, zu denen auch das Virus-Capsid-Antigen (VCA) gehört, das die Proteinhülle neuer Viren bildet (Henle et al. 1974).

Auf diese Antigene (EA, VCA, EBNA) reagiert der Körper mit der Bildung von Antikörpern.

In der akuten Erkrankungsphase steigen IgM- und IgG-Antikörper gegen Virus-Capsid-Antigen rasch an. Während die IgG-Antikörper gegen VCA lebenslänglich vorhanden bleiben, sind die IgM-Antikörper gegen VCA nur 1–3 Monate nachweisbar.

Die IgG-Antikörper gegen das frühe Antigen (EBV-EA) erscheinen wenige Tage nach den bisher genannten Antikörpern und sind etwa bis zu einem Jahr nach einer frischen Infektion nachweisbar. Antikörper gegen das frühe Antigen entwickeln allerdings nur 80–90% aller Patienten. Antikörper gegen EBV-Kernantigen (EBNA) steigen erst in der Rekonvaleszenzphase an und bleiben lebenslänglich bestehen. Ihre Abwesenheit bei gleichzeitigem Vorhandensein noch anderer Antikörper gegen EBV (z. B. Anti-VCA) spricht für eine frische Infektion.

9.3 Infektiöse Mononukleose

Die infektiöse Mononukleose (IM) ist eine akute, fieberhafte Infektionserkrankung, die durch allgemeine Lymphknotenschwellungen und typische Blutbildveränderungen charakterisiert ist. Sie tritt im Adoleszenten- und frühen Erwachsenenalter auf. Jenseits des 30. Lebensjahres ist sie selten. Bei Kindern ruft die Infektion mit EBV eine leichte, nicht spezifische Erkrankung oder aber eine inapparente Infektion mit stiller Entwicklung von Antikörpern hervor (Henle u. Henle 1973; Fleischer et al. 1979). Sie hinterläßt eine lebenslange Immunität.

9.3.1 Pathogenese

Man nimmt an, daß das Virus über eine Tröpfcheninfektion oder durch direkten Kontakt – Mund zu Mund – ("kissing disease") übertragen wird. In der Regel wird das Virus von gesunden Ausscheidern, seltener von akut erkrankten Patienten übertragen, da bisher Infektionsketten selten nachgewiesen wurden.

Es werden während der akuten infektiösen Mononukleose und auch noch Jahre danach Epstein-Barr Viren aus dem Mundspeichel isoliert (Gerber et al. 1972; Chang u. Golden 1971). Bisher war noch ungeklärt, woher diese aus dem Speichel gesunder Personen isolierten Viren stammen. Vermutet wurde, daß in den Lymphozyten des Waldeyerschen Rachenringes (nur von B-Lymphozyten ist bekannt, daß sie EBV-Rezeptoren besitzen) EBV produziert wird. Gegen diese Annahme spricht allerdings, daß B-Lymphozyten für EBV im allgemeinen nicht permissiv sind, d. h. es werden normalerweise keine extrazellulären reifen Virionen produziert (Miller u. Lipman 1973).

Einen Hinweis darauf, daß EBV in den Ohrspeicheldrüsen produziert werden kann, gibt eine Untersuchung von Morgan und Mitarb. (1979), die EB-Viren in hoher Konzentration in deren Ausführungsgängen nachweisen konnten. Das war in unserer Klinik der Anlaß, mit Hilfe von Nukleinsäurehybridisierungen (siehe Seite 17) Ohrspeicheldrüsen auf die Anwesenheit von EBV-DNS zu untersuchen (siehe Abb. 3, 4, 5, 6, 7).

Die geschwärzten Granula in den Abbildungen gelten als Nachweis von EBV-DNA. Hier haben sich Doppelstränge aus markierter EBV-DNS mit entsprechenden Sequenzen des Präparates gebildet. In einigen Fällen (Abb. 3, 4) sind die Granula am Rande des Zellkerns lokalisiert. Sie ähneln damit in ihrer Chromatinverteilung anderen durch Herpesviren infizierten Zellen. Die EBV-enthaltenden Zellen (Abb. 5, 6) sind häufig in *der Nähe der Ausführungsgänge* bzw. in den Ausführungsgängen der Speicheldrüsen selbst lokalisiert. In der Abb. 7 ist eine *in situ*-Hybridisierung einer Gaumentonsille dargestellt. Wie in allen übrigen untersuchten Tonsillen findet sich hier keine Granulierung. Somit gibt es keinen Hinweis auf die Persistenz von EBV in den lymphozytenreichen Tonsillen.

Mit der *Reassoziationskinetik* (siehe Seite 17) ließ sich die Menge der viralen DNS messen.

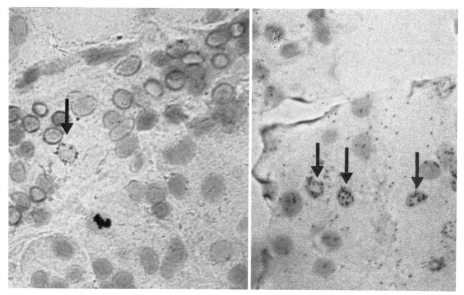

Abb. 3 und 4. Ohrspeicheldrüse, Zellkerne mit viraler DNS – in situ Hybridisierungen – Die geschwärzten Granula entsprechen viraler DNS
(aus Untersuchungen zu Primär- und Sekundärerkrankungen durch Epstein-Barr Virus, Habilitations-schrift, Wilmes 1981)

Nach den Ergebnissen der Nukleinsäurehybridisierungen enthält eine Ohrspei-cheldrüse bis zu 6 Virusgenome pro Zelle (Wilmes u. Wolf 1981), und es ist anzunehmen, daß das Epstein-Barr Virus in den *Speicheldrüsen persistiert* und von Zellen, die in der Nähe von ausführenden Gangstrukturen liegen in begrenztem Maße auch *repliziert* werden. Somit sind die Speicheldrüsen bei der infektiösen Mononukleose, wie auch bei Mumps und Cytomegalievirus-Infektionen (Weller u. Craig 1949; Rowe et al. 1948) wahrscheinlich der Ursprungsort der im Speichel auftretenden Viren.

Das Epstein-Barr Virus ähnelt in seinem Verhalten dem Erreger der Marekschen Erkrankung bei Hühnern (Marek 1907). Die an diesem Herpesvirus erkrankten Hühner entwickelten eine generalisierte Lymphomatose mit massiver Invasion von Nervenwurzeln. Das Virus selbst persistiert in T-Lymphozyten, wird aber in den Epithelien von Federfollikeln repliziert (Calnek u. Hitchner 1969).

Viren aus den Speicheldrüsen gesunder seropositiver Personen oder aber auch aus dem Speichel von akut Erkrankten gelangen über die Stenonschen Ausfüh-rungsgänge in den Mund. Treffen diese auf einen nichtimmunen Empfänger, so kommt es zur Infektion. Ob die primären Zielzellen des Epstein-Barr Virus beim Empfänger die Schleimhautepithelien oder die B-Lymphozyten des Waldeyerschen Rachenringes sind, ist noch offen. Möglicherweise sind es die B-Lymphozyten im Waldeyerschen Rachenring, die als erste von EBV infiziert werden. Während der Inkubationsphase müssen wahrscheinlich zahlreiche lytische Zyklen mit einer Virusvermehrung in den primären Zielzellen stattfinden, um genügend antigenes Material zu produzieren (EBNA, EA, VCA und Viruspartikel), das dann eine

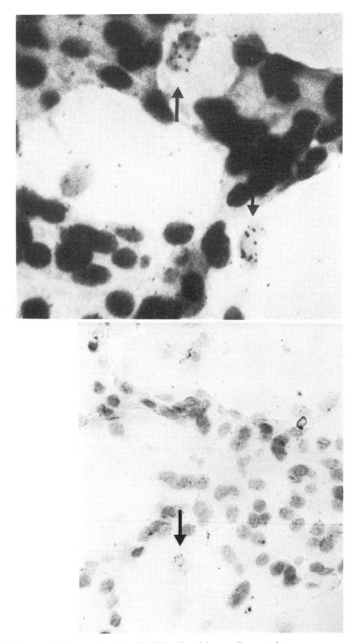

Abb. 5 und 6. Ohrspeicheldrüsen, Zellkern mit viraler DNS im Bereich von Gangstrukturen

Antikörperbildung veranlassen kann. Dementsprechend finden sich auch schon am Anfang der klinischen Erkrankung hohe Antikörpertiter.

Nach der Infektion beginnen die Lymphozyten zu proliferieren (klinisch kommt es zu einer Lymphknotenschwellung). Bei diesen mononukleären Zellen handelt es

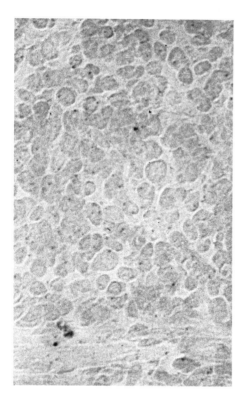

Abb. 7. In situ Hybridisierung einer Gaumentonsille – keine nachweisbare virale DNS

sich wahrscheinlich um atypische Lymphozyten (daher auch der Name Mononukleose, obwohl es sich um *keine echten Monozyten handelt*). Zusätzlich treten im
Blut des Patienten zunächst B-Lymphozyten, dann T-Lymphozyten auf (Enberg et
al. 1974; Pattengale et al. 1974; Papermichail et al. 1974). Die T-Lymphozyten
stellen die zelluläre Immunantwort auf die infizierten B-Lymphozyten der (Purtilo
1980) und hemmen möglicherweise das Wachstum EBV-infizierter Lymphozyten
(Thorley-Lawson et al. 1978). Die spezifischen Antikörper andererseits hemmen die
B-Zellproliferation ebenfalls durch eine antikörperabhängige zelluläre Zytotoxizität (ADCC-Antibody-dependent cellular cytotoxicity) (Pearson et al. 1978). Auf
diese Weise wird die Infektion sowohl durch die humorale als auch durch eine
zellgebundene Immunantwort begrenzt, die Krankheitssysmptome klingen ab.
Man spricht daher auch von einer sich selbst limitierenden Krankheit.

In Anschluß an die primäre EBV-Infektion persistiert EBV wahrscheinlich
lebenslang in den peripheren Lymphozyten und auch in den Speicheldrüsen
(Wilmes 1981; Wilmes u. Wolf 1981). Aufgrund der Stabilität der Antikörpertiter
über mehrere Jahrzehnte ist zu schließen, daß sich hier ein Gleichgewicht aus EBV-
spezifischem antigenem Material und der Immunabwehr bildet. Dieses Gleichgewicht kann durch eine Reihe äußerer Faktoren (z. B. immunsuppressive Substanzen, wie Zytostatika) gestört werden. Aus derartigen interkurrierenden Einflüssen
erklärt sich auch das Auftreten von Titerschwankungen.

9.3.2 Klinik

Die Infektion kann klinisch unterschiedlich schwer verlaufen, die Skala reicht von einer leichten Unpäßlichkeit bis zu schweren und schwersten Krankheitszuständen. Von einer katarrhalischen Rötung und Schwellung über die lakunäre Entzündung bis zur nekrotischen diphtheroiden Verlaufsform sind alle Stadien von Tonsillenveränderungen möglich, wenn auch am häufigsten ulcero-membranöse Prozesse gesehen werden.

Nach einem uncharakteristischen Prodromalstadium tritt unter zumeist höherem Fieber eine Störung des Allgemeinbefindens auf, wobei Lidödeme und palatinale Petechien als Frühzeichen gelegentlich zu erkennen sind. Halsschmerzen mit dem Befund einer akuten Tonsillitis stehen häufig im Vordergrund. *Eine Angina kann aber auch ganz fehlen!*

Besonders dann, wenn die grau-weißen Beläge die Tonsillengrenzen überschreiten, ist dem klinischen Aspekt nach eine Verwechslung mit der Diphtherie möglich.

Die immer vorhandenen generalisierten Lymphknotenschwellungen sind am Hals und am Nacken am ausgeprägtesten. Die Lymphknoten lassen sich gut voneinander abgrenzen und sind schmerzhaft. Gelegentlich sind mediastinale Lymphknoten betroffen, die im Röntgenbild mit einer ausgeprägten Hilusschwellung auffallen.

In 50% finden wir eine *Splenomegalie* und in 30% *Hepatomegalie,* gelegentlich mit einem leichten Ikterus und einer Erhöhung der Transaminasen.

Zu den weiteren klinischen Zeichen gehört in 3 bis 5% ein kleinfleckig *makulopapuläres Exanthem.* Interessanterweise entwickelt sich dieses Exanthem in 80% der Fälle, wenn Ampicillin gegeben wird; in diesen Fällen gilt es geradezu als diagnostischer Hinweis.

Der Krankheitsverlauf ist meist leicht, eine Heilung erfolgt im Durchschnitt in 2 bis 3 Wochen.

9.3.3 Komplikationen der infektiösen Mononukleose

Eine Reihe von *neurologischen Erkrankungen* werden auf das Epstein-Barr Virus zurückgeführt. Ob diese Erkrankungen von Nerven bzw. Hirngewebe die Folge einer primären Infektion durch das entsprechende Virus oder die Folge einer postinfektiösen Schädigung durch zelluläre Produkte sind, die aus untergegangenen Zellen freigesetzt werden, ist bisher nicht bekannt. Zu diesen Komplikationen gehören die *Fazialisparese, Meningitis, Enzephalitis, Enzephalomyelitis, das Guillain-Barré-Syndrom,* sowie Lähmungen der *Nn. opticus, glossopharyngeus, hypoglossus* und *recurrens.*

Obwohl man bei der sogenannten idiopathischen Fazialisparese das Epstein-Barr Virus wie auch die übrigen Herpesviren als ursächlichen Faktor angenommen hat, fanden sich bislang bei den einschlägigen Patienten unserer Klinik keine überzeugenden Hinweise auf eine Beteiligung von EBV bei der idiopathischen Parese (Mees u. Wolf 1982).

9.3.4 EBV-Infektionsverläufe bei Immundefekterkrankungen

In jüngster Zeit hat Purtillo (1981) auf schwerste, zumeist letale Verläufe von EBV-Infektionen bei Immundefekterkrankungen hingewiesen. Seiner Ansicht nach schützt eine „normale" Immunantwort vor einer *unkontrollierten polyklonalen B-Zellproliferation* nach EBV-Infektion. In diesen Fällen heilt die infektiöse Mononukleose dann komplikationslos aus. Nach diesem Autor stellen die natürlichen Killerzellen (NK-Zellen) eine erste Abwehrbarriere gegen die transformierten B-Lymphozyten dar. Diese natürlichen Killerzellen können durch Interferon in vitro aktiviert werden. Möglicherweise setzen sie in vivo die Zerstörung der infizierten B-Zellen in Gang. Gleichzeitig werden Suppressor-T-Zellen aktiviert sowie humorale Antikörper gebildet (Henle et al. 1974). Interessanterweise produzieren Patienten mit einem T-Zelldefekt keine Antikörper gegen das EBV-spezifische Kernantigen (Berkel et al. 1979; Sakamoto 1980). Die *Immunabwehr reduziert* somit die Anzahl der zirkulierenden infizierten B-Lymphozyten.

Das bekannteste Beispiel einer Immundefekterkrankung, das bei einer Infektion durch EBV zu schwersten, zum Teil lebensbedrohlichen Komplikationen führt, ist das sogenannte *X-Linked Lymphoproliferative Syndrom (XLP)*. Dieses Syndrom kommt nur bei männlichen Kindern vor und scheint mit dem X-Chromosom übertragen zu werden. Bei Kindern mit einem solchen Immundefekt führt eine Infektion mit EBV zur *Agranulozytose* oder aplastischen Anämie, einer *Hypo- oder A-Gammaglobulinämie* oder sogar zum Auftreten von verschiedenen *malignen Lymphomen* (Purtillo, 1979; 1980; 1981). Bisher wurden mehr als 100 solcher Fälle beschrieben (Hamilton et al. 1980). Diese häufig zum Tode führenden Erkrankungen sind wahrscheinlich zurückzuführen auf einen kombinierten T- und B-Zelldefekt. Zudem besteht ein Defekt der NK-Zellen, die in vitro nicht durch Interferon aktiviert werden können (Sullivan 1980). Allerdings ist das X-linked lymphoproliferative Syndrom (XLP) nur eine von vielen Ausdrucksmöglichkeiten eines angeborenen oder erworbenen Immundefektes.

Bei schweren und schwersten Verläufen der infektiösen Mononukleose sollte man daher immer nach solchen Defekten fahnden, auch wenn sie sehr selten sind.

9.3.5 Diagnose

Die Diagnose ergibt sich aus folgenden Trias:
– Generalisierte Lymphknotenschwellungen (mit oder ohne Angina)
– Charakteristische Blutbildveränderungen
– Serodiagnostik

Die als pathognomonisch zu bewertenden Blutbildveränderungen sind in 90% durch eine *Leukozytose* von 10 000 bis 20 000 Zellen/mm^3 gekennzeichnet. Vereinzelt werden aber auch *Leukozytopenien* beobachtet, so daß zusammen mit dem klinischen Befund das Bild einer Agranulozytose entstehen kann. Auch Thrombopenien kommen vor.

Im Blutausstrich sieht man vorwiegend mononukleäre Elemente. Zu beachten ist auch eine Zytoplasmavakuolisierung, die häufig gesehen wird *(Pfeifferzellen)*. Der große runde Kern weist ein lockeres Chromatingerüst auf.

Die BSG ist nur wenig beschleunigt.

Serodiagnose. Ab dem 7. Krankheitstag können bei der infektiösen Mononukleose Agglutinine gegen Hammel-Erythrozyten nachgewiesen werden. Dieser Test wird bereits seit langer Zeit verwendet. Diese nach Paul und Bunnell benannte heterogenetische Agglutinationsreaktion gilt neben der Klinik und dem Blutbild als wichtigstes Diagnostikum.

Obgleich der Nachweis heterophiler Antikörper für die Diagnose der klassischen Mononukleose ausreicht, ist eine EBV-spezifische Serodiagnostik unerläßlich für die nicht seltenen mononukleoseartigen Erkrankungen, die nicht alle klinischen oder hämatologischen Kriterien der Erkrankung erfüllen. Mit Hilfe von Immunfluoreszenzmethoden kann die Diagnose einer akuten Mononukleose durch die Untersuchung eines einzelnen Serums gestellt werden, und zwar durch den Nachweis hoher Titer von IgM- und IgG Antikörpern gegen Virus-Capsid-Antigen (VCA), die Anwesenheit von Antikörpern gegen das frühe Antigen (EA) (nur in ca. 80% der Fälle) und die Abwesenheit von Antikörpern gegen EBNA.

	Anti-EBV VCA-IgG	Anti-EBV VCA-IgM	Anti-EBV EA	Anti-EBNA
frische Infektion	+ +	+	+ /0	0
Durchseuchungstiter	+	0	0	+

VCA = Virus-Capsid-Antigen
EA = early (frühes) Antigen
EBNA = Epstein-Barr-spezifisches nukleäres Antigen

9.3.6 Differentialdiagnose

Für die Mehrzahl von im Paul-Bunnell-Test heterophil-negativen, aber mononukleoseartigen Erkrankungen ist nicht das Epstein-Barr Virus, sondern das *Cytomegalievirus* oder *Toxoplasma Gondii* verantwortlich. Bei weißlichen Belägen auf den Tonsillen ist auch an die selten gewordene *Diphtherie* zu denken.

9.3.7 Therapie

Es gibt *keine spezifische Therapie* der infektiösen Mononukleose. Es sollten jedoch Bettruhe, Mundpflege, Antipyretika und Antiphlogistika verordnet werden.

Die Frage einer Tonsillektomie wird auch heute noch kontrovers beurteilt. Sie wurde in der Vergangenheit von vielen Hals-Nasen-Ohren-Ärzten durchgeführt, denn man hatte den Eindruck, daß der Krankheitsverlauf durch eine Tonsillektomie deutlich abgekürzt und abgemildert würde.

Diese therapeutische Taktik wurde allerdings in einer Zeit vertreten, als über die Virusgenese und die sich daraus ergebenden allgemeinen Gesichtspunkte noch nichts bekannt war. Heute steht man der Indikation zur Tonsillektomie bei infektiöser Mononukleose in aller Regel sehr viel zurückhaltender gegenüber. Die Gründe sind folgende: Zu einem handelt es sich bei der infektiösen Mononukleose nicht um eine lokale Infektion der Gaumenmandeln, sondern um eine Erkrankung des gesamten lymphatischen Systems, und es widerspricht chirurgischen Prinzipien, ohne Not während eines Allgemeininfektes zu operieren. Andererseits heilt die infektiöse Mononukleose in aller Regel auch *ohne* operativen Eingriff spontan aus. Nur eine akute Lebensgefährdung durch Erstickungsgefahr bei vergrößerten Tonsillen würde eine Tonsillektomie rechtfertigen. Somit gibt es bisher keine objektiv überzeugenden Argumente für eine routinemäßige Tonsillektomie bei der infektiösen Mononukleose.

9.4 Onkogene Eigenschaften von Epstein-Barr Virus

Es gibt heute eindeutige Hinweise für die Entstehung von Krebsgeschwülsten durch bestimmte Chemikalien, ionisierende Strahlen und durch ultraviolettes Licht. Dagegen bestehen noch große Schwierigkeiten beim Nachweis von virusbedingten Tumoren beim Menschen, obwohl beim Tier unter natürlichen und experimentellen Bedingungen virusbedingte Tumoren bewiesen sind. So beschrieb schon 1907 Marek einer virogene Tumorerkrankung bei Hühnern.

Falls es onkogene Viren gibt, müßten nach Henle (1971) folgende Kriterien vorliegen, die jedes „Tumorvirus" erfüllen sollte:

- Viren, virale Antigene, oder Virusnukleinsäure müssen in allen Tumorzellen vorhanden sein.
- Antikörper gegen virusspezifische Antigene müssen bei den entsprechenden Tumorpatienten häufiger bzw. in höherem Titer vorliegen als bei Kontrollen.
- Das Virus muß in der Lage sein, in vitro Zellen zu tranformieren.
- Das Virus muß in Primaten Tumoren induzieren können.

Die oben genannten Kriterien treffen auf das Epstein-Barr Virus und seine assoziierten Erkrankungen, das Burkitt-Lymphom und das Nasopharynxkarzinom zu (s. unten).

Grundsätzlich darf das onkogene Virus *nicht zytozid* für die Zielzelle sein. Es ist zu fordern, daß diese Zielzelle in der Weise transformiert wird, daß sie zu permanentem Wachstum angeregt wird. Die Transformation normaler Zellen durch onkogene Viren ist in der Gewebekultur gesichert (Nabelschnurlymphoblasten werden durch Epstein-Barr Virus in kontinuierlich wachsende Zellinien transformiert, oder besser ausgedrückt, „immortalisiert"). Ohne Infektion durch EBV würden sie in der Gewebekultur absterben.

Im Laufe der Transformierung verbleibt das virale Genom, das entweder aus Ribonuklein- oder Desoxyribonukleinsäure (RNS oder DNS) (im Falle von EBV: DNS) besteht, im Zellkern; dabei wird die virale DNS in die Wirtszell-DNS eingebaut, die virale RNS muß hingegen nach vorheriger Transkription in DNS umgewandelt und integriert werden. Man nimmt an, daß dieses *persistierende* Virus zu einer Veränderung des Zellverhaltens führt.

Vermutlich wird ein Teil des viralen Genoms weitgehend oder total in den transformierten Zellen blockiert, wodurch die Bildung neuer Viren gehemmt wird. Andererseits werden aber einige viruskodierte Antigene in den Zellen gebildet (Beispiel: EBNA im Burkitt-Lymphom und Nasopharynxkarzinom) (Übersicht bei zur Hausen 1975; zur Hausen 1980).

Das Virusgenom läßt sich durch herkömmliche Techniken, wie Elektronenmikroskopie, *nicht* darstellen, allerdings können diese viralen Nukleinsäuren durch Hybridisierungstechniken nachgewiesen werden (Wolf 1979, 1981).

9.5 Epstein-Barr Virus und Burkitt-Lymphom (BL)

Das Epstein-Barr Virus erfüllt im Falle des Burkitt-Lymphoms alle von Henle angegebenen 4 Kriterien. Daher kann die kausale Beziehung zwischen EBV und BL als bewiesen gelten.

1. Epstein-Barr-Virus-DNS findet sich in der Mehrzahl der afrikanischen Burkitt-Lymphome (zur Hausen u. Schulte-Holthausen 1970; zur Hausen et al. 1970; Nonoyama u. Pagano 1971; Lindhal et al. 1974). Virale Antigene (EBNA) finden sich ebenfalls in den Tumorzellen (Reedman u. Klein 1973).

2. EBV hat wachstumsstimulierende und onkogene Eigenschaften, sowohl in vitro als auch in vivo (Henle et al. 1967; Pope et al 1968; Shope et al. 1973; Epstein et al. 1973). EBV transformiert Nabelschnurlymphozyten und führt zu malignen Lymphomen in cottontop Marmosets (Affen). In diesen Lymphomen konnten wiederum virale DNS als auch EBNA-Antigene nachgewiesen werden.

3. Lymphoproliferative Erkrankungen und maligne Lymphome werden in Primaten induziert (s. o.).

4. Afrikanische Tumorpatienten zeigen einen 10fach höheren Antikörpertiter gegen Epstein-Barr-Virus-Antigene als Kontrollpersonen (Henle et al. 1969; 1971; Klein et al. 1969).

9.5.1 Hypothesen zur Entstehung des Burkitt-Lymphoms

Möglicherweise spielt der *Zeitpunkt* einer EBV-Infektion bei der Entstehung des BL eine wichtige Rolle. So zeigte eine prospektive Studie in Uganda, daß Kinder, die in frühem Alter infiziert wurden und höhere Antikörper gegen Virus-Capsid-Antigene entwickelten als andere Kinder, die später infiziert wurden, ein signifikant höheres Risiko hatten, ein Burkitt-Lymphom zu entwickeln (de Thé et al. 1978). Kompliziert wird die These von der EBV-Ätiologie des Burkitt-Lymphoms durch weitere Studien, die zeigen, daß die Mehrzahl der nichtafrikanischen Burkitt-Lymphome keine nachweisbaren Mengen EBV enthalten (Pagano et al. 1973); nur etwa 10% sind EBV-positiv (Anderson et al. 1976; Bornkamm et al. 1976; Gravell et al. 1976; Bornkamm et al. 1980). Allerdings ist bei etwa 10% der afrikanischen Burkitt-Lymphome ebenfalls virale DNS nicht nachweisbar (Klein et al. 1974).

Die afrikanischen Burkitt-Lymphome und die nichtafrikanischen, also meist EBV-negativen Burkitt-Lymphome weisen jedoch die gleiche Histologie auf. Entweder sind die Methoden zum Nachweis von viraler DNS noch nicht sensitiv genug oder aber die afrikanischen und nichtafrikanischen Burkitt-Lymphome haben voneinander verschiedene Ursachen.

Es ist bei Betrachtung dieser Faktoren schwierig, ein gemeinsames Konzept für die Entstehung eines EBV-induzierten Burkitt-Lymphoms abzuleiten. Sicherlich spielt EBV eine ätiologische Rolle in der Entstehung des Burkitt-Lymphoms, sie ist jedoch noch nicht vollständig geklärt.

Nach Wolf (1982) sind verschiedene „Kofaktoren" bzw. Umweltfaktoren (Birnbaum 1982) als auch die „mitogen" wirkende Malaria (Burkitt 1969) notwendig, um eine ausgeprägte Proliferation von Lymphozyten in Gang zu setzen, wobei ein neuer „Zellklon" entstehen kann, der durch Mutation eine bestimmte, für *Burkitt-Lymphome typische Chromosomenaberration* zeigt (Manolov u. Manolova 1972). Dies würde zu einem veränderten „Make-up" dieser mutierten Zellen führen, wodurch sie vom Immunsystem nicht mehr erkannt und ungehindert weiterwachsen können, so daß z. B. ein Burkitt-Lymphom entstehen könnte.

Nach einer *Hypothese* von zur Hausen wäre auch ein zweites Virus denkbar, das an der Entstehung des Burkitt-Lymphoms beteiligt sein könnte (target cell conditioning model, zur Hausen, 1980). Zur Hausen stellt sich dies folgendermaßen vor:

Eine EBV-Infektion im jungen Alter führt zu einer ungewöhnlich starken Proliferation von B-Lymphoblasten. Diese Proliferation wird noch weiter verstärkt durch eine Malaria-Infektion. Diese intensive Proliferation von Lymphoblasten stellt einen Target-Zell-Pool für ein zweites Virus dar, das die proliferierenden Lymphozyten „supertransformiert". Zur Hausen nimmt hier ein *Papovavirus* an.

Klein (1975, 1979) glaubt, daß 3 Schritte zum Burkitt-Lymphom führen können.

1. Am Anfang steht ebenfalls die EBV-induzierte Immortalisation von B-Lymphozyten nach einer primären Infektion im frühen Lebensalter.

2. Ein umweltabhängiger Faktor muß hinzukommen, evtl. die chronisch endemische Malaria. Diese würde die EBV-infizierten B-Lymphozyten zu einer chronischen Proliferation anregen und außerdem eine *relative Immunsuppression* hervorrufen. Dies ähnelt seiner Meinung nach einer experimentellen Zwei-Phasenkarzinogenese. Die „präneoplastischen Zellen" teilen sich wiederholt und bilden den Pool, aus dem das Burkitt-Lymphom entstehen kann.

3. Der dritte und letzte Schritt erfolgt durch Mutation der ständig proliferierenden Lymphozyten. Falls auch hier „zufällig" die BL-typische Chromosomenaberration (s. o.) (*reziproke Translokation* der terminalen Segmente der *Chromosome 8 und 14*) erfolgt, führt diese zum Wachtum eines autonomen monoklonalen Tumors.

Für Malaria als „Co-Faktor" spricht die Tatsache, daß in verschiedenen Gegenden, wo zunächst Malaria und der Tumor gleichermaßen oft vorkamen, *nach der Bekämpfung der Malaria die Tumorinzidenz drastisch reduziert wurde* (Burkitt 1969).

Auch ist eine *genetische Prädisposition* wahrscheinlich. So zeigt eine bestimmte Gruppe von Kindern in endemischen Gebieten besonders hohe Antikörpertiter gegen Epstein-Barr Virus (de Thé et al., 1978); diese Kinder haben ein signifikant höheres Risiko, an einem Burkitt-Lymphom zu erkranken.

Da das Epstein-Barr Virus so unterschiedliche Erkrankungen wie die infektiöse Mononukleose, das Burkitt-Lymphom und das Nasopharynxkarzinom, hervorruft, hat man auch daran gedacht, *Unterschiede im Virusgenom* des Epstein-Barr Virus für diese verschiedenen Erkrankungen verantwortlich zu machen (Übersicht bei zur Hausen 1980). Obwohl Variationen in der viralen DNS vorkommen, sind diese jedoch nicht den spezifischen Krankheiten zuzuordnen (Bornkamm et al. 1980).

9.6 EBV und Nasopharynxkarzinom (NPC)

Die folgenden Ausführungen beschränken sich auf eine Diskussion der Virusätiologie des Nasopharynxkarzinoms. Auf die Epidemiologie, Klinik sowie auf die ausführliche Darstellung der Umweltfaktoren und genetischen Faktoren des in Südchina endemisch vorkommenden Tumors wird im Referat von Sesterhenn eingegangen werden.

Auch auf das NPC und EBV treffen die 4 Henleschen Postulate zu. Auf sie soll wie beim Burkitt-Lymphom im einzelnen eingegangen werden.

9.6.1 Nachweis von Epstein-Barr Virus in Tumoren

Zur Hausen und Mitarb. (1970) wiesen als erste Epstein-Barr-Virus-DNS in Biopsien von undifferenzierten Karzinomen des Nasopharynx nach (siehe auch Nonoyama u. Pagano 1973; Anderson-Anvret et al. 1977). Der schwerwiegende Einwand, daß die nachgewiesene DNS aus den den Tumor infiltrierenden Lymphozyten und nicht aus den Tumorzellen selbst stamme – (die angewandte Methode war nicht in der Lage, zwischen den verschiedenen Zelltypen zu differenzieren) – wurde durch die Arbeiten von Wolf et al. (1973, 1975) widerlegt. Dieser konnte durch in situ Hybridisierungen an Gefrierschnitten nachweisen, daß die epitheloiden Zellen bzw. Zellkerne des Nasopharynxkarzinoms die virale DNS enthielten. Unterstützt wurden diese Ergebnisse durch die Untersuchungen von Klein (1974), der nach Transplantation und Passage des Tumors auf nackte Mäuse, bei denen die lymphatischen Elemente im Tumor verloren gehen, noch virale DNS im Tumor nachweisen konnte. Huang et al. (1978) entdeckten das EBV-bedingte Zellkernantigen EBNA in den anaplastischen Karzinomzellen. Jedoch konnten das frühe Antigen und das Virus-Capsid-Antigen sowie virusproduzierende Zellen in den Tumorbiopsien nicht nachgewiesen werden. Der Grund mag darin liegen, daß diese Zellen regelmäßig absterben und rasch entfernt werden oder daß die benützten Fluoreszenzteste nicht sensitiv genug sind. Nach den Untersuchungen von Anderson et al. (1977) und Huang et al. (1978) enthalten ca. 100% der Nasopharynxkarzinome aus den verschiedensten Regionen der Welt virale DNS, und zwar in multiplen Genomen pro Zelle. Alle anderen Tumoren aus den gleichen Regionen waren dagegen EBV-negativ.

Erst kürzlich wurde (Wilmes, Wolf u. Haus 1982) auch in zwei Tonsillenkarzinomen, die histologisch den undifferenzierten Nasopharynxkarzinomen ähnelten, durch in situ Hybridisierungen virale DNS gefunden, die auf eine EBV-Genese dieser Tumoren deuten. Wir werden in einem späteren Abschnitt darauf zurückkommen.

Elektronenmikroskopische Befunde: Während die Epstein-Barr Viren in B-Lymphozytenkulturen elektronenmikroskopisch eindeutig dargestellt werden konnten (zur Hausen et al. 1967), wurden vergleichbare Partikel in elektronenmikroskopischen Präparaten zwar vermutet (Nadol 1977; Arnold u. Huth 1979, Arnold et al. 1980), jedoch nicht eindeutig identifiziert (Arnold 1980). Dies ist darauf zurückzuführen, daß EBV als freie Nukleinsäure und nicht als „vollständiges" Viruspartikel vorliegt. Erst nach Übertragung von Tumormaterial auf nackte Mäuse (wobei das Immunsystem ausgeschaltet wird) sowie nach Stimulierung mit Bromdesoxiuridin (BudR) (Trumper et al. 1976) wird die Produktion von reifen Viren ausgelöst. Danach erst können Virionen elektronenmikroskopisch dargestellt werden.

9.6.2 Transformation normaler Zellen durch das Epstein-Barr Virus

Die in vitro durch EBV transformierten lymphoblastenartigen Zellen lassen sich bisher nicht eindeutig von Burkitt-Lymphomzellen unterscheiden. Nach Transplantation auf immunkompetente Mäuse oder Ratten können sie metastasierende, tödliche Lymphome hervorrufen. Allerdings ist es bisher noch nicht gelungen, *epitheliale* Zellen durch das EBV zu transformieren (Henle 1977).

9.6.3 Induktion von Tumoren in Versuchstieren

Shope und Mitarb. (1973); Deinhardt et al. (1975) gelang es nach Injektion von EBV, das von Mononukleose-Patienten stammte, in cottontop Marmosets (Primaten) Lymphome zu erzeugen (Übersicht bei Miller 1979). Aus diesen Tumoren konnte wiederum EBV-DNS isoliert werden (Wolf et al. 1975a). Mit diesem Experiment konnte man zwar beweisen, daß in Primaten maligne Tumoren durch Epstein-Barr Virus hervorgerufen werden können, es gelang jedoch bisher nicht in einem Tiermodell ein Karzinom zu erzeugen (Deinhardt und Deinhardt 1979; Wolf et al. 1975).

9.6.4 Antikörperspektren bei Tumorpatienten

Ein erster Anhalt für eine enge Beziehung zwischen dem Nasopharynxkarzinom und Epstein-Barr Virus ergab sich 1966, als Old und Mitarb. präzipitierende Antikörper gegen Epstein-Barr-Virus-Antigene in Seren von NPC-Patienten nachwiesen. Spätere serologische Arbeiten, insbesondere mit Hilfe der indirekten Immunfluoreszenz (de Schryver et al. 1969; 1972; Henle et al. 1970a; Lin et al. 1971; Shanmugaratnam 1971; Henle 1978; Wilmes et al. 1979) bestätigen diese Befunde.

So finden sich in den Seren von NPC-Patienten hohe Antikörpertiter gegen das Virus-Capsid-Antigen (VCA). NPC-Patienten entwickeln hohe Anti-D-Titer im Gegensatz zu Burkitt-Lymphom-Patienten mit hohen Antikörpertitern gegen die R-Komponente des frühen Antigens (EA). Dabei sind die Anti-VCA-Titer (und Anti-EA) von unbehandelten NPC-Patienten in China deutlich korreliert zur Tumorgröße bzw. zum Stadium der Erkrankung (Henle et al. 1973).

Bisherige Untersuchungen zeigen, daß die Serum IgA-Antikörper hauptsächlich aus dem 7 S-Typ und nicht aus dem sekretorischen (11 S) Typ bestehen. Hingegen ist das im Speichel von NPC-Patienten gefundene IgA-Anti-VCA vom sekretorischen Typ (Desgranges et al. 1977).

Da die Höhe der Antikörperspektren mit der Progression der Erkrankung einherging, nahm man an, daß die Antikörpertiter auch nach einer erfolgreichen Behandlung absinken müßten. Dies scheint für chinesische Patienten zuzutreffen (Henle u. Henle 1978). Bei Patienten, die gut auf eine Bestrahlung oder auf eine Chemotherapie ansprechen, findet sich ein langsamer, stetiger Titerabfall mit einem gelegentlichen Verschwinden von IgA- und IgG-Antikörpern gegen VCA und EA. Patienten mit Residual- oder Rezidivtumor zeigen keinen Titerabfall oder sogar noch eine Titererhöhung unter der Behandlung.

Somit ist das Nasopharynxkarzinom aufgrund seiner ätiologischen Beziehungen zu EBV das einzige menschliche Karzinom, das sich serologisch erfassen läßt. Die Problematik der serologischen Untersuchungen liegt allerdings darin, daß Infektionen mit dem Epstein-Barr Virus in der ganzen Welt verbreitet sind und man somit auch bei Nichttumorpatienten EBV-spezifische Antikörper (außer IgA-Antikörpern), wenn auch in geringerer Höhe, antrifft.

9.6.4.1 Eigene Untersuchungen

Um die Aussagekraft der von Henle an *asiatischen* Patienten gewonnenen Ergebnisse für die Klinik zu prüfen und um deren Gültigkeit für eine nichtasiatische

Population zu kontrollieren, wurden an der Münchner HNO-Klinik gemeinsam mit H. Wolf vom Max von Pettenkofer-Institut seit Januar 1977 Patienten mit frisch erfaßten Nasopharynxkarzinomen, sowie behandelte und klinisch rezidiv-freie Patienten untersucht. Wir prüften dabei *die klinische Verwertbarkeit* der serologisch nachweisbaren Antikörper, nicht nur für die *Primärdiagnose* des Nasopharynxkarzinoms, sondern auch für die *Nachsorge*. Als serologische Parameter wurde IgG- und IgA-Antikörper bestimmt. Zum Vergleich wurden dabei drei Kontrollgruppen untersucht.

1. Patienten mit anderen malignen Tumoren im Kopf-Halsbereich.
2. Patienten mit einer infektiösen Mononukleose.
3. Gesunde Personen mit ähnlicher Alters- und Geschlechtsverteilung wie die Patienten mit Nasopharynxkarzinomen.

Wichtig erschien bei dieser Untersuchung die Frage, ob ein serologischer Test auf EBV-spezifische Antikörper dem Kliniker angeboten werden kann, der ihm eine zusätzliche Information – neben den herkömmlichen Untersuchungsmethoden – für Diagnose, Behandlung und Verlaufsüberwachung des Nasopharynxkarzinoms bietet.

An der Münchner HNO-Klinik konnte seit 1977 die relativ große Anzahl von bisher 82 malignen Tumoren im Nasopharynx beobachtet werden. Dabei handelt es sich um 75 Nasopharynxkarzinome und 7 weitere maligne Tumoren anderer Histologie (5 maligne Lymphome, 2 Sarkome und 1 adenoidzystisches Karzinom). Interessant ist der Nebenbefund, daß sich unter dieser hohen Anzahl von Nasen-Rachen-Tumoren kein einziges differenziertes verhornendes Plattenepithelkarzinom befand.

a) Altersverteilung

Tumorträger kommen in fast allen Lebensaltern vor, jedoch scheint die Spanne zwischen 40 und 60 Jahren bevorzugt zu sein.

Altersverteilung

Alter		%		%	Summe	%
11–20 J.	3	5,5	–	–	3	4,0
21–30 J.	2	3,7	2	9,5	4	5,3
31–40 J.	6	11,1	1	4,8	7	9,3
41–50 J.	9	16,7	5	23,8	14	18,7
51–60 J.	16	29,6	6	28,6	22	29,3
61–70 J.	9	16,7	2	9,5	11	14,7
71–80 J.	9	16,7	4	19,0	13	17,4
81–90 J.	–	–	1	4,8	1	1,3

b) Geschlechtsverteilung

54 Patienten waren männlichen, 21 Patienten waren weiblichen Geschlechts. Dies entspricht einer Geschlechtsverteilung von 2,7 : 1.

c) Histologie

Nach der in München eingeführten Klassifizierung handelte es sich bei den 75 Karzinomen um

31 lymphoepitheliale Karzinome (41,3%)
30 undifferenzierte Karzinome (40,0%)
13 gering bis mäßig differenzierte, nicht verhornende Plattenepithelkarzinome (17,3%)
 1 transitional cell carcinoma (1,4%)

(Zur zum Teil verwirrenden Nomenklatur der histologischen Differenzierung des NPC, die auch von Pathologen nicht einheitlich gehandhabt wird, siehe Referat von Sesterhenn).

d) Bedeutung von EBV-Antikörpern für Diagnose und Verlauf des Nasopharynxkarzinoms

Aus den Untersuchungen, die 1979 bis 1981 veröffentlicht wurden, geht hervor, daß auch *europäische* NPC-Patienten deutlich erhöhte Antikörpertiter verschiedener Klassen gegen unterschiedliche EBV-Antigene entwickeln.

Wie schon andere Untersucher zeigen konnten, waren die IgG-Antikörper gegen EA, VCA und EBNA gegenüber Kontrollpopulationen deutlich erhöht. Da diese Antikörper jedoch auch bei Gesunden vorkommen, sind sie wohl statistisch gesehen signifikant, aber im *Einzelfall wenig aussagekräftig.* Zudem finden sich bei verschiedenen anderen bösartigen Erkrankungen, die von einer geschwächten zellvermittelten Immunabwehr begleitet sind (M. Hodgkin und non-Hodgkin-Lymphome) zum Teil erhebliche Titererhöhungen, ohne daß dies ein Beweis für eine ätiologische Beziehung wäre (Henle u. Henle 1979). Bei diesen Erkrankungen sind neben den EBV-Antikörpern auch die gegen andere Viren, wie Varicella oder Zytomegalie, erhöht. *Beweisend* für das Vorliegen eines Nasopharynxkarzinoms sind IgA-Antikörper gegen das Virus-Capsid-Antigen und gegen das frühe Antigen (seltener können auch Karzinome der Tonsillen und des Zungengrundes vorliegen. S. 81). Dies basiert auf die Tatsache, daß sich diese Antikörper nicht bei anderen Tumoren im Kopf-Hals-Bereich und auch nicht bei gesunden Kontrollgruppen nachweisen ließen.

Nur in drei Fällen fanden sich keine IgA-Antikörper bei Patienten mit Nasopharynxkarzinomen. Diese Patienten befanden sich in einem Finalstadium. Dies stimmt mit den Ergebnissen von Henle und Henle (1976) überein, die ebenfalls präfinal keine IgA-Antikörper mehr nachweisen konnten. Zudem hatten alle diese Patienten klinisch keine Lymphknotenbeteiligung. Man könnte annehmen, daß präfinal die Immunabwehr gestört war und zu einem Erliegen der Antikörperproduktion geführt hat.

Bedenkt man, daß in 8% der Fälle zervikaler Metastasierungen kein Primärtumor gefunden werden kann (Becker, 1977; Becker und Herberhold, 1978), so bietet die serologische Untersuchung auf IgA-Antikörper eine wertvolle Ergänzung klinischer und endoskopischer Untersuchungsmethoden. Insbesondere bei lymphoepithelialen Karzinomen erscheint dies bedeutungsvoll, da sich diese Tumorart bekanntlich nicht selten subepithelial und daher für den Untersucher unsichtbar z. B. in den Rosenmüllerschen Gruben ausbreitet.

Eine Biopsie kann zwar durch die serologische Untersuchung heute nicht ersetzt werden, doch kann die Bestimmung von IgA-Antikörpern gegen virale Antigene bei Halsmetastasen unbekannten Ursprungs einen zusätzlichen Hinweis auf den Sitz des Primärtumors geben.

Bezieht man die Titerhöhe auf den histologischen Differenzierungsgrad unserer Nasopharynxkarzinome, so zeigt das lymphoepitheliale Karzinom um den Faktor 2–3 höhere Titer als das undifferenzierte oder gering differenzierte, nicht verhornende Plattenepithelkarzinom. Dies würde bedeuten, daß es sich beim lymphoepithelialen Karzinom um einen eigenständigen Tumor handelt, entsprechend der klinischen Erfahrung, daß die lymphoepithelialen Karzinome besser auf eine Bestrahlung ansprechen als andere Karzinome und daß die Überlebensrate dieser Patienten deutlich höher ist (Wang et al. 1962; von Ilberg et al. 1976; Döhnert 1977).

Nach den neuesten Empfehlungen der Weltgesundheitsorganisation (WHO, Genf 1978) wird der Begriff des lymphoepithelialen Karzinoms in der Einteilung der Nasenrachenraumgeschwülste allerdings nicht mehr verwendet. In Übereinstimmung mit Doerr und Döhnert (1956, 1966) und Döhnert (1977) erscheint uns jedoch die zusätzliche Abgrenzung des lymphoepithelialen Karzinoms von den anderen Karzinomen auch aus serologischen Gesichtspunkten gerechtfertigt.

Obwohl der bisherige Beobachtungszeitraum an der Münchner Klinik von NPC-Patienten noch relativ kurz ist, lassen sich doch aus den bisher gewonnenen serologischen Daten einige *prognostische Angaben* machen. Vergleicht man nämlich die Titerhöhe von Tumorträgern mit der von behandelten und klinisch gesunden Nasopharynxkarzinom-Patienten, so findet man bei der ersteren ein um den Faktor 2–6 höheren Titer. Dies läßt auf einen Abfall der Antikörper im Serum nach erfolgreicher Behandlung schließen. Umgekehrt folgt, daß Patienten mit einem Titerabfall erfolgreich auf eine Behandlung ansprechen. Die Abbildung 8 zeigt Titerverläufe bei NPC Patienten, die zunächst auf die Therapie ansprachen, dann aber Rezidive erlitten.

Von 19 Patienten mit einem Abfall aller Serumantikörpertiter nach Behandlung verschwanden in sieben Fällen die IgA-(VCA)-Antikörper völlig. Damit gleichen die serologischen Befunde dieser Patienten sogar denen gesunder Personen. Alle Patienten mit einem stetig abfallenden Antikörpertiter sind bis heute rezidivfrei.

In 11 Fällen kam es entweder unter der Behandlung zu keinem signifikanten Titerabfall oder aber nach einem vorübergehenden Titerabfall zu einem erneuten Titeranstieg. Diese Patienten entwickelten entweder ein lokales Rezidiv oder Fernmetastasen. In drei Fällen fand sich eine Titererhöhung bevor ein Rezidiv bioptisch gesichert werden konnte. *Persistierende Antikörper oder gar ansteigende Antikörpertiter sind somit prognostisch ungünstig zu werten.* Sie sollten den Untersucher veranlassen, intensiv unter Einsatz aller klinischen Untersuchungsmethoden (Biopsie, Rö-Thorax, Knochenszintigramm, Leberszintigramm, eventuell Schichtaufnahmen der Schädelbasis, etc.) nach einem lokalen Rezidiv oder einer Metastasierung zu suchen.

Da die Prognose einer malignen Erkrankung umso besser ist, je früher der Tumor erkannt wird, mag die Bestimmung der Serumantikörper gegen EBV bei der Überwachung von Nasopharynxkarzinompatienten von Nutzen sein. Dies gilt besonders für die Periode der Überwachung, weil posttherapeutisch u. U. eine

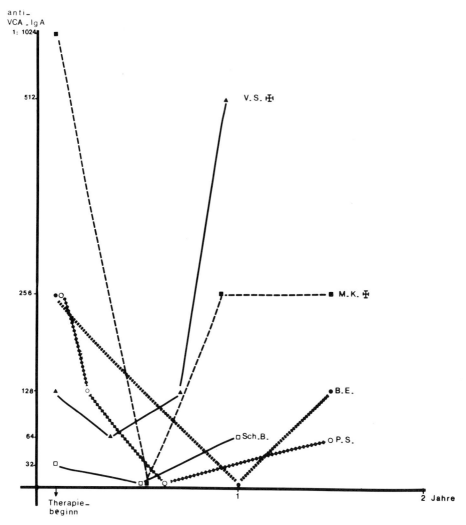

Abb. 8. EBV-anti VCA (IgA) Titerverläufe bei Patienten mit NPC

lokale Nekrose bzw. eine Strahlenfibrose ein tiefsitzendes Rezidiv zu verschleiern vermag. Auch die Fernmetastasen in Leber oder Knochen sind im Frühstadium oft besonders schwer zu entdecken.

e) Zusammenfassende Wertung serologischer Untersuchungen

IgA-Antikörper gegen Virus-Capsid-Antigen bzw. gegen das frühe Antigen sind ein gutes Hilfsmittel zur primären Diagnose und nur mit Einschränkungen geeignet für die Überwachung und Verlaufskontrolle behandelter Patienten. Die wichtige Frage, ob man sich bei der Überwachung der Patienten auf die Titerschwankungen *verlassen* soll, läßt sich nach kritischer Durchsicht der Ergebnisse eher mit nein als mit ja beantworten. Die Titer korrelieren zwar mit dem Krankheitsverlauf, und Titeranstiege haben *wir häufig vor der Erkennung* eines Rezidivs gefunden. Man muß sich aber fragen, ob man bei intensiver Suche das Rezidiv nicht hätte früher diagnostizieren können. Ebenso läßt sich aus unseren Untersuchungen nicht immer ablesen, ob die Titerveränderungen dem Krankheitsverlauf vorausgehen oder nachfolgen.

Die in Abständen von 1 bis 3 Monaten durchgeführten serologischen Untersuchungen zeigten fast immer zwar stetige, aber nur geringe (häufig nicht signifikante!) Titeranstiege bzw. -abfälle, so daß die *Tendenz* – ob ansteigend oder abfallend – *erst nach 1 Jahr ersichtlich wurde.* Dann war aber auch das Rezidiv erkennbar.

Wichtig erscheint es darauf hinzuweisen, daß die Antikörperbildung nicht nur vom Tumor selbst, sondern auch von der „Abwehrlage des Patienten" abhängig ist und hier womöglich eine gegenseitige Beeinflussung erfolgt (Titerabfall bei Wachstum des Tumors im präfinalen Stadium!). Titerschwankungen sind daher nicht immer auf den Tumor zu beziehen, sondern von vielen noch unbekannten Faktoren abhängig. Aus diesem Grunde *können die Titer nicht die hohen Erwartungen erfüllen,* die man in sie gesetzt hat. Trotz dieser Bedenken führen wir regelmäßige serologische Verlaufskontrollen durch, und beziehen deren Ergebnisse neben den bekannten konventionellen Methoden in die Überwachung von NPC-Patienten ein.

EBV-Serologie in "high risk"-Gegenden

EBV-Antikörpertiter bei Nasopharynxkarzinompatienten in den sogenannten endemischen Gebieten wie Südchina und in bestimmten Regionen Afrikas sind deutlich höher als bei Patienten in Europa oder in Amerika (de Schryver et al. 1974; Henderson et al. 1974). Hieraus ergibt sich die Frage, ob bei diesen Patienten das Nasopharynxkarzinom im allgemeinen in einem späteren Stadium diagnostiziert wird oder ob es sich bei diesen Patienten mehr um den sogenannten „invasiven Typ" des Nasopharynxkarzinoms handelt, das bei chinesischen Patienten häufig von keiner Anti-D-Antwort (siehe Referat Sesterhenn) begleitet wird (Henle et al. 1974).

Lanier et al. beschrieben 1980 die Serologie von 7 Nasopharynxkarzinomen aus Alaska, bei denen schon 2 bis 10 Jahre vor der Diagnose Serum gesammelt worden war. Die Antikörperspektren vor der Entwicklung des Nasopharynxkarzinoms war bei allen außer 1 Patienten denen normaler Seren ähnlich. Dieser eine Patient zeigte 22 Monate *vor* der endgültigen Diagnose des Nasopharynxkarzinoms ein NPC-typisches Antikörperspektrum. Ob sich allerdings die Bestimmung von EBV-Antikörpern im Serum gesunder Patienten als Screening-Methode bei gesunden Patienten eignet, läßt sich bisher nicht sagen. Es fehlen verläßliche prospektive, randomisierte Studien.

9.6.4.2 Woher stammen die EBV-Antigene beim NPC?

Es sind zwei Möglichkeiten zu diskutieren:
1. Die Antigene stammen aus den infiltrierten Lymphknoten oder
2. aus dem Tumor selbst.

Zu 1: Wie wir wissen, enthalten die Lymphknoten nach einer primären EBV-Infektion EBV-DNS-tragende B-Lymphozyten. Man könnte annehmen, daß die latent vorhandenen EBV-Genome durch den infiltrierenden Tumor freigesetzt werden und eine Antikörperproduktion anregen. Dagegen spricht, daß auch andere Tumoren aus dem Kopf-Hals-Bereich in die Halslymphknoten metastasieren, jedoch deren Antikörperspektren nicht mit denen des NPC vergleichbar sind.

Zu 2: Die Annahme, daß der Tumor selbst Quelle der Antigene ist, leidet darunter, daß in frischen Biopsien von Tumoren Virus-Capsid-Antigen oder frühes

Antigen nicht nachgewiesen werden konnte, obwohl sie EBV-Genome enthalten (zur Hausen et al. 1970; Wolf et al. 1973). Die Karzinomzellen werden jedoch in vitro durch Bromdesoxyuridin oder Joddesoxyuridin angeregt, EA und VCA zu synthetisieren (Glaser et al. 1975; Trumper et al. 1976). Man könnte daher annehmen, daß Tumorzellen auch in vivo gelegentlich Antigene produzieren; diese Zellen würden dann allerdings rasch und effizient durch Abwehrmechanismen beseitigt.

Eine weitere Frage ist die nach der *Funktion* der Antikörper bei den NPC-Patienten. Das frühe Antigen und das Virus-Capsid-Antigen werden nur während des lytischen Zyklus, der unweigerlich mit einem Zelluntergang verbunden ist, produziert. Beim Nasopharynxkarzinom handelt es sich jedoch um proliferierende Zellen. Somit haben die *Antikörper gegen die Virusantigene wahrscheinlich nichts mit der Tumorabwehr zu tun.* Gegen eine Abwehr spricht auch die Tatsache, daß hohe Antikörpertiter bei Patienten mit schlechter Prognose und niedrige Antikörpertiter bei Patienten mit guter Prognose gefunden werden. Es muß hier auch in Betracht gezogen werden, daß hohe IgA-Antikörperspiegel möglicherweise sogar ein Tumorwachstum beschleunigen, da sie die antikörperabhängige, zellgebundene Zytotoxizität (ADCC, Pearson et al. 1978) inhibieren. Dies könnte die schlechte Prognose von Patienten mit hohem IgA-Antikörperspiegel erklären.

9.6.5 Tonsillenkarzinome und Epstein-Barr Virus

Seit 1981 wird von uns die Vermutung geäußert (Wilmes und Wolf 1981), daß das Epstein-Barr Virus außer mit dem Nasopharynxkarzinom auch mit anderen Tumoren im Bereich des lymphoepithelialen Rachenringes assoziiert sein könnte. Dies stützte sich primär auf serologische Untersuchungen, wobei nasopharynxkarzinom – ähnliche EBV-spezifische Antikörperspektren (IgA-Anti-VCA) bei verschiedenen Tumoren des Waldeyerschen Rachenringes gefunden wurden. Es handelte sich um lymphoepitheliale und undifferenzierte Karzinome der Tonsillen, des Gaumens und des Zungengrundes. In keinem Fall konnte jedoch das typische Antikörperspektrum mit erhöhten IgA-Antikörpern gegen Virus-Capsid-Antigen bei differenzierten, verhornenden Plattenepithelkarzinomen gefunden werden.

Die EBV-Serologie ist zwar ein Hinweis auf einen EBV-assoziierten Tumor. Sie reicht jedoch für einen Beweis *nicht* aus. Hinzu kommt, daß zahlreiche lymphoepitheliale Karzinome der Tonsillen keine IgA-Antikörper gegen das Virus-Capsid-Antigen zeigen. Eine ebenso enge Korrelation zwischen dem lymphoepithelialen Tonsillenkarzinom und IgA-VCA-Antikörpern wie beim Nasopharynxkarzinom scheint es nicht zu geben. Zu ähnlichen Ergebnissen kommen auch Sesterhenn et al. (1982). Als weiteres Indiz für die Assoziation von Epstein-Barr Virus und lymphoepithelialen Karzinomen des Waldeyerschen Rachenringes fehlte der Nachweis der viralen DNS in den Tumorzellen selbst (siehe Henlesche Postulate). In Zusammenarbeit mit Prof. Wolf wurden daher 1981 und 1982 zum Nachweis von viraler DNS in den Tumorzellen selbst *in situ* Hybridisierungen an den verschiedensten Tumoren des Meso- und Oropharynx durchgeführt.

In zwei gering differenzierten Karzinomen der Tonsillen, die eine Nasopharynxkarzinom-typische EBV-Serologie aufwiesen, waren Epstein-Barr Virusgenome in den Zellkernen eindeutig nachweisbar (siehe Abb. 9).

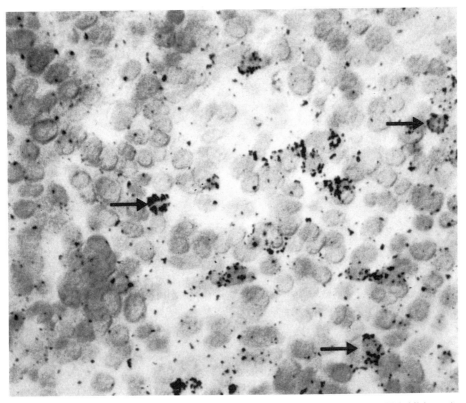

Abb. 9. Pat. B. J., geb. 5. 08. 1921, gering differenziertes Tonsillenkarzinom (in situ Hybridisierung)

Daß es sich bei dem Nachweis von EBV-DNS auch wirklich um epitheliale Zellen und nicht um Lymphozyten handelte, konnte durch Kontrolluntersuchungen an normalen Gaumen-Tonsillen (die hauptsächlich aus Lymphozyten bestehen) bestätigt werden, da in diesen keine virale DNS nachgewiesen werden konnte.

Zu ähnlichen Ergebnissen kamen auch Brichacek et al. 1981. Diese Prager Arbeitsgruppe fand zwar ebenfalls typische Antikörperspektren bei Karzinomen des Oropharynx und wies hier auch EBV-DNS nach. Mit ihrer Methodik konnten sie die EBV-Genome jedoch nicht einem bestimmten Zelltyp zuordnen, da die DNS des gesamten Tonsillengewebes hybridisiert wurde. So ist der mögliche Einwand, daß die nachgewiesene virale DNS aus den Lymphozyten, die den Tumor infiltrieren, stammen könne, erst durch diese Arbeit widerlegt worden.

Während nahezu 100% der bisher untersuchten undifferenzierten bzw. lympho-epithelialen Karzinome des Nasopharynx virale DNS enthalten und auch die typischen EBV-Antikörper im Serum nachweisbar sind (siehe oben), ist dies bei den Tonsillenkarzinomen nicht der Fall. Dieser Unterschied kann zur Zeit noch nicht quantifiziert und auch nicht erklärt werden.

Der Grund, weshalb Nasopharynxkarzinome und auch ein Teil der Tonsillenkarzinome (möglicherweise auch andere Tumoren des Waldeyerschen Rachenringes?) mit Epstein-Barr Virus assoziert sind, ist wahrscheinlich in der gemeinsamen Entwicklungsgeschichte, in der ähnlichen Histologie und in der Lokalisation begründet. Im nächsten Kapitel wird hierauf näher eingegangen werden.

9.7 Hypothesen zur Entstehung eines EBV-korrelierten Karzinoms

Die regelmäßige Assoziation von Epstein-Barr Virus mit Nasopharynxkarzinomen wirft die Frage nach der ätiologischen Rolle dieser Viren auf. Eine der wichtigsten Einwände gegen eine kausale Rolle ist die weite Verbreitung der Epstein-Barr Virusinfektion, während das Nasopharynxkarzinom vorwiegend in sogenannten geographischen Clustern in Südchina (Muir u. Shanmugaratnam 1967; Muir 1971; Shanmugaratnam 1971), Ostafrika (Clifford 1970), in Tunesien (Chadli 1966) und bei Eingeborenen Alaskas (Lanier et al. 1978) auftritt. Mit geringerer Häufigkeit findet sich das Nasopharynxkarzinom in der gesamten Welt.

Nach Henle (1977) ist es höchst unwahrscheinlich, daß das Epstein-Barr Virus lediglich die Rolle eines zufälligen Passagiers (passenger role) spielt. Denn, wie Fialkow und Mitarb. 1972 nachweisen konnten, handelt es sich beim Nasopharynxkarzinom um einen monoklonalen Tumor, d. h. er entwickelt sich aus einer einzigen bösartigen Zelle, in der das virale Genom schon enthalten sein muß. Eine Übertragung des Epstein-Barr Virus auf die Tumoren nach der Entstehung ist nach dieser Annahme so gut wie ausgeschlossen, da alle Patienten hohe Antikörpertiter gegen das EBV haben und somit eine horizontale Verbreitung des Virus verhindern (Henle 1977) würden. Auch die Tatsache, daß andere Karzinome im Kopf-Hals-Bereich (außer wenigen undifferenzierten Tonsillenkarzinomen) weder die typischen Antikörpertiter noch virale Genome in den Tumorzellen zeigen, spricht gegen eine zufällige Infektion des Tumors.

Es ist eher wahrscheinlich, daß das Epstein-Barr Virus in Verbindung mit anderen, zum Teil bekannten, zum Teil noch unbekannten Faktoren zu einem Tumorwachstum führt; d. h., die Ätiologie des Nasopharynxkarzinoms ist offenbar multifaktoriell bedingt. Unter diesen Faktoren scheint jedoch das *Epstein-Barr Virus unerläßlich* zu sein. Als weitere „Cofaktoren" kommen aus heutiger Sicht in Frage:
- Genetische Faktoren (bestimmte Histokompatibilitätsmuster)
- Umweltfaktoren
- Zusätzlich diskutiert werden untereinander eng verwandte verschiedene Virusstämme von Epstein-Barr Virus sowie
- Coronaviren als Cofaktoren.

9.7.1 Immungenetische Marker

Wegen des geographisch (siehe oben) und familiär gehäuften Auftretens von Nasopharynxkarzinomen (Ho und Simons, 1974) werden verschiedene spezielle Histokompatibilitätsmuster angenommen, die die Entstehung eines NPC ermöglichen. Verschiedene HL-A Antigene sollen eine genetische Prädisposition für die Entstehung eines Nasopharynxkarzinoms bei Chinesen darstellen. Dem widerspricht, daß die gleichen HL-A-Typen *nicht* bei NPC-Patienten in anderen Gegenden der Welt gefunden werden (Krüger et al. 1981).

9.7.2 Umweltfaktoren

Umweltfaktoren in Verbindung mit dem Epstein-Barr Virus spielen in der Diskussion eine bedeutende Rolle. Hierzu zählt man die Inhalation von verschiedenen Karzinogenen bzw. die Bevorzugung bestimmter Speisen durch verschiedene Bevölkerungsgruppen (Übersicht bei HO 1971; ITO et al. 1981).

9.7.3 Spezielle Virusstämme von EBV

Eine andere Erklärung für die Entstehung von Tumoren durch Epstein-Barr Virus besteht darin, daß das Epstein-Barr Virus nicht ein einheitliches Virus darstellt, sondern daß es verschiedene eng verwandte, aber unterschiedliche Virusstämme mit unterschiedlicher Onkogenität gibt. Einige Viren würden danach ein größeres onkogenes Potential als andere Stämme aufweisen. Dies würde bedeuten, daß es transformierende und nicht tranformierende Viren gäbe. Allerdings konnten bisher keine signifikanten Unterschiede bei verschiedenen EBV-Isolaten aus Nasopharynxkarzinomen, Burkitt-Lymphomen oder von Patienten mit infektiöser Mononukleose festgestellt werden (Crawford et al. 1979; Bornkamm et al. 1981).

9.7.4 Nasopharynxkarzinom und Coronaviren

Neuere Untersuchungen deuten neben EBV auf ein zweites Virus. Nach Meinung von Arnold und Mitarb. handelt es sich hier um Coronaviren (Arnold u. Huth 1979; Arnold et al. 1980).

Die Hypothese von Coronaviren als notwendigem Cofaktor bei der Entstehung des Nasopharynxkarzinoms wurde zurückhaltend behandelt (Zitat nach Arnold 1981). Seine elektronenmikroskopischen und serologischen Untersuchungen unterstützen jedoch diese Hypothese.

So wurden die elektronenmikroskopisch im Zytoplasma entdeckten tubulären Aggregate und bläschenförmigen Kapside als Coronaviren identifiziert. Entsprechende Partikel wurden dagegen bisher nicht in normalen Geweben des Nasopharynx nachgewiesen (Jahnke 1976; Gazzolo et al. 1972). Gegen eine zufällige Kontamination dieser Tumoren mit Coronaviren spricht neben dem Nachweis dieser Strukturen in den Tumoren selbst der Nachweis ähnlicher Strukturen in Metastasen und im Xenotransplantat (Arnold et al. 1980) (Abb. 10, 11).

Zusätzlich konnten Arnold et al. (1981) in einer serologischen Studie zeigen, daß Patienten mit Nasopharynxkarzinomen einen signifikant höheren Antikörpertiter gegen Coronaviren als Kontrollgruppen aufwiesen. Sie fanden eine gute Korrelation zwischen Antikörpertiter gegen Coronaviren und EBV-Antikörpern. Die Autoren diskutieren die Hypothese, daß die Infektion von epithelialen Zellen mit Epstein-Barr Virus erst durch die Infektion mit Coronaviren möglich wird, die eine Fusion zwischen EBV-infizierten Lymphozyten und epithelialen Zellen ermöglicht und damit einen Austausch viraler DNS bewirken kann. Sie stützen ihre Theorie auf eine Arbeitshypothese von Lenoir und de Thé (1978). Diese fordert ein Zusammenspiel von 2 verschiedenen Viren bei der malignen Transformation. Experimentelle Untersuchungen von Graffi et al. (1976, 1979, 1979) unterstützen diese Hypothese, da sie zeigen konnten, daß eine nichtspezifische RNS-Virusinfek-

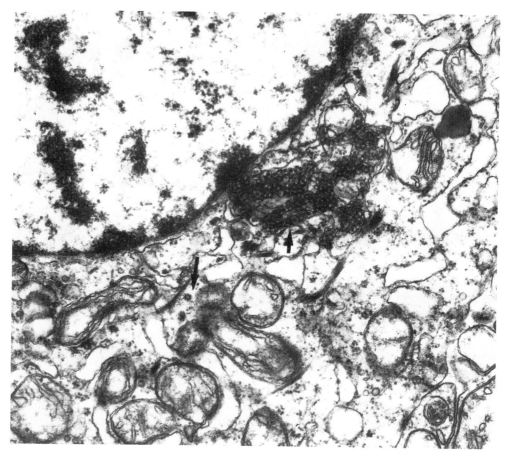

Abb. 10. Xenotransplantat eines NPC. Tubuläre, netzförmige Aggregate (*Coronaviren*) in erweiterten Zisternen des endoplasmatischen Retikulums (→), regelmäßig in der Umgebung solcher Komplexe oder isoliert auftretend kreisrunde Partikel mit speichenradähnlichem Oberflächenbesatz. 25.500 (aus W. Arnold et al., Arch. Otorhinolaryngol. 226, 1980; mit Genehmigung des Autors)

tion bei einer gleichzeitigen DNS-Virusinfektion in Hamstern maligne Tumoren hervorrufen kann.

9.7.5 Ein *weiteres Modell* zur Tumorentstehung unter Berücksichtigung einer multifaktoriellen Genese wurde von H. Wolf und Mitarb. in mehreren Publikationen schrittweise geformt (Bayliss u. Wolf 1980; 1981; Wolf et al. 1981; 1982) und soll hier zusammengefaßt werden. Diese notwendigerweise kurze Darstellung wird den sehr komplizierten Laborversuchen, die diesen Überlegungen zugrunde liegen, nicht gerecht. Sie soll lediglich dazu dienen, an einem Beispiel die verschiedenen Schritte zu erklären, die für die indirekte Beweisführung einer viralen Genese eines menschlichen Tumors zur Verfügung stehen und somit für den Nachweis der engen Beziehung des Epstein-Barr Virus zum Nasopharynxkarzinom und möglicherweise zu anderen Tumoren des Waldeyerschen Rachenringes herangezogen werden können.

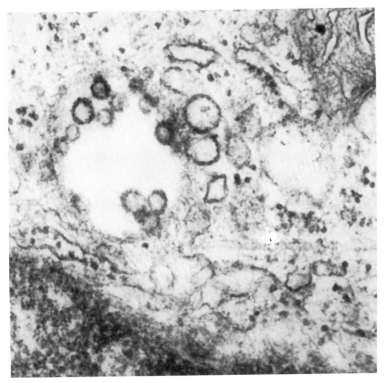

Abb. 11. Endoplasmatisches Reticulum einer Tumorzelle nach Mäuse-Passage mit Bildung von Corona-Virus-Partikeln. 84.000 × (W. Arnold, Luzern)

Die Erklärung, warum gerade Nasopharynxkarzinome und auch Tonsillenkarzinome – beides Tumoren des Waldeyerschen Rachenringes – mit EBV assoziiert sind, ist wahrscheinlich in der gemeinsamen Entwicklungsgeschichte, in der ähnlichen Histologie und in der exponierten Lage dieser Tumoren zu finden.

Nach Dörr (1956, 1961) und Döhnert (1977) handelt es sich anhand lichtmikroskopischer, elektronenmikroskopischer und immunologischer Untersuchungsmethoden bei den „lymphoepithelialen" Karzinomen des Naso- und Mesopharynx um ein Karzinom, das eine eigenständige Tumoreinheit mit biologischen und histologischen Besonderheiten darstellt. Diese Geschwülste entstehen in einem lymphoepithelialen Gewebe, das gekennzeichnet ist durch die innige Durchdringung von Lymphozyten und epithelialen Zellen und in welchem sogar zytoplasmatische Verbindungsbrücken zwischen Lymphoblasten und Epithelzellen nachgewiesen wurden (Gazzolo et al. 1972; Jahnke 1976).

Die exponierte Lage des Nasopharynxkarzinoms im Nasenrachenraum wird ebenfalls herausgehoben. Das Gewebe im Nasopharynx und Oropharynx ist aufgrund seiner Lokalisation über Jahre oder Jahrzehnte den unterschiedlichsten exogenen (onkogenen?) Einflüssen ausgesetzt (Ho 1971; 1972; 1982; Ito et al. 1981). Diese aus der Umwelt stammenden Substanzen sind in der Lage, *in vitro latent* vorhandene virale EBV-DNS zu aktivieren, d. h. einen lytischen Zyklus unter

Bildung viraler Proteine in Gang zu setzen. Diese neu gebildeten Proteine sind aufgrund experimenteller Untersuchungen in der Lage, eine *Zellfusion zwischen Lymphozyten und benachbarten Zellen* herbeizuführen, unter der Voraussetzung, daß diese Zellen in engem Kontakt miteinander stehen (Bayliss u. Wolf 1980; Wolf et al. 1980; 1981).

Die beiden oben geschilderten Voraussetzungen, nämlich die *exponierte Lage und der enge Kontakt zwischen* Lymphozyten und Epithelzellen ist *nur im Waldeyerschen Rachenring gegeben.*

Auf dem Wege der Zellfusion kann die virale DNS aus den Lymphozyten in die epitheliale Zelle gelangen, die normalerweise keine Rezeptoren für EBV besitzt. Wenn dieser Vorgang *in vivo* stattfindet, so könnte er die Anwesenheit von EBV-DNA *in epithelialen Zellen* des Nasopharynxkarzinoms und in den Tonsillenkarzinomen erklären. Durch die Zellfusion müßten notwendigerweise Zellen mit einem doppelten Chromosomensatz entstehen. Dies ist nicht der Fall. Eine Erklärung geben Untersuchungen von Seigneurin et al. (1977), die zeigen konnten, daß die Induktion eines lytischen Zyklus zu einer Zerstörung und zum Verschwinden des zellulären Genoms führt.

In diesen *fusionierten Zellen* scheint der lytische Zyklus von Epstein-Barr Virus (d. h. die Bildung neuer Viren bei gleichzeitigem Untergang der Zelle) unterdrückt zu werden (Glaser et al. 1975; Graessmann et al. 1980). Aus diesem Grunde führe die Fusion der Lymphozyten (mit einem nur teilweise aktivierten EBV-Genom) und einer Epithelzelle nicht zum Zelltod der fusionierten Zelle, sondern *durch die Zellfusion würde die Epithelzelle mit der viralen DNS die Information zur Proliferation* (wie EBV-infizierte Lymphoblasten) erhalten.

Denkbar wäre, daß der größte Teil der so gebildeten EBV-positiven Zellen aufgrund veränderter Zelloberflächenantigene von der Immunabwehr eliminiert werden. Wird diese Zelle jedoch aufgrund eines genetischen oder immunologischen Defektes nicht als fremd erkannt und entkommt der Immunabwehr (immune surveillance), so wäre die Entstehung eines monoklonalen Tumors, d. h. eines Nasopharynxkarzinoms denkbar. Nach Untersuchungen von Fialkow et al. (1972) ist auch das Nasopharynxkarzinom wie auch das Burkitt-Lymphom ein monoklonaler Tumor.

Die Erklärung dafür, daß keine bzw. nur selten Zellen mit einem doppelten Chromosomensatz zu finden sind, liegt möglicherweise darin, daß der zugrunde gehende Lymphozyt nur die Information zur Proliferation an die Epithelzelle weitergibt.

Obwohl die oben geschilderten Schritte zur Karzinogenese eines EBV-korrelierten Tumors nur auf in vitro durchgeführten Untersuchungen basieren, können sie doch unseres Erachtens als Ausgangspunkt und Modell für weitere Untersuchungen dienen.

10 Interferon

Vor 25 Jahren (1957) wurde „Interferon" von Isaacs und Lindemann entdeckt.

Sie überimpften hitzeinaktiviertes Influenzavirus auf Hühnerchorionallantois-Membranen. Nach 24 Stunden wurde das Kulturmedium von den Membranen und Viren bzw. Virusteilchen getrennt. Frische Membranen wurden anschließend in diesem Kulturmedium 18–24 Stunden bei 37 °C inkubiert. Bei Hinzugabe von Influenzavirus wurde die Virusvermehrung gehemmt. Die ersten Membranen mußten also nach Kontakt mit Influenzaviren eine Substanz an das Medium abgegeben haben, die frische Gewebsstücke vor viraler Infektion schützen konnte. Die von der infizierten Membran abgegebene Substanz wurde Interferon genannt (Abb. 12).

Wie wir heute wissen, handelt es sich bei Interferon um eine größere Anzahl strukturell verwandter Proteine (säurestabile Glykoproteine, trypsinempfindlich und nicht dialysierbar). Sie sind als antivirale Substanz *nur* in den Zellen jener Tierspezies wirksam, in der sie gebildet wurden. Interferone zeichnen sich somit durch eine *Spezies-Spezifität* aus. Andererseits besitzen Interferone ein *breites Anti-Virus-Spektrum,* d. h. ihre Wirkung ist nicht gegen ein spezielles Virus, sondern praktisch gegen *alle* Viren gerichtet.

Neben der antiviralen Wirksamkeit wurde auch eine Hemmwirkung gegenüber Bedsonien sowie verschiedenen Bakterien und Protozoen beschrieben. Die Empfindlichkeit dieser Organismen ist aber unterschiedlich (Ho 1962).

Weitere wichtige biologische Eigenschaften sind die *Hemmung der Zellteilung* und die „*Modulation" des Immunsystems* (Übersicht bei Stewart 1981).

Neben aktiven oder inaktivierten Viren und viralen Nukleinsäuren können Mikroorganismen, bakterielle Endotoxine sowie natürliche und synthetische doppelsträngige Ribonukleinsäuren (Poly-Inosin-Säure; Poly-Cytidyl-Säure) die Bildung von Interferon in Gang setzen.

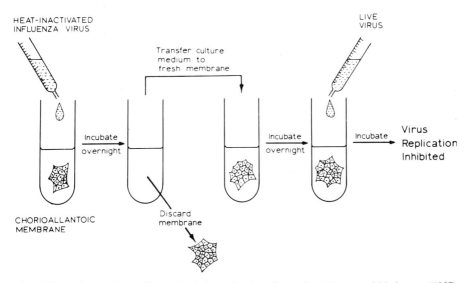

Abb. 12. Versuchsanordnung, die zur Entdeckung des „Interferon" durch Isaacs und Lindemann (1957) führte (aus Stewart, W. E. 1981)

Die im folgenden genannten Interferoninduktoren werden bei der industriellen Herstellung *vorwiegend* angewandt.

Wir unterscheiden 3 Gruppen:

Alpha-Interferone (HuIFN-Alpha) werden aus Leukozyten oder aus transformierten, permanent vermehrbaren Lymphoblasten nach Induktion mit einem Paramyxovirus (Sendai-Virus) gewonnen. Leukozyten- und Lymphoblasten-Alpha-Interferon sind sich weitgehend ähnlich (Lymphoblasten Interferon besteht allerdings aus einem Gemisch von Alpha- und Beta-Interferon). Von den Alpha-Interferonen sind 12–16 unterschiedliche Typen bekannt.

Beta-Interferon (HuIFN-Beta) wird in menschlichen Fibroblasten nach Induktion durch eine doppelsträngige RNS gebildet (Poly-IC = Polyinosin-Polycytidyn-Säure). Von Beta-Interferonen sind bisher 2 Subtypen bekannt.

Gamma-Interferone (HuIFN-Gamma) werden aus T-Lymphozyten gewonnen und auch Immuninterferone genannt.

Der Induktor ist ein spezifisches Antigen oder T-Zell-Mitogen.

Human-Interferon-Gamma scheint das Wachstum von Tumorzellen in vitro generell besser zu hemmen und spezifische Immunreaktionen in vitro stärker zu steigern als Human-Interferon-Alpha und Human-Interferon-Beta (Billiau 1980).

Klinische Erfahrungen mit den verschiedenen Interferonen an einem großen Patientengut scheiterten bisher an der äußerst schwierigen und kostenaufwendigen Produktion. Wahrscheinlich bieten gentechnologische Verfahren in der Zukunft die besseren Möglichkeiten zur kostengünstigeren Herstellung von Interferon.

Die *Bildung* des Interferons stellt man sich heute folgendermaßen vor: Der Interferoninduktor bindet sich an einen Repressor für das Interferon-Gen, das auf der Wirtszell-DNS lokalisiert ist. Die Bindung an den Repressor bewirkt eine Derepression und somit eine Aktivierung des Human-Interferon-Gens. Diese führt zur Bildung einer spezifischen messenger-RNS, die mit Hilfe des üblichen ribosomalen Ablaufs in Interferonproteine translatiert wird.

Diese messenger-RNS bildet heute das Ausgangsmaterial für die *Gentechnologie*. Mit Hilfe von RNS-abhängiger DNS-Polymerase wird experimentell eine DNS synthetisiert, die eine exakte Kopie der messenger-RNS ist. Diese komplementäre neugebildete DNS wird in Plasmide – eine in Bakterien vorkommende zirkuläre DNS – eingesetzt, die danach in Bakterien (E. coli) eingeschleust werden können. Diese Bakterien erhalten somit die Information zur Synthetisierung von Interferonen (Göedel et al., 1980).

10.1 Antiviraler Wirkungsmechanismus

Die antivirale Wirksamkeit des Interferons ist bisher am besten untersucht. Die Bildung von Interferon setzt rasch nach der Infektion einer Zelle ein und erreicht ihr Maximum 12 bis 48 Stunden später. Die antivirale Wirkung kann somit den Zeitraum bis zur Bildung spezifischer antiviraler Antikörper überbrücken.

Interferone wirken nicht direkt auf das infektiöse Virus ein, sondern sie hemmen eine weitere Virusvermehrung. Die Infektkette wird unterbrochen und die Virusproduktion geht rasch zurück.

Aufgrund von experimentellen Untersuchungen werden 2 Mechanismen der Interferonwirkung angenommen.

Nach Bindung des Interferons an einen Rezeptor in der Zellmembran werden verschiedene Enzyme gebildet, die die Produktion viraler Proteine in der Weise beeinflussen, daß keine infektiösen Viren gebildet werden können. Möglicherweise wird auch die Adsorption von Viren an die Zellmembran und somit das Eindringen der viralen Nukleinsäure in die Zelle verhindert.

Neben diesen direkten antiviralen Eigenschaften besitzen die Interferone die Fähigkeit, spezifische immunologische Abwehrreaktionen des Körpers zu verstärken (*„Modulatoreffekt"*). Die zelluläre und humorale Immunantwort wird gesteigert, natürliche Killerzellen (NK) werden aktiviert und die Phagozytose und die lysosomale Aktivität von Makrophagen angeregt (Johnson und Baron, 1976; 1977; Übersicht bei Stewart, W. E.: The Interferon System, Springer-Verlag, 1981).

10.1.1 Klinische Studien

Vor *Virusinfektionen des Nasen-Rachen-Raumes* können Interferone. in hoher Dosierung schützen. So berichten Merigan et al. (1973) über Untersuchungen an Freiwilligen, die mit Influenza B Virus infiziert wurden. Bei einer intranasalen Applikation von 10^6 IU Leukozyten-Interferon einen Tag vor bis drei Tage nach der Infektion konnte ein statistisch signifikanter Schutz vor der Erkrankung erreicht werden. Bei einer um das 10-fache niedrigeren Dosierung traten mit einer Verzögerung die typischen Symptome eines Infektes auf. Wegen der hohen Kosten ist man allerdings von einem erweiterten Einsatz von Interferonen bei Virusinfektionen der Atemwege noch *weit* entfernt.

Neuerdings konnte in normalem menschlichen Nasensekret ein Inhibitor isoliert werden, der Fibroblasteninterferon hemmt (Harmon et al. 1977). Wahrscheinlich ist dieser Interferoninhibitor dafür verantwortlich, daß nur hohe Dosen von Interferon bei nasaler Applikation wirksam werden können. Es wird angenommen, daß dieser spezifische Inhibitor im nasalen Epithel gebildet wird.

Bei *Herpes simplex Infektionen* soll Interferon – frühzeitig beim ersten Auftreten der subjektiven Beschwerden gegeben – den Ausbruch der Eruption häufig unterdrücken oder zumindest in seiner Intensität schwächen (Söltz-Szöts 1976).

Beim *Zoster* konnte gezeigt werden, daß bei 41 mit inaktiviertem Influenzavirus als Interferoninduktor behandelten Patienten die durchschnittliche Krankheitsdauer 17 Tage (bei der Kontrollgruppe 31 Tage), also um fast die Hälfte reduziert werden konnte. Auch blieb bei den auf diese Weise behandelten Patienten nur in einem Fall eine Post-Zoster-Neuritis bestehen, während diese bei der Kontrollgruppe bei 35 nachzuweisen war (Fanta und Söltz-Szötz 1974). Andere Studien konnten dies allerdings nicht bestätigen.

Human-Interferon-Alpha wurde auch bei *Nierentransplantations-Patienten* mit Cytomegalievirus-Infektionen (Falcoff et al. 1966) und bei der *Hepatitis B* angewandt (Arbin et al. 1976; Merigan et al. 1977). Während die Studien bei Cytomegalievirus-Infektionen nur eine vorübergehende Beeinflussung der Virusvermehrung bewirkte, ließen sich von Einzelfällen abgesehen, bei der Hepatitis keine überzeugenden Ergebnisse erzielen (Übersicht bei Stewart 1973).

10.2 „Antitumoraler" Wirkungsmechanismus

Klinische Studien mit Interferonen bei Tumoren stehen entgegen sensationellen Berichten in der Presse noch ganz am Anfang. Die bisher durchgeführten Studien leiden unter der geringen Fallzahl, selten wurden sie als kontrollierte Studien angelegt, so daß Vergleichsmöglichkeiten erschwert sind.

Ebenso wie bei der antiviralen Wirksamkeit beruht die Wirkungsweise von Interferon bei der Tumorabwehr wahrscheinlich auf zwei Grundprinzipien:

1. Interferone *hemmen in vitro die Vermehrung der Tumorzellen* (Gutterman et al., 1980). Dieser hemmende Effekt scheint bei Tumorzellen stärker ausgeprägt zu sein als bei normalen Zellen (Lee et al. 1972; Strander u. Einhorn 1977). Die Art dieses Hemmeffektes auf das Tumorwachstum ist bisher nicht bekannt. Wahrscheinlich wird auch hier die Proteinsynthese beeinflußt (siehe Stewart 1979; Yabrov 1980).

2. Human-Interferone *steigern die „spezifischen immunologischen Abwehrkräfte"*. Die zellvermittelte Zytotoxizität wird gesteigert, die Phagocytose, Makrophagen- und Leukozytenaktivität angeregt. In vitro scheint außerdem die Empfindlichkeit der Tumorzellen gegenüber dem zytotoxischen Effekt von Leukozyten durch Interferon gesteigert zu werden (Stewart, 1979; Yabrov, 1980). Allerdings ist die Wertigkeit dieser in vitro durchgeführten Untersuchungen in vivo nicht belegt (Trinchieri et al., 1977).

10.2.1 Klinische Studien

Bisher wurden 5 verschiedene Tumorarten bei einer *größeren* Zahl von Patienten behandelt. Es handelte sich dabei um Osteosarkome, Lymphome, Myelome, Lungenkarzinome und Melanome. Am bekanntesten ist die Osteosarkomstudie von Strander und Mitarb., bei der Human-Interferon-Alpha parenteral angewandt wurde. Diese Studie wurde am Karolinska-Hospital in Stockholm durchgeführt (Strander et al. 1974; 1978). Die Studie begann 1971, wobei einer Gruppe von 28 Patienten, die mit Interferon behandelt wurden, eine historische Kontrollgruppe von 23 Patienten, die von 1952 bis 1971 konventionell behandelt wurden, gegenüberstand. Interferon wurde zunächst täglich und nach 1 Monat 3 mal wöchentlich über 1 $\frac{1}{2}$ Jahre gegeben (3×10^6 Leukozyten-Interferon), alle Patienten wurden zudem vor der Interferonbehandlung radikal operiert.

Nach 2 $\frac{1}{2}$ Jahren waren 64% der Interferongruppe ohne Metastasen, während bei den Kontrollen nur etwa 30% (7 von 23) ohne Metastasen blieben.

Die guten Ergebnisse dieser Studie werden relativiert, wenn man bedenkt, daß die Prognose bei konservativer Behandlung dieses Tumors heute besser zu sein scheint als es der Kontrollgruppe von Strander entspricht (Sikora 1980, zitiert nach Hilfenhaus 1981).

Interferontherapie bei juveniler Papillomatose

1981 berichteten Haglund et al. von einer „Pilotstudie", in der 7 jugendliche Patienten mit einer Kehlkopfpapillomatose behandelt wurden. Die Autoren benutzten Leukozyteninterferon (Cantell u. Hirvonen 1978).

Das Leukozyteninterferon wurde intramuskulär verabreicht, und zwar in der

Regel dreimal wöchentlich (jeweils 3×10^6 IU). Wesentliche Nebenwirkungen wurden nicht beobachtet. In allen 7 Fällen sprach die Papillomatose auf die Behandlung an. Die durchschnittliche Behandlungsdauer betrug 4 Jahre. Bei 5 Patienten wurde die Therapie abgesetzt bzw. unterbrochen, allerdings mußte die Therapie wegen Rezidiven dann innerhalb 2 Monaten wieder aufgenommen werden. Neben der Interferontherapie wurden bei dieser Studie die Papillome abgetragen. Die Autoren glauben, mit einer kombinierten Behandlung die besseren Effekte erzielen zu können.

In dieser wie auch in anderen Studien (Goepfert et al. 1982; Weimar et al. 1982) konnte kein Patient *auf Dauer* mit Interferon geheilt werden, dennoch betrachten die Autoren diese Therapieform sehr optimistisch.

Beim Vergleich der Wirkung von Fibroblasten-(HuIFN-Beta) mit Leukozyten-interferon (HuIFN-Alpha) auf die Papillomatose scheint das Leukozyteninter-feron allerdings wirksamer zu sein (Göbel et al. 1981). Während in der gleichen Arbeit von einer „kompletten Remission" der juvenilen Papillomatose gesprochen wird, haben sich die Ergebnisse nach Ansicht eines Co-Autors (Arnold, persönliche Mitteilung) nicht bestätigt. Bei allen Patienten kam es zum Rezidiv, allerdings mit verminderter Frequenz. Da die Papillome in der ersten Lebensdekade eine besonders kräftige Wachstumstendenz zeigen und zum Pubertätsalter hin seltener werden oder sogar spontan ausheilen, läßt sich natürlich nicht beurteilen, ob die verlängerten Rezidivintervalle auf Interferon *allein* oder auch auf das *zunehmende* Alter zurückzuführen sind.

Daß es sich um eine viral bedingte Erkrankung handelt, wurde schon 1923 durch Übertragungsver-suche bewiesen (Ullmann u. Ishikawa 1936). Elektronenmikroskopisch wurden die typischen Viruspar-tikel nachgewiesen (Boyle et al. 1971; 1973; Lundquist et al. 1975; Arnold 1976). Nukleinsäurehybridi-sierungen machen wahrscheinlich, daß die Viren der Kehlkopfpapillomatose sich von den bisher charakterisierten menschlichen Papillomaviren Typ 1–4 unterscheiden (zur Hausen et al. 1974; Grissmann et al. 1977). Die Papovaviren gehören zu den DNS-Viren, die Erreger haben einen mittleren Durchmesser von 46 nm und besitzen ein Kapsid in Form eines Ikosaeders, umgeben von einer Lipoproteinhülle.

Interferontherapie bei Nasopharynxkarzinomen

Die Tübinger Gruppe um Treuner und Niethammer berichtete 1980 und 1981 über die Behandlung von 6 Kindern mit Nasopharynxkarzinomen. Bei allen 6 Tumoren handelte es sich um lymphoepitheliale Karzinome vom Schminketyp.

Fünf der Patienten erhielten Fibroblasteninterferon, ein Patient erhielt neben dem Fibroblasteninterferon auch das Leukozyteninterferon. Alle Kinder erhielten neben der Interferontherapie eine Chemo- bzw. Radiotherapie.

Bei einem der Patienten kam es zur vollständigen Remission für mehr als 1 Jahr, wobei er die letzten Monate nicht behandelt wurde. Bei 2 Patienten wurde das Tumorwachstum gestoppt, bei weiteren 2 Kindern hatte die Interferontherapie keinen Einfluß auf das Tumorwachstum.

Somit „sprachen insgesamt 3 der Patienten auf die Behandlung an".

Nach Meinung der Autoren kann eine Interferontherapie beim Nasopha-rynxkarzinom „von Nutzen" sein. Ob sich die Wirkung von Interferon auf die antivirale Aktivität oder auf seine immunmodulatorische Funktion bzw. den zytotoxischen Effekt zurückführen läßt, lasse sich bisher noch nicht sagen. Die geringe Anzahl der bisher behandelten Patienten läßt unserer Meinung nach auch noch keine endgültige Beurteilung der Interferontherapie beim Nasopharynxkarzinom zu.

Zusammenfassende Wertung

Nach den heute vorliegenden klinischen Untersuchungen läßt sich nicht absehen, welche Bedeutung die Interferontherapie in der Klinik erlangen wird. Bisher sind bei den meisten Malignomen die Ergebnisse mit den klassischen Standardmethoden besser als mit Interferon allein. Zudem ist bisher wenig über Nebenwirkungen, wie z. B. eine *Knochenmarksdepression,* bekannt. Die anfängliche Euphorie ist eher einer Ernüchterung gewichen. Beim 3. Expertentreffen der Deutschen Stiftung für Krebsforschung (1982) wurde deshalb empfohlen weitere klinische, vor allem randomisierte Studien durchzuführen. Es müssen grundsätzliche Fragen, wie die *Beeinflussung des Immunsystems, der Hämatopoese und des Zellwachstums* (Tyrell 1981) weiter geklärt werden, bevor eine Interferontherapie empfohlen werden kann.

11 Virushepatitis

Die verschiedenen Formen der viralen Hepatitis verursachen keine Erkrankungen im Hals- Nasen- Ohrenbereich und sind für den Otorhinolaryngologen kein Problem der Patientenbehandlung, sondern Patienten sind lediglich eine Ansteckungsgefahr für den Arzt. Je nach dem Patientenkollektiv muß der Hals- Nasen- Ohrenarzt damit rechnen, daß 0,3–3% aller Patienten Träger des Hepatitis B Virus sind und Blut und Gewebeflüssigkeiten dieser Patienten für ihn eine Ansteckungsgefahr bedeuten.

Wir unterscheiden heute 3 Formen der Virushepatitis: die Hepatitis A (HA), die Hepatitis B (HB) und die Hepatitis Nicht-A, Nicht-B (HNANB).

11.1 Hepatitis A (HA)

Die Hepatitis A wird durch ein Picornavirus der Familie der Enteroviren verursacht und fäkal-oral übertragen. Die HA verläuft meistens komplikationslos, doch kommen auch fulminante Verläufe vor. Die Erkrankung kann sich in seltenen Fällen über einige Monate hinziehen, doch geht sie nie in eine echte chronische Form über. Es gibt keine Virusdauerausscheider, und alle bisher isolierten HA-Viren sind antigenidentisch. Die HA ist heute in Mitteleuropa selten geworden. Sie ist aber noch häufig in subtropischen und tropischen Ländern, und Infektionen ereignen sich nicht selten während Urlaubsreisen in diese Länder oder in kleinen Krankheitsausbrüchen, wenn Besucher aus diesen Gebieten die Erkrankung einschleppen.

Das Virus kann in der Gewebekultur gezüchtet werden und attenuierte Lebend-wie auch Totimpfstoffe sind in der Entwicklung. *Normales Immunglobulin* enthält genügend Antikörper gegen Hepatitis A Virus (HAV) und verleiht einen *passiven Schutz* (0,02–0,12 ml/kg Körpergewicht) für 8–12 Wochen.

11.2 Hepatitis B

Die Hepatitis B wird durch ein komplexes DNS-Virus (HBV) hervorgerufen. Die Übertragung geschieht durch direkte parenterale oder durch mittelbare (durch engen körperlichen Kontakt) Inokulation von Blut, Blutprodukten oder Gewebeflüssigkeit. Nicht mit Blut verunreinigter Stuhl oder Urin sind nicht infektiös. Das Virus erscheint im Blut bereits in der Inkubationsphase, manchmal bereits mehrere Wochen vor Erkrankungsbeginn und persistiert im allgemeinen durch die akute Phase hindurch. 5–10% aller HB-Erkrankungen gehen in eine chronische Form mit einer für Jahre oder Jahrzehnte anhaltenden Virämie über. Bei den chronischen Formen unterscheiden wir den „gesunden" HBV-Träger, der nur minimale Leberveränderungen hat, von der chronisch persistierenden mit milden und der chronisch aktiven Hepatitis mit mittleren bis schweren Leberveränderungen.

Die chronischen Hepatiden, besonders die chronisch aktive Form, kann in eine Zirrhose und ein primäres Leberzellkarzinom übergehen. Das Blut der Patienten mit einer chronischen HB, auch das der oft unerkannten „gesunden" HBV-Träger, ist infektiös, und diese Personen sind deshalb eine Infektionsquelle für ärztliches und zahnärztliches Personal, das häufig Blutkontakt hat.

Das HBV kann nicht in der Gewebekultur gezüchtet und nur auf Menschen oder Menschenaffen übertragen werden. Trotzdem ist HBV, gewonnen aus dem Blutplasma von Virusträgern, vollständig molekularbiologisch charakterisiert, und ein Totimpfstoff zur aktiven Immunisierung ist entwickelt worden. Dieser Impfstoff besteht aus gereinigtem Oberflächenantigen (HBsAg) des HBV. Chronische Träger produzieren HBsAg in großem Überschuß, und das Antigen wird aus dem Plasma von Virusträgern gewonnen, gereinigt, inaktiviert (um die Infektiosität eventuell noch vorhandener kompletter Virusteilchen zu zerstören) und als Impfstoff eingesetzt.

Impfstoffe von zwei Herstellern sind zur Zeit in der Bundesrepublik Deutschland zugelassen, und die ständige Impfkommission des Bundesgesundheitsamtes und die Deutsche Vereinigung zur Bekämpfung der Viruskrankheiten e. V. (DVV) empfiehlt die Impfung folgender Bevölkerungskreise:

Die Gruppen des medizinischen und zahnmedizinischen Personals, die besonders *infektionsgefährdet* sind;

Dialysepatienten, Patienten, denen häufig Blut oder Blutbestandteile übertragen werden, sowie Patienten vor ausgedehnten chirurgischen Eingriffen;

Patienten und Pflegepersonal in psychiatrischen Anstalten oder vergleichbaren Fürsorgeeinrichtungen für Zerebralgeschädigte oder Verhaltensgestörte mit erhöhtem Auftreten von Hepatitis B Infektionen;

Personen mit engem Kontakt mit HBV-positiven (HBsAg- oder HBsAg- und HBeAg-positiven) Personen, Neugeborene HBV-positiver Mütter;

sowie besondere Risikogruppen wie z. B. Personen mit häufigem Wechsel der Sexualpartner, Drogenabhängige oder länger einsitzende Strafgefangene,

und auch Reisende in HB-Endemiegebiete, bei denen ein enger Kontakt zur einheimischen Bevölkerung zu erwarten ist.

Diese Indikationsliste stimmt weitgehend mit entsprechenden Empfehlungen in den USA und anderen europäischen Ländern überein.

Die Impfung verursacht nur minimale lokale und keine generellen Nebenwirkungen, der Impfstoff hat keine Restinfektiosität, und es bestehen praktisch keine
Kontraindikationen für diese Impfung. Schwangere sowohl wie Neugeborene
können gleichfalls geimpft werden und in Fällen, in denen ein sofortiger Impfschutz
notwendig ist, kann eine simultane passiv-aktive Impfung durchgeführt werden.
Hierzu muß aber spezifisches Immunglobulin mit hohem Anti-HBs-Titern benutzt
werden. Die aktive Immunisierung bestehend aus 4 (Pasteur-Impfstoff) oder 3
(Merck Sharp & Dohme Impfstoff) Impfungen, induziert eine Immunität in etwa
96% der Geimpften, und der Impfschutz hält wahrscheinlich für mindestens 5 Jahre
an.

11.3 Hepatitis Nicht-A, Nicht-B (HNANB)

Die Erreger der HNANB sind bisher nicht identifiziert, es gibt mit Sicherheit
mindestens 2 unterschiedliche Antigentypen. Die HNANB scheint wie die HB
parenteral übertragen zu werden, sie wird noch häufiger als die HB chronisch, doch
sind die chronischen Verläufe im allgemeinen leichter als bei der HB, und die
chronische HNANB heilt nicht selten nach Jahren spontan aus. Virusträger sind
durch wiederholte Übertragungen der Erkrankung von einem Blutspender über
Jahre bewiesen, und die HNANB ist heute die häufigste Form der Posttransfusions-
hepatitis. Sichere spezifische diagnostische Untersuchungsmethoden für die
HNANB gibt es bisher nicht.
Zusammenfassend spielt die Hepatitis A für den Hals- Nasen- Ohrenarzt nur eine
Rolle als *Reisehepatitis* in Endemiegebiete, und die Hepatitis B und die Hepatitis
Nicht-A, Nicht-B eine Infektionsgefahr für ihn selbst durch *Infektion durch seine
Patienten*. Gegen die HB gebt es jetzt eine effektive Impfung, während gegen die
HNANB nur streng eingehaltene hygienische Maßnahmen schützen können.

Literaturverzeichnis

Adam E (1982) Herpes simplex virus infections. In: Glaser R, Gotlieb-Stematsky (eds) Human herpes
    virus infections. Marcel Dekker, New York, pp 1–56
Adams A (1979) The state of the virus genome in transformed cells and its relationship to host cell DNA.
    In: Epstein MA, Achong BG (eds) The Epstein-Barr virus. Springer, Berlin Heidelberg New York,
    pp 155–184
Allison AC (1974) On the role of mononuclear phagocytes in immunity against viruses. Prog Med
    Virol 18: 15–31
Almeida JA, Tyrell DAJ (1967) The morphology of three previously uncharacterized human respiratory
    viruses that grow in organ culture. Virol 1: 175–178
Anderson TW, Beaton GH, Corey PN (1975) Winter illness and vitamin C: The effect of relatively low
    doses. Can Med Assoc J 112: 823–826
Anderson TW, Reid DBW, Beaton GH (1972) Vitamin C and the common cold: A double-blind trial.
    Can Med Assoc J 107: 503–508
Anderson TW, Suranyi G, Beaton GH (1974) The effect of winter illness of large doses of vitamin C. Can
    Med Assoc J 111: 31–36
Anderson-Anvret M, Forsby N, Klein G, Henle G (1977) Relationship between the EBV and
    undifferential nasopharyngeal carcinoma: Correlated nucleic acid hybridization and histopatholo-
    gical examination. Int J Cancer 20: 486–494
Aoki FY, Reed SE, Craig JW (1978) Effect of a polynucleotide interferon inducer of fungal origin on
    experimental rhinovirus infection in humans. J Infect Dis 137: 82–86

Arnold W, Ilberg C von (1971) Verbindungswege zwischen Liquor und Perilymphraum. Arch klin exp
    Ohr-, Nas- und Kehlk-Heilk 198: 247–261
Arnold W, Ilberg C von (1971) Die Verbindung zwischen Liquor cerebrospinalis und dem Lymphsystem
    der Mittelohrschleimhaut. Arch klin exp Ohr-, Nas- u Kehlk-Heilk. 199: 453–457
Arnold W, Ilberg C von (1974) Ultrastrukturelle Veränderungen an der Mittelohrschleimhaut bei der
    idiopathischen haemorrhagisch-serösen Mittelohrentzündung (Otitis nigra). Arch Otorhinolaryn-
    gol 203: 15–32
Arnold W (1976) Ätiologische Aspekte zur Frage der Entstehung des Larynxpapilloms Laryng Rhinol
    Otol 55: 102–111
Arnold W (1979) Tubular forms of coronaviruses in human laryngeal papilloma. Arch Otolaryngol 225:
    15–19
Arnold W, Huth F (1979) Viren, virusähnliche und auf Viren hinweisende Strukturen beim Karzinom
    des Nasopharynx. Arch Otorhinolaryngol (NY) 222: 295–312
Arnold W, Huth F (1979) Light and electron microscopic investigations of nasopharyngeal carcinomas
    with regard to the viral etiology of these tumors. J Cancer Res Oncol 94: 87–104
Arnold W, Huth F, Lindenberger J, Vosteen KH (1980) Vergleichende Morphologie des lymphoepithe-
    lialen Karzinoms; Primärtumor-Metastase-Xenotransplantat. Arch Otorhinolaryngol (NY) 226:
    15–26
Arnold W, Vosteen KH (1980) Experimental studies on specific immunotherapy in nasopharyngeal
    carcinoma (NPC). Arch Otorhinolaryngol 229: 5–11
Arnold W, Nakazima A, Wang YB, Vosteen KH, Brunner H, Göbel U (1980) Aktuelle Aspekte zur
    Ätiologie, Diagnostik und Therapie des Nasenrachenraum-Karzinoms. HNO 28: 247–260
Arnold W, Wang JB, Huth F, Klein M, Schmidt WAK (1981) Corona viruses and nasopharyngeal
    carcinoma. In: Grundmann E et al (eds) Nasopharyngeal carcinoma, Cancer campaign, Vol 5.
    G Fischer, Stuttgart New York, pp 441–448
Arnold W, Klein W, Wang JB, Schmidt WAK, Trampisch HJ (1981) Corona virus associated antibodies
    in nasopharyngeal carcinoma. Arch Otorhinolaryngol 232: 165–177
Azimi PH, Cramblett HG, Haynes RE (1969) Mumps meningoencephalitis in children. JAMA 207:
    509–512
Badger GF, Dingle JH, Feller AE (1953) A study of illness in a group of Cleveland families. II. Incidence
    of the common respiratory diseases. Am J Hyg 58: 31–40
Bang HO, Bang J (1943) Involvement of the central nervous system in mumps. Acta Med Scand 113:
    487–505
Baringer JR, Swoveland (1973) Recovery of herpes simplex virus from human trigeminal ganglions. N
    Engl J Med 288: 648–650
Baringer JR (1974) Recovery of herpes simplex virus from human sacral ganglion. N Engl J Med 291:
    828–930
Barr B, Lundström R (1961) Deafness following maternal rubella. Acta Otolaryng 53: 413–423
Bastian FO, Rabson AS, Yee CL, Tralka TS (1972) Herpes virus horminis: Isolation from human
    trigerminal ganglions. Science 178: 306–307
Bayliss GJ, Wolf H (1980) Epstein-Barr virus-induced cell fusion. Nature 287: 164–165
Bayliss GJ, Wolf H (1981) An Epstein-Barr virus early protein induces cell fusion. Proc Natl Acad Sci
    USA 78: 7162–7165
Bayliss GJ, Wolf H (1981) The regulated expression of Epstein-Barr virus. III. Proteins specified by EBV
    during lytic cycle. J Gen Virol 56: 105–115
Beard CM, Benson RC, Kelalis PP (1977) The incidence and outcome of mumps orchitis in Rochester,
    Minnesota, 1935 to 1974, Mayo Clinic. Proc Soc Acad Sci USA 52: 3–7
Beal D, Naunton R (1966) Mumps hearing loss. A case report. Laryngoscope 76: 1780–1791
Becker A (1975) Die virusbedingten Erkrankungen im Hals- Nasen- Ohrenbereich. Arch klin exp Ohr-,
    Nas- u Kehlk-Heilk 167: 106–236
Becker W (1977) Das Nasopharynxkarzinom. Dtsch Ärzteblatt 74: 2319–2323
Becker W, Herberhold C (1978) Klinik der Krankheiten des zervikalen Lymphknotensystems. In:
    Berendes, Link, Zöllner N (eds) Hals-Nasen-Ohren-Heilkunde in Praxis und Klinik, Bd III,
    G Thieme, Stuttgart, pp 14–14.96
Becker W, Naumann HH, Pfaltz CR (1982) Hals- Nasen- Ohrenheilkunde. G Thieme, Stuttgart New
    York
Beckmann G (1962) Das hörgestörte Kind. Arch Ohr-, Nas- und Kehlk-Heilk 180: 1–202

Beg JA (1981) Bilateral sensorineural hearing loss as a complication of infectious mononucleosis. Arch Otolaryngol 107: 620–622

Bellanti JA (1971) Immunology. Saunders, Philadelphia

Benjamin B, Ward SM (1932) Leucocytic response to measles. Am J Dis Child 44: 921–936

Berger J (1981) Zur Epidemiologie prä- und perinataler Virusinfektionen. In: Spiess H (ed) Der prä- und perinatale Virusinfekt. Die Medizinische Verlagsgesellschaft mbH, Marburg/Lahn, pp 15–30

Berkel AI, Henle W, Henle G, Klein G, Ersoy O (1979) Epstein-Barr virus-related antibody patterns in ataxia telangiectasia. Clin Exp Immunol 35: 196–201

Bernstein TC, Wolff HG (1950) Involvement of the nervous system in infectious mononucleosis. Ann Intern Med 33: 1120–1138

Bertaggia A, Meneghetti F, Cattetta M (1976) Observations on a case of parotis due to Coxsackie virus B3. G Mal Infect 28: 188–189

Betuel H, Cammon M, Colombani J, Day N, Ellouz E (1975) The relationship between nasopharyngeal carcinoma and the HL-A system among Tunisians. Int J Cancer 16: 249–254

Billiau A, Daume J von, Leuven F von, Edy VG, Ley M de, Cassiman JJ, Berghe H van den, Somer P (1979) Human fibroblast interferon for clinical trials: Production, partial purification and characterization. Antimicrob Agents and Chemotherapy 16: 49–55

Billiau A, Somer P de, Edy VG, Clerc QE de, Hereman H (1979) Human fibroblast interferon for clinical trials: Pharmokinetics and tolerability in experimental animals and humans. Antimicrob Agents and Chemotherapy 16: 56–63

Birnbaum HC (1982) DNA strand breakage in human leukocytes exposed to a tumor promoter, phorbol acetate. Science 215: 1247

Black FL, Sheridan SR (1960) Studies on an attenuated measles-virus vaccine. IV. Administration of vaccine by several routes. N Engl J Med 263: 165–169

Black FL (1963) Discussion of paper by Karelitz S: Measles vaccine and immunity. NY J Med 63: 519–528

Black FL ( ) A nationwide serum survey of United States military recruits. III. Measles and mumps antibodies. Am J Hyg 80: 304–307

Black FL, Sheridan SR (1967) Blood leukocyte response to live measles vaccine. Am J Dis Child 113: 301–304

Bleckley B, Friedmann I, Wright I (1967) Herpes zoster auris associated with facial nerve palsy and auditory nerve symptoms. Acta otolaryng 63: 533–550

Blacklock JWS (1957) Section of pathology with section of epidemiology and preventive medicine: Discussion on adenovirus infections. Proc Roy Soc Med 50: 753–755

Blättner G, Maurer H (1966) Infektiöse Mononukleose und Tonsillen. HNO 14: 305–309

Blank H, Eaglestein WH, Goldfaden (1970) Zoster a recrudescence of V–Z virus infection. Postgard med J. 46: 653–654

Blank H, Rake G (1955) Viral and rickettsial disease of the skin, eye and mucous membranes of man. Little Brown & Co, Boston

Bloom HH (1962) Acute respiratory disease associated with Coxsackie A-21 virus infection. II. Incidence in military personnel: Observations in a non-recruit population. JAMA 179: 120–125

Bornkamm GW, Delius H, Zimber U, Hudewentz J, Epstein MA (1980) Comparison of Epstein-Barr virus strains of different origin by analysis of the viral DNAs. J Virol 35: 603–618

Bornkamm GW, Bühler G, Delius H (1981) Analysis of the genome of different Epstein-Barr virus strains. In: Grundmann et al (eds) Nasopharyngeal carcinoma, Cancer campaign, Vol 5. G Fischer, Stuttgart New York, pp 133–136

Boyle WF, McCoy EG, Fogarty WA (1971) Electron microscopic identification of virus-like particles in laryngeal papilloma. Ann Otol Rhinol Laryngol 80: 693–699

Boyle WF, Riggs JL, Oshiro LS, Lenette EH (1973) Electron microscopic identification of papova virus in laryngeal papilloma. Laryngoscope 83: 1102–1108

Bradburne AF, Bynoe ML, Tyrrell DAJ (1967) Effects of a "new" human respiratory virus in volunteers. Br Med J 3: 767–769

Brandt CD, Kim HW, Arrobio JO (1973) Epidemiology of respiratory syncytial virus infection in Washington, DC III. Composite analysis of eleven consecutive yearly epidemics. Am J Epidemiol 98: 355–364

Brichacek B, Suchanova A, Hirsch I, Sibl O, Rezavoca D, Zavadova H, Vonka V (1981) Presence of Epstein-Barr virus DNA in tonsillar tissues. Acta Virol 25: 361–370

Brimblecombe FSW, Cruickshank R, Masters PL (1958) Family studies of respiratory infections. Br Med J 1: 119–128

Britten RJ, Kohne DE (1968) Repeated sequences in DNA. Science 161: 529–540

Britten RJ, Smith J (1970) A bovine genome. Carnegie Inst Yearbook 68: 378

Brown JC (1970) Maternal virus infection and congenital anomalies. Arch Environ Health 21: 362–365

Brunell PA, Brickmann A, O'Hare D (1968) Ineffectiveness of isolation of patients as a method of preventing the spread to mumps: Failure of the mumps skin-test to predict immune status. N Engl J Med 279: 1357–1361

Brunell PA (1981) Varicella-zoster infections. In: Feigin, Cherry (eds) Textbook of pediatrics infections diseases. Saunders, Philadelphia, pp 1206–1210

Burgess RR (1969) A new method for the large scale purification of E. coli deoxyribonucleic acid-dependent ribonucleic acid polymerase. J Biol Chem 244: 6160–6167

Behring Institute Mitteilungen 63 (1979) 137

Burkitt D (1958) A sarcoma involving the jaws in African children. Brit J Surg 46: 218–223

Burkitt D (1962 a) A children's cancer dependent on climatic factors. Nature 194: 232–234

Burkitt D (1962b) Determining the climatic limitations of a children's cancer common in Africa. Brit Med J II: 1019–1023

Burkitt DP (1969) Etiology of Burkitt's lymphoma — an alternative hypothesis to a vectored virus. J Nat Cancer Inst 42: 19–28

Butler WT, Waldmann TA, Rossen RD (1970) Changes in IgA and IgG concentrations in nasal secretions prior to the appearance of antibody during viral respiratory infection in man. J Immunol 105: 584–591

Calnek K, Hitchner SB (1969) Localization of viral antigen in chickens infected with Marek's disease herpes virus. J Nat Cancer Inst 43: 935–

Cantell K, Strander H (1977) Human leukocyte interferon for clinical use. In: Högmann CF, Lindhal-Kiessling K, Wigzell H (eds) Blood leukocytes: Function and use in therapy. Almquist & Wiksell Intern, Stockholm, pp 73–75

Cantell K, Hirvonen S (1978) Large-scale production of human leukocyte interferon containing 10 units per ml. J Gen Virol 39: 541–543

Cate TR, Couch RB, Johnson KM (1964) Studies with rhinoviruses in volunteers: Production of illness, effect of naturally acquired antibody and demonstration of a protective effect onot associated with serum antibody. J Clin Invest 43: 56–67

Cate TR, Rossen RD, Douglas RG Jr (1966) The role of nasal secretion and serum antibody in the rhinovirus common cold. Am J Epidemiol 84: 352–363

Cate TR, Douglas RG Jr, Couch RB (1969) Interferon and resistance to upper respiratory virus illness. Proc Soc Exp Biol Med 131: 631–636

Chaddi A (1966) Med Afr Noire 13: 391–394

Chang RS, Golden HD (1971) Transformation of human leukocytes by throat washings from infections mononucleosis patients. Nature 234: 359–360

Chanock RM, Bell JA, Parrott RH (1961) Natural history of parainfluenza infection. Perspect Virol 2: 126–139

Chanock RM, Parrott RH (1965) Acute respiratory disease in infancy and childhood: Present understanding and prospects for prevention. Pediatrics 36: 21–39

Chanock RM (1970) Control of acute mycoplasmal and viral respiratory tract disease. Science 169: 248–256

Chanock RM, Kapikian AZ, Mills J (1970) Influence of immunological factors in respiratory syncytial virus disease of the lower respiratory tract. Arch Environ Health 21: 347–355

Chatterjee AK (1961) An unusual neurologic complication of infectious mononucleosis. Brit J Clin Pract 15: 595–598

Cheatham WJ (1953) The relation of heretofore unreported lesions to pathogenesis of herpes zoster. Am J Path 29: 401–405

Cheatham WJ, Weller T, Dolan TE, Dower JC (1956) Varicella: Report of two fatal cases with necroscopy, virus isolation and serologic studies. Am J Path 32: 1015–1019

Cherry ID, Jahn CL (1965) Herpangina: The etiologic spectrum. Pediatrics 36: 632–634

Chesney PJ, Dick EC (1981) Coronaviruses. In: Feigin RD, Cherry ID (eds) Textbook of pediatric infections diseases. WB Saunders, Philadelphia London Toronto, pp 1160–1166

Chüden HG, Mickte W, Stehr K (1978) Hörstörungen bei endemischer Mumpserkrankung. Laryngol Rhinol 57: 745–750

Clifford P (1970) On the epidemiology of nasopharyngeal carcinoma. Int J Cancer 5: 287–301

Connolly JH, Allen IV, Hurwitz LJ (1967) Measles-virus antibody and antigen in subacute sclerosing panencephalitis. Lancet 1: 542–544

Cooney MK, Hall CE, Fox JP (1972) The Seattle virus watch. III. Evaluation of isolation methods and summary of infections detected by virus isolations. Am J Epidemiol 96: 286–305

Coovadia HM, Brain P, Hallett AF (1977) Immunoparesis and outcome in measles. Lancet 1: 619–621

Coovadia HM, Wesley A, Henderson LG (1978) Alterations in immune responsiveness in acute measles and chronic post-measles chest disease. Int Arch Allergy Appl Immunol 56: 14–23

Crawford DH, Epstein MA, Bornkamm GW, Achong BG, Finerty S, Thompson JL (1979) Biological and biochemical observations on isolates of EB virus from the malignant epithelial cells of two nasopharyngeal carcinomas. Int J Cancer 14: 294–302

Crawford DH, Rickinson AB, Finerty S, Epstein MA (1978) Epstein-Barr virus genome containing EB nuclear antigen-negative B-lymphocyte populations in blood in acute infectious mononucleosis. J Gen Virol 38: 449–460

Crouch NA, Rapp F (1972) Differential effect of temperature on the replication of herpes simplex virus type 1 and type 2. Virology 50: 939–941

Cudworth AG, White GBB, Woodrow JC (1977) Etiology of juvenile-onset diabetes. A prospective study. Lancet 1: 385–388

Dannenberg AM (1975) Macrophages in inflammation and infection. N Engl J Med 293: 489–493

Dascomb HE, Hilleman MR (1956) Clinical and laboratory studies in patients with respiratory disease caused by adenoviruses (RI-APC-ARD agents). Am J Med 21: 161–174

David JR (1973) Lymphocyte mediators and cellular hypersensitivity. N Engl J Med 288: 143–149

Deinhardt F (1973) Herpes virus saimiri. In: Kaplan AS (ed) The herpesviruses. Academic Press, New York London, pp 595–625

Deinhardt F, Shramek GJ (1970) Mumps virus. In: Blair JE, Lennette EH, Truant JP (eds) Manual of clinical microbiology. Williams & Wilkins, Baltimore, pp 515–520

Deinhardt F, Falk L, Wolfe LG, Paciga J, Johnson D (1975) Response of marmosets to experiments infection with Epstein-Barr virus. In: Thé G de, Epstein MA, zur Hausen H (eds) Oncogenesis and herpesviruses. IARC, Lyon, pp 161–168

Deinhardt F, Deinhardt J (1979) Comparative aspects: Oncogenic animal herpes viruses. In: Epstein MA, Achong BG (eds) The Epstein-Barr virus. Springer, Berlin Heidelberg New York, pp 373–416

Denny-Brown D, Adamas RD, Fitzgerald PJ (1944) Pathologic features of herpes zoster. Arch Neurol Psychol 51: 216–231

Desgranges C, Wolf H, Thé G de, Shanmugaratnam K, Camoun N, Ellouz R, Klein G, Lennert K, Munoz N, zur Hausen H (1975) Nasopharyngeal carcinoma: X. Presence of Epstein-Barr genomes in separated epithelial cells of tumors in patients from Singapore, Tunisia and Kenya. Int J Cancer 16: 7–15

Desgranges C, Li JY, Thé G de (1977) EBV specific secretory IgA in saliva of NPC patients. Presence of secretory piece in epithelial malignant cells. Engl Int J Cancer 20: 881–886

Devriese P (1968) Facial paralysis in cephalic herpes zoster. Ann Otol Rhinol Laryng 77: 1101–1119

Devriese P (1974) Compression and ischemia of the facial nerve. Acta Otolaryng (Stockh) 77: 108–118

Diehl V, Schaadt M, Boie CH, Golinski C, Kirchner H, Günzel U, Glaser A (1981) Fibroblasten – Interferon. Vorläufige experimentelle und klinische Erfahrungen. Münch Med Wschr 123: 618–619

Dingle JH, Badger GF, Feller AE (1953) A study of illness in a group of Cleveland families. I. Plan of study and certain general observations. Am J Hyg 58: 16–30

Dippe SE, Bennet PH, Miller M (1975) Lack of causal association between Coxsackie B4 virus infection and diabetes. Lancet 1: 1314–1318

Dochez AR, Shibley GS, Mills KC (1930) Studies in the common cold. IV. Experimental transmission of the common cold to anthropoid apes and human beings by means of a filtrable agent. J Exp Med 52: 701–716

Döhnert G (1977) Über lymphoepitheliale Geschwülste, Erkenntnisse anhand der Gewebekultur und vergleichender klinischer, morphologischer und virologischer Untersuchungen. In: Sitzungsbericht der Heidelberger Akademie der Wissenschaften, 3. Abhandlung. Springer, Berlin Heidelberg New York

Doerr W (1956) Über lymphoepitheliale Geschwülste Schmincke-Regaud. Ärztl Wschr 11: 169–173

Doerr W (1961) Bösartige Geschwülste des Verdauungskanals. Kritische Bemerkungen zur Differential-diagnose. Internist 2: 457–472

Doerr W (1970) Spezielle pathologische Anatomie. Springer, Berlin Heidelberg New York

Dolgopol VB, Husson GS (1949) Infectious mononucleosis and neurological complications. Arch Intern Med 83: 179–184

Douglas RG Jr (1970) Pathogenesis of rhinovirus common colds in human volunteers. Ann Otol Rhinol Laryngol 79: 563–571

Douglas RG Jr, Rossen RD, Butler WT (1967) Rhinovirus neutralizing antibody in tears, parotid saliva, nasal secretions and serum. J Immunol 99: 297–303

Douglas RG Jr, Lindgren KM, Couch RB (1968) Exposure to cold environment and rhinovirus common cold. Failure to demonstrate effect. N Engl J Med 279: 742–747

Douglas RG Jr (1970) Pathogenesis of rhinovirus common colds in human volunteers. Ann Otol Rhinol Laryngol 79: 563–571

Drettner B (1961) Vascular reactions of the human nasal mucosa on exposure to cold. Acta Otolaryng (Suppl) 166

Dumas LB, Darby G, Sinsheimer RL (1971) The replication of bacteriophage X 174 DNA in vitro. BBA 228: 407–412

Egge K, Djupesland G, Modalsli B, Degre M (1981) Severe hearing loss and retinopathy in children: with rubella virus infection. Scand Audiol 10: 75–79

Einhorn S, Strander H (1977) Is interferon tissue specific? Effect of human leukocyte and fibroblast interferons on the growth of lymphoblastoid and osteosarcoma cell lines. J Gen Virol 35: 573–577

Enberg RN, Eberle B, Williams RC (1974) T- and B-cells in peripheral blood during infectious mononucleosis. J Infect Dis 130: 104–

Enders JF, Bell JA, Dingle JH (1956) "Adenoviruses": Groups name proposed for new respiratory tract viruses. Science 124: 119–120

Epstein MA, Achong BG, Barr YM (1964a) Virus particles in cultured lymphoblasts from Burkitt's lymphoma. Lancet 1: 702–703

Epstein MA, Barr YM (1964) Cultivation in vitro of human lymphoblasts from Burkitt's malignant lymphoma. Lancet 1: 252–253

Epstein MA, Achong BG (1979) The relationship of the virus to Burkitt's lymphoma. In: Epstein MA, Achong BG (eds) The Epstein-Barr virus. Springer, Berlin Heidelberg New York, pp. 321–338

Esiri MM, Thompson AH (1972) Demonstration of virus in trigeminal nerve and ganglion by immunofluorescence and election microscopy. J Neurol Sci 15: 35–48

Esslen E (1977) The acute facial palsies. Schriftenreihe Neurologie. Springer, Berlin Heidelberg New York, pp 29–34

Eserly JR, Oppenheimer EH (1969) Pathological lesions due to congenital rubella. Arch Pathol 87: 380–388

Fanta D, Söltz-Szöts J (1974) Interferon und Interferonstimulierung. Hautarzt 25: 313–318

Fanta D (1976) Behandlung des Herpes simplex mit Tromantadinhydrochlorid. Wien Med Wschr 126: 315–317

Fanta D, Mischer P (1976) Contact dermatitis from tromantadine hydrochloride. Contact Derm 2: 282–284

Fanta D, Tobaloglou A, Altmann H, Söltz-Szöts J (1976) Untersuchungen der DNA-Exzisionsrepara-tur in Lymphozyten von Patienten mit rezidivierendem Herpes simplex. ADF Tagung Berlin

Fenner F (1948) The pathogenesis of the acute exanthems. Lancet 2: 915–920

Fenner F (1976) Classification and nomenclature of viruses. Intervirology 7: 1–115

Fialkow PJ, Klein G, Gartler SM, Clifford P (1970) Clonal origin for individual Burkitt tumors. Lancet 1: 384–386

Fialkow PJ, Martin GM, Klein G, Clifford P, Singh H (1972) Evidence for a clonal origin of head and neck tumors. Int J Cancer 9: 133–142

Fisch U, Esslen E (1972) Total intratemporal exposure of the facial nerve. Arch Otolaryng 95: 335–341

Fisch U (1973) Operations on the facial nerve in its labyrinthine and meatal course. In: Miehlke A (eds) Surgery of the facial nerve. Urban & Schwarzenberg, München, pp 168–190

Fisch U (1979) Fazialislähmungen im labyrinthären, meatalen und intrakraniellen Bereich. In: Berendes, Link, Zöllner (eds) Herpes zoster oticus, Klinik, Pathologie, Therapie. Hals- Nasen-Ohrenheilkunde in Praxis und Klinik 5: 21–21.66

Fisch U (1979) Current surgical treatment of intratemporal facial palsy. Clin in Plast Surg 6: 377–388

Fisch U (1979) Surgery for Bell's palsy and zoster oticus. Proc Symp Neurological Surgery of the Ear, Sarasota

Fleischer G, Lennette ET, Henle G, Henle W (1979) Incidence of heterophil antibody response in children with infectious mononucleosis. J Ped 94: 723–726

Frenkel JK, Caldwell SA (1975) Specific immunity and nonspecific resistance to infection. J Infect Dis 131: 201–209

Frithiof L, Wersäll J (1967) Virus-like particles in human oral papilloma. Acta Otolaryngol 64: 263–266

Fox JP, Hall CE, Cooney MK (1972) The Seattle virus watch. II. Objectives, study population and its observation, data processing and summary of illness. Am J Epidemiol 96: 270–285

Fox JP, Brandt CD, Wassermann FE (1969) The virus watch program: A continuing surveillance of viral infections in metropolitan New York families. VI. Observations of adenovirus infections: Virus excretion patterns, antibody response, efficiency of surveillance, patterns of infection, and relation of illness. Am J Epidemiol 89: 25–50

Fox JP, Hall CE, Cooney MK (1977) The Seattle virus watch, VII. Observations of adenovirus infections. Am J Epidemiol 105: 362–386

Foy HM, Grayson JT (1976) Adenoviruses. In: Evans AS (ed) Viral infections of humans: Epidemiology and control. Plenum Press, New York, pp 53–69

Fulginiti VA, Kempe CH (1970) The implications of specific infections susceptibilities in immune deficiency syndromes. In: Miescher P (ed) Immunpathology, Sixth international symposium. Grune & Stratton, New York, pp

Gall JG, Pardue ML (1969) Formation and detection of RNA-DNA hybrid molecules in cytological preparations. Proc Natl Acad Sci USA 63: 378–383

Gall JG, Pardue ML (1972) Nucleic acid hybridization in cytological preparations. Meth Enyzmol XXI D: 470–480

Gamble DR, Kinsley ML, Fitzgerald MG (1969) Viral antibodies in diabetes mellitus. Br Med J 3: 627–630

Gamble DR, Taylor KW (1969) Seasonal incidence of diabetes mellitus. Br Med J 3: 631–633

Gange RW, Bats AD, Bradstreet CM (1975) Cellular immunity and circulating antibody to herpes simplex in subjects with recurrent herpes simplex lesions and controls. Brit J Derm 97: 539–544

Gardner PS, Court SDM, Brocklebank JT (1973) Virus cross-infection in paediatric wards. Br Med J 2: 571–575

Gazzolo L, Thé G de, Viullaume M, Ho HC (1972) Nasopharyngeal carcinoma. II. Ultrastructure of normal mucosa, tumor biopsies and subsequent epithelial growth in vitro. J Nat Cancer Inst 48: 73–86

Gelb LD, Kohne DE, Martin M (1971) Quantification of simian virus 40 sequences in African green monkey, mouse and virus-transformed cell-genomes. J Mol Biol 57: 129–131

Gerber P, Nonoyama M, Llucas S, Perlin E, Goldstein LI (1972) Oral excretion of Epstein-Barr virus by healthy subjects and patients with infectious mononucleosis. Lancet 2: 988–989

Gergely L, Klein G, Ernsberg I (1971b) Effect of EBV-induced early antigens on host macromolecular synthesis studied by combined immunofluorescence and autoradiography. Virology 45: 22–29

Germer WD (1954) Viruserkrankungen des Menschen. G Thieme, Stuttgart

Ghatak NR, Zimmermann HM (1973) Spinal ganglion in herpes zoster. A light and electron microscopic study. Arch Path 59: 411–415

Gissmann L (1977) Vergleichende Charakterisierung der Desoxyribonukleinsäuren menschlicher Papillomviren (HPV). Inaug Diss Univ Erlangen-Nürnberg

Glaser R, Lenoir G, Ho JHC, Thé G de (1975) In vitro production of EBV early antigens in NPC epithelial tumor cells by IUdR or superinfection. Biomedicine 23: 468–469

Glaser R, Zimmermann J, Jeor SS, Rapp F (1975) Demonstration of a cellular inhibitor of Epstein-Barr and cytomegalievirus synthesis. Virology 64: 289–292

Glezen WP, Loda FA, Clyde WA Jr (1971) Epidemiologic patterns of acute lower respiratory disease of children in pediatric group practice. J Pediatr 78: 397–406

Glezen WP, Denny FW (1973) Epidemiology of acute lower respiratory disease in children. N Engl J Med 288: 498–505

Glezen WP (1977) Pathogenesis of bronchiolitis – epidemiologic considerations. Pediatr Res 11: 239–243

Göbel U, Arnold W, Wehn V, Treuner J, Jürgens H, Cantell K (1981) Comparison of human fibroblast and leukocyte interferon in the treatment of severe laryngeal papillomatosis in children. Eur J Pediatr 137: 175–176

Goepfert H, Guttermann JU, Dichtel WJ, Sessions RB, Gangir A, Sulek M (1982) Leukocyte interferon in patients with juvenile laryngeal papillomatosis. Ann Otol Rhinol Laryngol 91: 431–436

Gold E, Carver DH, Heinberg J (1961) Viral infection. A possible cause of sudden, unexpected death in infants. N Engl J Med 264: 53–60

Golden HD, Chang RS, Prescott W, Simpson E, Cooper TY (1973) Leukocyte-transforming agent: prolonged excretion by patients with mononucleosis and excretion by normal individuals. J Infect Dis 127: 471–473

Good RA, Kelly WD, Rotstein J (1962) Immunological deficiency diseases. Hypogammaglobulinemia, Hodgkin's disease and sarcoidosis. Progr Allergy 6: 187–319

Goodpasture EW (1929) Herpetic infection with special reference to involvement of nervous system. Medicine (Baltimore) 8: 223–233

Gordon AG (1979) Mumps deafness. Brit Med J: 343–344

Graessmann A, Wolf H, Bornkamm GW (1980) Expression of Epstein-Barr virus genes in different cell types after microinjection of viral DNA. Proc Natl Acad Sci USA 77: 433–436

Graffi A, Schramm T, Bender E, Graffi I, Horn KH, Bierwolf D (1968) Cell-free transmissible leukoses in Syrian hamsters, probably of viral etiology. Brit J Cancer 22: 577–581

Graffi A, Bender E, Schramm T, Kuhn W, Schneiders F (1969) Induction of transmissible lymphomas in Syrian hamsters by application of DNA from viral hamster papovavirus-induced tumors and by cell-free filtrates from human tumors. Proc Natl Acad Sci USA 64: 1172–1175

Graffi A, Bender E, Schramm T, Graffi I, Niezabitowski A, Schneiders F (1976) Durch ein Oncornavirus induzierte, zellfrei übertragbare Sarkome des Goldhamsters. Arch Geschwulstforsch 46: 77–84

Grayston JT, Peng IY, Lee GCY (1967) Congenital abnormalities following gestational rubella in Chinese. Report of a prospective study including five-year follow-up examinations after the 1957–1958 rubella epidemic in Taiwan (Formosa). JAMA 202: 1–6

Greenwood BM, Bradley-Moore AM, Palit A, Bryceson ADM (1972a) Immunosuppression in children with malaria. Lancet 1: 169–172

Greenberg SB, Harmon MW, Johnson PE, Couch R (1978) Antiviral activity of intranasally applied human leukocyte interferon. Antimicrobial Agents and Chemotherapy 14: 596–600

Greenberg SB, Harmon MW, Johnson PE (1978) Activity of exogenous interferon in the human nasal mucosa. Tex Rep Biol Med 35: 491–496

Gregg N McA (1941) Congenital cataract following German measles in the mother. Trans Ophthalmol Soc Aust 3: 35–46

Grose C (1982) Varizella-zoster virus infection. In: Glaser R, Gotlieb-Stematsky (eds) Human herpes virus infections. Marcel Dekker, New York Basel pp 85–150

Gross PA, Green RH, Cufnen MGM (1973) Persistent infection with parainfluenza type 3 virus in man. Am Rec Resp Dis 108: 894–898

Günther O (1979) Zelluläre Immunität und Immunstatus. In: Die gelben Hefte 2: 49–

Gumpel SM, Hayes K, Dugeon JA (1971) Congenital perceptive deafness: Role of intrauterine rubella. Br Med J 2: 300–308

Haglund S, Lundquist PG, Cantell K, Strander H (1981) Interferon therapy in juvenile laryngeal papillomatosis. Arch Otorhinolaryngol 107: 327–332

Hall CB, Douglas KG (1976) Respiratory syncytial virus and influenza: practical community surveillance. Am J Dis Child 130: 615–620

Hamilton JK, Paquin LA, Sullivan JL, Maurer HS, Cruzi FG, Provisor AJ, Steuber CP, Hawkins E, Yawn D, Cornet JA, Clausen K, Finkelstein GZ, Landing B, Grunnet M, Purtilo DT (1980) X-linked lymphoproliferative syndrome registry report. J Pediat 96: 669–671

Harbert F, Young I (1967) Audiologic findings in Ramsay Hunt syndrome. Arch Otolaryng 85: 632–639

Harmon MW, Greenberg SB, Johnson PE, Couch RB (1977) Human nasal epithelial cell culture system: evaluation of response to human interferons. Infect Immun 16: 480–485

Hasegawa T (1971) Further electronmicroscopic observations of herpes zoster virus. Arch Derm 103: 45–48

Hayward GS, Frenkel N, Roizman B (1975) Anatomy of herpes simplex virus DNA: strain differences and heterogenicity in the locations of restriction endonuclease cleavage sites. Proc Natl Acad Sci USA 72: 1768–1772

Helms J (1982) Zur Therapie des Zoster oticus. Laryng Rhinol Otol 61: 380–382

Hemenway WG, Sando J, McChesney D (1969) Temporal bone pathology following maternal rubella. Arch Ohr-, Nas- und Kehlk-Heilk 193: 287–300

Henderson BE, Louie E, Bogdanoff E, Henle W, Alena B, Henle G (1974) Antibodies to herpes group viruses in patients with nasopharyngeal carcinoma and other head and neck cancers. Cancer Res 34: 1207–1210

Hendley JO, Fishburne HB, Gwaltney JM, Jr (1972) Coronavirus infections in working adults, eight year study with 229E and OC43. Am Rev Resp Dis 105: 805–811

Henle G, Henle W (1966) Immunofluorescense in cells derived from Burkitt's lymphoma. J Bact 91: 1248–1256

Henle G, Henle W, Diehl V (1968) Relation of Burkitt's tumor-associated herpes-type virus to infectious mononucleosis. Proc Natl Acad Sci USA 59: 94–101

Henle W, Henle G, Ho HC, Burtin P, Cachin Y, Clifford P, Schryver A de, Thé G de, Diehl V, Klein G (1970) Antibodies to Epstein-Barr virus in nasopharyngeal carcinoma, other head and neck neoplasms, and control groups. J Natn Cancer Inst 44: 225–231

Henle W (1971) Evidence for a relation of the Epstein-Barr virus to Burkitt's lymphoma and nasopharyngeal carcinoma. In: Nakahara W, Nishioka K, Hirayama T, Ito Y (eds) Recent advances in human tumor virology and immunology. University of Tokyo Press, Tokyo, pp 361–368

Henle G, Henle W, Klein G (1971) Demonstration of two distinct components in the early antigen complex of EB-virus infected cells. Int J Cancer 8: 272–282

Henle W, Ho, HC, Henle G, Kwan HC (1973) Antibodies to Epstein-Barr virus-related antigens in nasopharyngeal carcinoma. Comparison of active disease and long-term survivors. J Nat Cancer Inst 51: 361–373

Henle W, Henle G (1973) Epstein-Barr virus and infectious mononucleosis N Engl J Med 288: 263–264

Henle W, Henle G, Horwitz CA (1974) Epstein-Barr virus-specific diagnostic tests in infectious mononucleosis. Hum Pathol 5: 551–565

Henle G, Henle W (1976) Epstein-Barr virus-specific IgA serum antibodies as an outstanding feature of nasopharyngeal carcinoma. Int J Cancer 17: 1–7

Henle W (1977) Faktorenanalyse der Tumorentstehung beim Menschen am Beispiel des Epstein-Barr Virus. Klin Wschr 55: 847–852

Henle W, Henle G (1978) The immunological approach to study of possibly virus-induced human malignancies using the Epstein-Barr virus as example. Prog Exp Tumor Res 21: 19–25

Henle W, Henle G (1979) Seroepidemiology of the virus. In: Epstein MA, Achong BG (eds) The Epstein-Barr virus. Springer Verlag, Berlin-Heidelberg-New York, pp 61–78

Herz G, Gfeller J (1977) Sinusitis in paediatrics. Chemotherapy 23: 50–57

Hierholzer JC, Farris WA (1974) Follow-up of children infected in a coxsackievirus B-3 and B-4 outbreak: No evidence of diabetes mellitus. J Infect Dis 129: 741–746

Hilding A (1930) The common cold. Arch Otolaryngol 12: 133–150

Hilfenhaus J (1981) Humaninterferon: Eigenschaften und Gewinnung. Immunobiol Informationen E v Behring 2: 41–49

Hilleman MR (1957) Epidemiology of adenovirus respiratory infections in military population. Ann NY Acad Sci 67: 262–272

Hirayama T, Ito Y (1981) A new view of the etiology of nasopharyngeal carcinoma. Preventive Medicine 10

Ho JHC (1971) Genetic and environmental factors in nasopharnygeal carcinoma. In: Nakahara W, Nishioka K, Hirayama T, Ito Y (eds) Recent advances in human tumor virology and immunology. University of Tokyo Press, Tokyo pp 275–282

Ho HC (1972) Current knowledge of the epidemiology of nasopharyngeal carcinoma. A review. In: Biggs PM, Thé G de, Payne LN (eds) Oncogenesis and herpesviruses. IARC Scientific Publication No 2, Lyon, pp 357–366

Ho JHC, Lau WH, Kwan HC, Chan CL, Au GKH, Saw D, Thé G de (1981) Diagnostic and prognostic serological markers in nasopharyngeal carcinoma (NPC). In: Grundmann (ed) Nasopharyngeal carcinoma. Cancer Campaign Vol 5. G. Fischer Verlag, Stuttgart-New York, pp 219–224

Ho M (1962) Interferons. N Engl J Med 266: 1258, 1313 und 1367

Hochstraßer K, Naumann R, Albrecht GJ (1983) Neue Methoden zur Erfassung des antiproteolytischen Systems im menschlichen Bronchialsecret, Atemwegs- und Lungenkrankheiten: in press

Hochstraßer K (1980) The acid stable proteinase inhibitors of the respiratory tract. Chemistry and function. Bull europ physiopath resp 16: 223–228

Hodes D, Brunnell PA (1970) Mumps antibody: Placental transfer and disappearance during the first year of life. Paediatrics 45: 99–101

Hope-Simpson RE (1965) The nature of herpes zoster: A long-term study and a new hypothesis. Proc R Soc Med 58: 9–20

Horta-Barbosa L, Fuccillo DA, London WT (1969) Isolation of measles virus from brain cell cultures of two patients with subacute sclerosing panencephalitis. Proc Soc Exp Biol Med 132: 272–277

Horta-Barbosa L, Fuccillo DA, Sever JL (1969) Subacute sclerosing panencephalitis: Isolation of measles virus from a brain biopsy. Nature 221: 974–976

Horta-Barbosa L, Krebs H, Ley A (1971) Progressive increase in cerebrospinal fluid measles antibody levels in subacute sclerosing panencephalitis. Pediatrics 47: 782–783

Howlett JG, Somlo F, Kalz F (1957) A new syndrome of parotitis with herpangina caused by the coxsackie virus. Can Med Assoc 77: 5–7

Huang DP, Ho JHC, Henle W, Henle G (1974) Demonstration of EBV-associated nuclear antigens in NPC cells from fresh biopsies. Int J Cancer 14: 580–588

Huang DP, Ho JHC, Henle W, Henle G, Saw D, Lui M (1978) Presence of EBNA in nasopharyngeal carcinoma and control patient tissues related to EBV-serology. Int J Cancer 22: 266–274

Huebner RJ, Cole RM, Beeman EA (1951) Herpangina: Etiological studies of a specific infectious disease. JAMA 145: 628–633

Huizing EH (1980) Herpes zoster oticus. In: Berendes J, Link R, Zöllner F (eds) HNO-Heilkunde in Praxis und Klinik, Bd 6. G Thieme Verlag, Stuttgart-New York, pp 45.23–45.31

Hyd'en D, Odkvist LM, Kyl'en P (1979) Vestibular symptoms in mumps deafness. Acta Otolaryngol (Suppl) 360: 182–183

Interferone nomenclature (1980) Nature 286: 110

Isaacs A, Lindemann J (1957) Virus interference. I. The interferon. Proc Royal Soc B 147: 258–267

Ishikawa K (1936) Klinische und experimentelle Untersuchungen über die Entstehungsursachen der Papillome Fukuoka Acta Med 29: 87–88

Ito Y, Kishishita M, Morigaki T, Yanase S, Hirayama T (1981) Induction and intervention of Epstein-Barr virus expression in human lymphoblastoid cell lines: A simulation model for study of cause and prevention of nasopharyngeal carcinoma and Burkitt's lymphoma. In: Grundmann et al (eds) Nasopharyngeal carcinoma, Cancer Campaign Vol 5, G Fischer Verlag, Stuttgart-New York, pp 225–262

Jackson GG (1964) Understanding of viral respiratory illness provided by experiments in volunteers. Bacteriol Rev 28: 423–430

Jaffe BF, Maassab HF (1967) Sudden deafness associated with adenovirus infection. N Engl J Med 276: 1406–1408

Jahnke V (1974) Elektronenmikroskopische Befunde am normalen menschlichen Nasenrachenepithel. Laryngol Rhinol Otol 53: 290–300

Jensema C (1974) Post-rubella children in special educational programs for the hearing impaired. Volta Review 76: 466–473

Jensen J (1969) Malformation of the inner ear in deaf children. Acta Radiol (Suppl) 286

Johnson HM, Baron S (1976) Regulatory role of interferons in the immune response. IRCS J Med Sci 4: 50

Johnson HM, Baron S (1977) Evaluation of effects of interferon and interferon inducers on the immune response. Pharmacol Therap 1: 349–352

Johnson HM, Baron S (1976a) Interferon as the mediator of the suppressive effects of some interferon inducers in the in vitro immune response. IRCS J Med Sci 4: 312–316

Johnson KM (1962) Acute respiratory disease associated with coxsackie A-21 virus infection. I. Incidence in military personnel: Observations in a recruit population. JAMA 179: 112–119

Johnson KM, Bloom HH, Forsyth B (1962) Relative role of identifiable agents in respiratory disease. II. The role of enteroviruses in respiratory disease. Am Rev Resp Dis 88: 240–245

Kapikian AZ, Bell JA, Mastrota FM (1961) An outbreak of febrile illness and pneumonia associated with respiratory syncytial virus infection. Am J Hyg 74: 234–248

Kapikian AZ (1975) The coronaviruses. Dev Biol Stand 28: 42–64

Karlowski TR, Chalmers TC, Frenkel LD (1975) Ascorbic acid for the common cold – a prophylactic and therapeutic trial. JAMA 231: 1038–1042

Kelemen G (1966) Rubella and deafness. Arch Otolaryng 83: 520–532

Kim HW, Arrobio JO, Brandt CD (1973) Epidemiology of respiratory syncytial virus infection in Washington, DC. I. Importance of the virus in different respiratory disease syndromes and temporal distribution of infection. Am J Epidemiol 98: 216–225

Klein G, Giovanella BC, Lindhal T, Fialko PJ, Singh S, Stehlin JS (1974) Direct evidence for the presence.of Epstein-Barr virus DNA and nuclear antigen in malignant epithelial cells from patients with poorly differentiated carcinoma of the nasopharynx. Proc Natl Acad Sci USA 71: 4737–4741

Klein G (1975) The Epstein-Barr virus and neoplasia. N Engl J Med 293: 1353–1357

Klein G (1979) Lymphoma development in mice and humans. Diversity of initiation is followed by convergent cytogenetic evolution. Proc Natl Acad Sci USA 76: 2442–2446

Klein G (1980) Viral oncology. Raven Press, New York

Klein JO, Teele DW (1976) Isolation of viruses and mycoplasmas from middle ear effusions. A review. Am Otol (Suppl) 25: 140–144

Kleinschmidt S (1975) Mumpsschutzimpfung und Viruslebendimpfungen. Deutsches Grünes Kreuz 159–162

Kraus NS (1960) La parotite da virus Coxsackie. Estratto Minerva Medica 51: 1379–1381

Krech U (1981) Diagnostik und Prävention prä- und perinataler Virusinfektionen: Zytomegalie und andere Herpesviren. In: Spiess H (ed) Der prae- und perinatale Virusinfekt. Die Medizinische Verlagsgesellschaft mbH, Marburg/Lahn, pp 95–106

Kress S, Schluederberg AE, Hornick RB (1961) Studies with live attenuated measles-virus vaccine. II. Clinical and immunologic response of children in an open community. Am J Dis Child 101: 701–707

Kressner A (1980) Tympanogene Labyrinthitis. In: Berendes J, Link R, Zöllner N (eds) HNO-Heilkunde in Praxis und Klinik, Ohr II. G Thieme, Stuttgart New York, pp 29.1–29.35

Krüger J, Ierohnimon V, Dahr W (1981) Frequencies of HLA antigens in patients with NPC. In: Grundmann (eds) Nasopharyngeal Carcinoma, Cancer Campaign Vol 5. G. Fischer, Stuttgart New York, pp 201–204

Kruse W (1914) Die Erreger von Husten und Schnupfen. Münch Med Wschr 61: 1547–1552

Lanier AP, Henle W, Bender ThR, Talbot ML (1980) Epstein-Barr virus-specific antibody titers in seven Alaskan natives before and after diagnosis of nasopharyngeal carcinoma. Int J Cancer 26: 133–138

Lanier AP, Talbot M, Clift S, Tschopp C, Dohan P, Bornkamm G, Henle W (1978) Epstein-Barr virus DNA in tumor tissue from native Alaskan patients with nasopharyngeal carcinoma. Lancet II: 1095–1098

Lee GC-Y, Funk GA, Chen ST, (1973) An outbreak of respiratory syncytial virus infection in an infant nursery. J Formosan Med Assoc 72: 39–46

Lee SHS, O'Shanghnessy HV, Rowe KR (1972) Interferon induced growth in diploid and heteroploid human cells. Proc Soc Exptl Biol Med 139: 1438–1440

Lefkowitz LJ, Jr, Jackson GG (1966) Dual respiratory infection with parainfluenza and rhinovirus: The pathogenesis of transmitted infection in volunteers. Am Rev Resp Dis 93: 519–528

Lehner T, Wilton JM, Shillitoe EJ (1975) Immunological basis for latency recurrences and putative oncogenicity of herpes simplex virus. Lancet 2: 60–62

Leicher H (1952) Taubstummheit, Vestibularschaden und Mißbildungen des äußeren Ohres als Symptome der Röteln-Embryopathie. Z Laryng Rhinol 31: 128–138

Leidel J, Eggers HJ (1978) Die Gruppen der Viren. In: Otte HJ, Brandis H (eds) Lehrbuch der medizinischen Mikrobiologie. G Fischer, Stuttgart New York, pp 447–536

Lenoir G, Thé G de (1978) Epstein-Barr virus – epithelial cell interaction and its implication in the etiology of nasopharyngeal carcinoma. In: Thé G de, Ito Y (eds) Nasopharyngeal carcinoma: etiology and control. IARC, Lyon, pp 377–384

Lightwood R, Nolan R, Franco M (1970) Epithelial giant cells in measles as an aid in diagnosis. J Pediatr 77: 59–64

Lin TM, Yang CS, Ho SW, Chiou JF, Liu CH, Tu SM, Chen KP, Ito YH, Kawamura A, Hirayama T (1972) Antibodies to herpes-type virus in nasopharyngeal carcinoma and control groups. Cancer 29: 603–609

Lindahl T, Klein G, Reedman BM, Johannson B, Singh S (1974) Relationship between EBV-DNA and the EBV-determined nuclear antigen (EBNA) in Burkitt lymphoma biopsies and other lymphoproliferative malignancies. Int J Cancer 13: 764–772

Lindsay JR (1959) Sudden deafness due to virus infection. Arch Otolaryngol 69: 13–18

Lindsay J (1973) Profound childhood deafness: Inner ear pathology. Ann Otol Rhinol Laryng (Suppl 5

Lindsay J (1973) Histopathology of deafness due to postnatal viral disease. Arch Otolaryg 98: 258–264

Lindsay J, Caruthers D, Hemenway W, Harrison S (1953) Inner ear pathology following maternal rubella. Ann Otol Rhinol Laryng 62: 1201–1218

Lindsay J, Hemenway W (1954) Inner ear pathology due to measles. Ann Otol Rhinol Laryng 63: 754–771

Lippelt H, Söltz-Szötz J (1959) Über serologische Studien der HSV. Arch Ges Virusforsch 9: 127–134

Liu C (1955) Studies on influenza infection in ferrets by means of fluorescent-labeled antibody. J Exp Med 101: 665–672

Lundquist PG, Frithiof L, Wersäll J (1975) Ultrastructural features of human juvenile laryngeal papillomas. Acta Otolaryngol 80: 137–149

Manolov G, Manolova Y (1972) Marker band in one chromosome 14 from Burkitt lymphomas. Nature 237: 33–34

Marek J (1907) Multiple Nervenentzündung (Polyneuritis) bei Hühnern. Deutsche Tierärztliche Wschr. 15: 417–419

Marget W (1977) Infektionskrankheiten. In: Wiskott A, Betke K, Künzer W (eds) Lehrbuch der Kinderheilkunde. G Thieme, Stuttgart, pp 17–17.106

Maugh TH (1979) Virus isolated from juvenile diabetic. Epidemiology and animal studies had suggested a viral role in juvenile-onset diabetes, but conclusive evidence was elusive. Science 204: 1187–1191

Mayr R, Stickl H, Westhues M, Gillesberger W, Schwarz D, Bibrack B (1977) Therapie von Herpes zoster durch aktive Präimmunisierung. Fortsch Med 95, Nr 2: 87–93 und Nr 3: 119–158

Mayr A, Raettig H, Stickl H, Alexander M (1979) Paramunität, Paramunisierung, Paramunitätsinducer. Fortschr Med 97, Nr 25–26: 1159–1165 und Nr 27: 1205–1210

Mees K, Wolf H (1982) Antikörper gegen Viren der Herpesgruppe im Liquor cerebrospinalis bei idiopathischer Facialisparese. Laryng Rhinol Otol 61: 644–647

Melnick JL, Adam E, Lewis R, Kaufmann F (1979) Intervirology 12: 111–115

Melnick JL, Agol VI, Bachrach HL (1974) Picornaviridae. Intervirology 4: 303–316

Mercke U, Nordenfeldt E, Sjöholm A (1980) Die Rolle einer Virusinfektion bei Hörsturz. HNO 28: 125–127

Merigan TC, Reed SE, Hall TS, Tyrrell DAJ (1973) Inhibition of respiratory virus infection by locally applied interferon. Lancet 1: 563–567

Merigan TC, Rand KH, Pollard RB (1978) Human leukocyte interferon for the treatment of herpes zoster in patients with cancer. N Engl J Med 298: 981–987

Miehlke A (1979) Fazialislähmungen. In: Berendes J, Link R, Zöllner F (eds) HNO-Heilkunde in Klinik und Praxis, Bd 5, Ohr I, G Thieme, Stuttgart pp 21.1–21.66

Miller G (1979) Experimental carcinogenicity by the virus in vivo. In: Epstein MA, Achong BG (eds) The Epstein-Barr virus. Springer, Berlin Heidelberg New York, pp 351–372

Miller G, Niedermann JC, Andrews LL (1973) Prolonged oropharyngeal excretion of Epstein-Barr virus after infectious mononucleosis. N Engl J Med 137: 140–147

Miller G, Lipman M (1973) Release of infectious Epstein-Barr virus by transformed marmoset leucocytes. Proc Natl Acad Sci USA 70: 190–194

Mims CA (1977) The pathogenesis of infectious disease. Academic Press, New York

Mims CA, Murphy FA (1973) Parainfluenza virus Sendai infection in macrophages, epedyma, choroid plexus, vascular endothelium and respiratory tract of mice. Amer J Pathol 70: 315–328

Mitschke H (1978) Der Hörsturz, eine mögliche zentrale Manifestation der Zytomegalievirus-Infektion Erwachsener. Laryng Rhinol 57: 876–881

Modlin JF, Jabbour JT, Witte JJ (1977) Epidemiologic studies of measles, measles vaccine, and subacute sclerosing panencephalitis. Pediatrics 59: 505–512

Mogabgab WJ, Pelon W (1957) Problems in characterizing and identifying an apparently new virus found in association with mild respiratory disease in recruits. Ann NY Acad Sci 67: 403–412

Monto AS, Cavallaro JJ, Keller JB (1970) Seasonal patterns of acute infection in Tecumseh, Mich. Arch Environ Health 21: 408–417

Monto AS, Higgins MW, Ross HW: The Tecumseh study of respiratory illness. VIII. Acute infection in chronic respiratory disease and comparison groups. Am Rev Resp Dis 111: 27–36

Müller SA, Winkelmann PK (1969) Cutaneous nerve changes in zoster. J Invest Dermat 8: 52–57

Muir CS (1971) Nasopharyngeal carcinoma in non Chinese populations with special reference to South-East Asia and Africa. Int J Cancer 8: 351–363

Muir CS, Shanmugaratnam K (eds) (1967) Cancer of the Nasopharynx. Munksgaard, Copenhagen

Mündnich K, Terrane K (1979) Mißbildungen des Ohres. In: HNO-Heilkunde in Praxis und Klinik. Bd 5, Ohr I, G Thieme, Stuttgart, pp 18–18.49

Nadol JB (1977) Viral particles in nasopharyngeal carcinoma. Laryngoscope 87/2: 1932–1937

Nager F von (1907) Beiträge zur Histologie der erworbenen Taubstummheit. Z Ohrenheilk 54: 217–ff

Nager F von (1952) Histologische Ohruntersuchungen bei Kindern nach mütterlicher Rubella. Pract Oto-Rhino-Laryng 14: 337–359

Nahmias AJ, Naib ZM, Josey WE, Franklin E, Jenkins R (1973) Prospective studies of the association of genital herpes simplex viruses 1 and 2. N Engl J Med 289: 667–674

Nasemann T (1974) Viruskrankheiten der Haut, der Schleimhäute und des Genitales. G Thieme, Stuttgart

Naumann HH (1980) On the defense mechanisms of the repiratory mucosa towards infection. Acta Otolaryngol 89: 165–176

Naumann HH (1978) Die Abwehrprinzipien der respiratorischen Schleimhaut gegenüber Infektionen. HNO 26: 397–405

Neveling R (1967) Die akute Erkrankung. Universitäts-Verlag, Köln

Niederman JC, Miller G, Pearson HA, Pagano JS, Dowaliby JM (1976) Infectious mononucleosis: EB-virus shedding in saliva and the oropharynx. N Engl J Med 294: 1355–1359

Nilsson K (1979) The nature of lymphoid cell lines and their relationship to the virus. In: Epstein MA, Achong BG (eds) The Epstein-Barr virus. Springer, Berlin Heidelberg New York, pp 225–281

Nilsson K, Klein G, Henle W, Henle G (1971) The establishment of lymphoblastoid lines from adult and fetal human lymphoid tissue and its dependence on EBV. Int J Cancer 8: 443–450

Nonoyama M, Pagaono JS (1971) Homology between Epstein-Barr virus DNA and viral DNA from Burkitt's lymphoma and nasopharyngeal carcinoma determined by DNA-DNA reassociation kinetics. Nature 242: 44–47

Old L, Boyse EA, Oettgen HF, Harven E de, Geering G, Williamson S, Clifford P (1966) Precipitating antibody in human serum to an antigen present in cultured Burkitt's lymphoma cells. Proc Natl Acad Sci USA 56: 1699–1704

O'Conor GT (1970) Persistent immunologic stimulation as a factor in oncogenesis with special reference to Burkitt's tumor. Am J Red 48: 279–285

Otte HJ, Brandis H (1978) Lehrbuch der medizinischen Mikrobiologie. G Fischer, Stuttgart New York

Papermichail M, Sheldon PJ, Holoborow EG (1974) T & B cell populations in infectious mononucleosis. Clin Exp Immunol 18: 1–6

Papp K (1956) Experiences prouvant que la voie d'infection de la rougeole est la contamination de le muqueuse conjonctivale. Revve Immunol Ther Anti-Microb 20: 27–36

Paradise JL (1980) Viral otitis media. J Pediatrics 65: 917–924

Pardue ML, Gall JG (1969) Molecular hybridization of radioactive DNA to the DNA of cytological preparations. Proc Natl Acad Sci USA 64: 600–604

Parrott RH, Ross S, Burke FG (1951) Herpangina. Clinical studies of a specific infectious disease. N Engl J Med 245: 275–280

Parving A, Vejtorp M, Miller K, Miller JK (1981) Congenital hearing loss and rubella infection. Acta Otolaryngol (Stockh) 90: 262–266

Pattengale PK, Smith RW, Gerber P (1973) Selective transformation of B-lymphocytes by EB virus. Lancet 2: 93–94

Pattengale PK, Smith RW, Gerber P (1974) B-cell characteristics of human peripheral and cord blood lymphocytes transformed by Epstein-Barr virus. J Nat Cancer Inst 52: 1081–1086

Pattengale PK, Smith RW, Perlin E (1974) Atypical lymphocytes in acute infectious mononucleosis. N Engl J Med 291: 1145–1148

Payne FE, Baublis JV, Itabashi HH (1969) Isolation of measles virus from cell cultures of brain from a patient with subacute sclerosing panencephalitis. N Engl J Med 281: 585–589

Pauling LC (1974) Are recommended daily allowances for vitamin C adequate? Proc Natl Acad Sci USA 71: 4442–4446

Pauling LC (1970) Vitamin C and the common cold. WH Freeman, San Francisco

Pearson GR, Johansson B, Klein G (1978) Antibody-dependent cellular cytotoxicity against cells expressing Epstein-Barr virus antigens. J Nat Cancer Inst 22: 120–125

Pereira MS and MacCallum FO (1964) Infection with adenovirus type 12. Lancet 1: 198–199

Pereira MS (1973) Adenovirus infections. Postgrad Med 49: 799–801

Pereira MS, Field AM, Blake JM, Rodgers FG, Bailey LA, Davies JR (1972) Evidence for oral excretion of EB virus in infectious mononucleosis. Lancet 1: 710–711

Philip RN, Reinhard KR, Lackman DB (1959) Observations on a mumps epidemic in a "virgin" population. Am J Hyg 69: 91–111

Pineda RG, Desmond MM, Rudolph AJ (1968) Impact of the 1964 rubella epidemic on a clinic population. Am J Obstet Gynecol 100: 1139–1146

Pope JH (1967) Establishment of cell lines from leucocytes in peripheral mononucleosis. Nature (Lond) 216: 810–811

Pope JH, Horne MK, Scott W (1968) Transformation of fetal human leucocytes in vitro by filtrates of a human leucemic cell line containing herpes-like virus. Int J Cancer 3: 857–866

Pope JH, Scott W, Moss DJ (1973) Human lymphoid cell transformation by Epstein-Barr virus. Nature 246: 140–141

Pulvertaft RJV (1964) Cytology of Burkitt's tumor (African lymphome). Lancet 1: 238–241

Purtilo DT (1980) Immunopathogenesis and complications of infectious mononucleosis. Pathol Ann 15: 253–299

Purtilo DT (1980) Immunopathology of infectious mononucleosis and other complications of Epstein-Barr virus infections. In: Sommers SC, Rosen PP (eds) Pathologoy Annual. Appleton Century Crofts, New York, pp 253–299

Purtilo DT, Sakamoto K (1982) Epstein-Barr virus and human disease: Immune responses determine the clinical and pathologic expression. Engl Hum Pathol 12: 677–679

Purtilo DT (1981) The X-linked lymphoproliferative syndrome as a model. Advances in Cancer Research 34: 279–312 for EBV-induced oncogenesis

Rapp F (1974) Herpes viruses and cancer. Adv Cancer Res 19: 265–281

Rasmussen LE, Jordan GW, Stevens A (1974) Lymphocyte interferon production and transformation after herpes simplex infection in humans. J Immunol 112: 728–736

Rawls WE, Tomkins WAF, Melnick JL (1969) The association of herpesvirus type 2 and carcinoma of the cervix. Am J Epidemiol 89: 547–554

Reedman BM, Klein G (1973) Cellular localization of an Epstein-Barr virus associated complement fixing antigen in producer and nonproducer lymphoblastoid cell lines. Int J Cancer 11: 599–620

Richards CS (1964) Middle ear changes in rubella deafness. Arch Otolaryng 80: 48–59

Rickinson AB, Wallace LE, Epstein-MA (1980) HLA-restricted T-cell recognition of Epstein-Barr virus-infected B cells. Nature 283: 865–867

Rocchi G, Arangio-Ruiz G, Giannini V (1970) Detection of viraemia in acute respiratory disease of man. Acta Virol 14: 405–407

Roizman B (1972) The biological features of herpes virus-infected cells, particularly as they relate to their possible oncogenicity. A review. In: Bigg PM, Thé G de, Payne LN (eds) Oncogenesis and herpesviruses. IARC, Lyon, pp 1–17

Rossen RD, Kasel JA, Couch RB (1971) The secretory immune system: Its relation to respiratory viral infection. Progr Med Virol 13: 194–238

Rotkin ID (1973) A comparison review of key epidemiological studies in cervical cancer related to recurrent searches for transmissible agents. Cancer Res 33: 1353–1367

Rowe WP, Huebner RJ, Gilmore LK (1953) Isolation of a cytopathogenic agent from human adenoids undergoing spontaneous degeneration in tissue culture. Proc Soc Exp Biol Med 84: 570–573

Rowe WP, Harley JW, Cramblet HG (1958) Detection of human salivary gland virus in the mouth and urine of children. Am J Hyg 67: 57–62

Rozee KR, Lee SHS (1977) Interferon action: nonviral alterations of cells. In: Stewart NE II (ed) Interferons and their actions. CRC Press Inc, Cleveland, pp 133–154

Sakamoto K, Freed H, Purtilo DT (1980) Antibody responses to Epstein-Barr virus in families with the X-linked lymphoproliferative syndrome. J Immunol 125: 921–933

Salaman MH, Wedderburn N, Bruce-Chwatt LJ (1969) The immune suppression effect of a murine plasmodium and its interaction with murine oncogenic viruses. J Gen Microbiol 59: 383–391

Sando I, Wood R II (1971) Congenital middle ear anomalies. Otolaryng Clin N Amer 4: 291–295

Seifert G (1959) Die Speicheldrüsen-Viruskrankheit Cytomegalie. Med Klin 59: 1734–1741

Seifert G (1961) Die morphologische Diagnose der Cytomegalie. Münchn Med Wschr 103: 103–139

Seifert G, Oekone Z (1957) Pathologie und Klinik der Cytomegalie. VEB Thieme, Leipzig

Seigneurin JM, Vuillaume M, Lenoir G, Thé G de (1977) Replication of EB virus: Ultrastructural and immunofluorescent studies of P3HR1 superinfected Raji cells. J Virol 24: 836–845

Sesterhenn K, Krueger GRF, Bertram G, Sesterhenn I (1982) Zum lymphoepithelialen Karzinom des Oropharynx. HNO 30: 243–249

Shambaugh G, Hagens E, Holdermann J (1928) Statistical studies of children in public schools for the deaf. Arch Otolaryng 7: 424–513

Shanmugaratnam K (1971) Studies on the etiology of nasopharyngeal carcinoma. Int Rev Path 10: 361–413

Shope T, Dechario D, Miller G (1973) Malignant lymphoma in cotton-top marmosets following inoculation of Epstein-Barr virus. Proc Natl Acad Sci USA 70: 2487–2491

Siegel M, Fuerst HT, Peress NF (1966) Comparative fetal mortality in maternal virus diseases, a prospective study on rubella, measles, mumps, chickenpox, and hepatitis. N Engl J Med 274: 768–771

Siegel M (1973) Congenital malformations following chickenpox, measles, mumps, and hepatitis. JAMA 226: 1521–1524

Sikora K (1981) Does interferon cure cancer? Brit Med J 281: 855–858

Simons MJ, Wee GB, Day NE, Thé G de, Morris PJ, Shanmugaratnam K (1974) Immunogenetic aspects of nasopharyngeal carcinoma. I. Differences in HL-A antigen profiles between patients and comparison groups. Int J Cancer 13: 122–134

Simmons FB (1968) Theory of membrane breaks in sudden hearing loss. Arch Otolaryng 88: 67–74

Smith CB, Purcell RH, Chanock RM (1967) Effect of amantadine hydrochloride on parainfluenza type 1 virus infections in adult volunteers. Am REv Resp Dis 95: 689–690

Smith JM (1956) Complications of infectious mononucleosis. Ann Intern Med 44: 861–873

Smith GA, Gussen R (1976) Inner ear pathologic features following mumps infection. Arch Otolaryng 102: 108–111

Söltz-Szöts J (1965) Klinische Bemerkungen zur Klinik und Therapie des Herpes zoster. Z Haut- u Geschl-Kr 38: 123–132

Söltz-Szöts J (1971) Neue Methoden bei der Behandlung der Viruserkrankungen der Haut. Z Hautkr 46: 755–760

Söltz-Szöts J (1976) Therapie der Viruserkrankungen der Haut. Hautarzt (Suppl) 1: 11–16

Spencer MJ, Cherry JD (1981) Adenoviral infections. In: Feigin, Cherry (eds) Textbook of pediatric infectious diseases. Saunders, Philadelphia, pp 1279–1291

Spiess H (1981) Der pränatale und perinatale Virusinfekt. Mediz Verlagsgesellschaft mbH, Marburg/Lahn

Spiessmann EG (1936) Vasomotor responses of the mucosa of the upper respiratory tract to thermal stimuli. Amer J Physiol 115: 181–187

Spoendlin H, Kistler G (1978) Papovavirus in human laryngeal papillomas. Arch Otorhinolaryngol 218: 289–292

Spoendlin H (1979) Anatomisch pathologische Aspekte der Elektrostimulation des erkrankten Innenohrs. ARch Oto-Rhino-Laryng 223: 1–50

Sullivan JL, Byron K, Brewster F, Purtilo DT (1980) Deficient natural killer cell activity in the X-linked lymphoproliferative syndrome. Science 210: 543–545

Sundmacher R, Neumann-Haffelin D, Cantell K (1976) Interferon treatment of dentritric keratitis. Lancet 1: 1406–1407

Sundmacher R, Cantell K, Neumann-Haffelin D (1978) Combination therapy of dentritic keratitis of the trifluorothymidine and interferon. Lancet 2: 687–688

Schall L, Lurie M, Kelemen G (1951) Embryonic hearing organs after maternal rubella. Laryngoscope 61: 99–ff

Scheibe A (1892) A case of deaf-mutism with auditory atrophy and anomalies of development in the membranous labyrinth of both ears. Arch Otolaryg 11: 12–ff

Schmidt WAK, Brade L, Munteferting H (1978) Course of Coxsackie B antibodies during juvenile diabetes. Med Microbiol Immunol 164: 291–298

Schiff GM, Sutherland JM, Light IJ (1965) Studies on congenital rubella. Preliminary results on the frequency and significance of presence of rubella virus in the newborn and the effect of y-globulin in preventing congenital rubella. Am J Dis Child 110: 441–443

Schmincke A (1921) Über lymphoepitheliale Geschwülste. Beitr Pathol 68: 161–170

Schneweis KE (1962) Der cytopathische Effekt des HSV. Stammdifferenzen, Stabilität, Einfluß von Immunseren und Beziehungen zur Pockengröße. Zbl Bakt 1 Orig 186: 467–494

Schouten TJ, Weimar W, Bos CE, Bos JH, Cremers CWRJ, Schellekens H (1982) Treatment of juvenile laryngeal papillomatosis with two types of interferon. Laryngoscope 92: 686–688

Schryver A de, Friberg S, Klein G, Henle W, Henle G, Thé G de, Clifford P, Ho HC (1969) Epstein-Barr virus-associated antibody patterns in carcinoma of the postnasal space. Clin Exp Immunol 5: 443–459

Schryver A de, Klein G, Henle G, Henle W, Cameron H, Santesson L, Clifford P (1972) EB virus associated serology in malignant disease: Antibody levels to viral capsid antigens (VCA), membrane antigens (MA), and early antigens (EA) in patients with various neoplastic conditions. Int J Cancer 9: 353–364

Schryver A de, Klein G, Henle W, Henle G (1974) EB virus-associated antibodies in Caucasian patients with carcinoma of the nasopharynx and in long-term suvivors after treatments. Int J Cancer 13: 319–325

Schulte-Holthausen (1975) Persistence of herpes virus DNA. 3rd International Congress of Virology, Madrid

Schulte-Holthausen H, Schneweis KE (1975) Differentiation of HSV, serotypes 1 and 2 by DNA-DNA hybridization. Med Microbiol Immunol 161: 279–285

Schuknecht HF, Benitez J, Beekhuis J, Igarashi M, Singleton G, Rüedli L (1962) The pathology of sudden deafness. Laryngoscope 72: 1142–1157

Schwartz AR, Togo Y, Hornick RB (1973) Evaluation of the efficacy of ascorbic acid in prophylaxis of induced rhinovirus 44 infection in man. J Infect Dis 128: 500–505

Stange G, Neveling R (1980) Hörsturz. In: Berendes J, Link R, Zöllner F (eds) HNO-Heilkunde in Praxis und Klinik, Bd 6, Chr II, G Thieme, Stuttgart New York, pp 45–45.31

Stanley ED, Jackson GG, Panusarn C (1975) Increased virus shedding with aspirin treatment of rhinovirus infection. JAMA 231: 1248–1251

Sterner G (1962) Adenovirus infection in childhood. An epidemiological and clinical survey among Swedish children. Acta Paediatr 142: 5–30

Strander H, Cantell K (1974) Studies on antiviral and antitumor effects of human leukocyte interferon in vitro and in vivo. In: Waymouth C (ed) The production and use of interferon for the treatment and prevention of human virus infections. Tissue Culture Association, Rockville, pp 46–59

Strander H (1977) Interferons: Antineoplastic drugs. Blut 35: 277–288

Strander H, Einhorn S (1977) Effect of human leukocytes interferon on the growth of human osteosarcoma cells in tissue culture. Int J Cancer 19: 468–473

Strauss M, Davis GL (1973) Viral disease of the labyrinth: I. Review of the literature and discussion of the role of cytomegalievirus in congenital deafness. Ann Oto-Rhino-Laryngol 82: 577–583

Taylor L, Parsons-Smith G (1969) Infectious mononucleosis, deafness and facial paralysis. J Laryngol Otol 83: 613–616

Terrahe K (1972) Diagnostik der Mißbildungen des Ohres und des Ohrschädels. Arch Ohr- Nas- und Kehlk-Heilk 202: 85–151

Thé G de, Geser A, Day NE, Tukei PM, Williams EH, Beri DP, Smith PG, Dean AG, Bornkamm GW, Feorino P, Henle W (1978) Epidemiological evidence for causal relationship between Epstein-Barr virus and Burkitt's lymphoma: Results of the prospective study. Nature 274: 756–761

Thorley-Lawson DA, Chess L, Strominger JL (1977) Suppression of in vitro Epstein-Barr virus antigens: A new role for adult T-lymphocytes. J Expt Med 146: 495–508

Tiedemann R (1979) Seröse und seromuköse Entzündungen des Mittelohres. In: Berendes J, Link R, Zöllner F (eds) HNO-Heilkunde in Praxis und Klinik. G Thieme, Stuttgart New York, pp 24–24.30

Tilles JG, Klein JO, Jao RL (1967) Acute otitis media in children. N Engl J Med 277: 613–618

Tremonti LP, Lin JS, Jackson GG (1968) Neutralizing activity in nasal secretions and serum in resistance of volunteers to parainfluenza virus type 2. J Immunol 101: 572–577

Treuner J, Niethammer D, Dannecker G, Hagmann R, Neef V, Hofschneider PH (1980) Successful treatment of nasopharyngeal carcinoma with interferon. Lancet 1: 817–818

Treuner J, Niethammer D, Dannecker G, Jobke A, Aldenhoff P, Kremms B, Nessler G, Bömer H (1981) Treatment of nasopharyngeal carcinoma in children with fibroblast interferon. In: Grundmann (ed) Nasopharyngeal carcinoma, Cancer Campaign, Vol 5. G Fischer, Stuttgart New York, pp 309–316

Trinchieri G, Saatoli D, Knowles BB (1977) Tumor cell lines induce interferon in human lymphocytes. Nature 270: 611–613

Trumper PA, Epstein MA, Giovanella BC (1976) Activation in vitro by BUDR of a production EB virus infection in the epithelial cells of nasopharyngeal carcinoma. Int J Cancer 17: 578–587

Tyrrell DAJ (1981) Interferon research may be taking off. Arch Dis Child 56: 163–164

Tyrrell DAJ, Bynoe ML (1965) Cultivation of a novel type of common cold virus in organ cultures. Br med J 1: 1467–1470

Tyrrell DAJ, Almeida JD (1967) Direct electron microscopy of organ culture for detection and characterization of viruses. Arch Virusforsch 22: 417–425

Tyrrell DAJ, Almeida JD, Berry DM (1968) Coronaviruses. Nature 220: 650–657

Ullmann EV (1923) On the etiology of the laryngeal papilloma. Acta Oto-Laryngol 5: 317–334

Utz JP (1964) Clinical and laboratory studies of mumps. IV. Viremia and abnormal renal function. N Engl J Med 270: 1283–1286

Utz JP, Kasel JA, Cramblett HG (1957) Clinical and laboratory studies of mumps. I. Laboratory diagnosis by tissue culture techniques. N Engl J Med 257: 497–502

Van der Veen J, van der Ploeg G (1958) An outbreak of pharyngoconjunctival fever caused by types 3 and 4 adenovirus at Waalwijk, the Netherlands. Am J Hyg 68: 95–105

Vernon M (1967) Meningitis and deafness: The problem, its physical, audiological, and educational manifestations in deaf children. Laryngoscope 77: 1856–1874

Vernon M (1969) Multiply handicapped deaf children: Medical, educational and psychological considerations. CEC Research Monograph, 18 (1)

Vuori M, Lahikaine EA, Peltonen T (1962) Perceptive deafness in connection with mumps. Acta Oto-Laryng (Stockh) 55: 231–

Waldmann RH, Ganguly R (1978) Effect of CP-20,961, an interferon inducer on upper respiratory tract infections due to rhonovirus type 21 in volunteers. J Infect Dis 138: 531–535

Walker GH, Bynoe ML, Tyrrell DAJ (1967) Trial of ascorbic acid in prevention of colds. Br Med J 1: 603–606

Wang CC, Little JB, Schulz MD (1962) Cancer of the nasopharynx: Its clinical and radiotherapeutic considerations. Cancer 15: 921–926

Ward PH, Lindsay RJ, Warner NE (1965) Cytomegalie inclusions disease affecting the temporal bone. Laryngoscope 75: 628–638

Weller Th, Craig JM (1949) The isolation of mumps virus at autopsy. Am J Pathol 25: 1105–1106

Wiesmann E (1978) Medizinische Mikrobiologie. G Thieme Stuttgart, 281

Wigand R (1979) Virusdiagnostik bei Atemwegsinfektionen mit Ausnahme von Influenza. In: Spiess H (ed) Virusdiagnostik für Klinik und Praxis. Tagungsbericht der Deutschen Vereinigung zur Bekämpfung der Viruskrankheiten e. V. in Verbindung mit dem Deutschen Grünen Kreuz. München, pp 199–206

Wilton JMA, Jvanyi L, Lehner T (1972) Cell-mediated immunity in herpesvirus hominis infections. Brit Med J 1: 723–726

Wilmes E, Roggendorf M (1979) Zur Virusätiologie des Hörsturzes. Z Laryng Rhinol 58: 817–820

Wilmes E, Wolf H, Deinhardt F, Naumann HH (1979) Die Bedeutung von Epstein-Barr Virus-Antikörpern für Diagnose und Verlauf des Nasopharynxkarzinoms. Laryng Rhinol Otol 58: 911–915

Wilmes E (1981) Untersuchung bei Primär- und Sekundärerkrankungen durch EB-Virus. Habilitationschrift.

Wilmes E, Wolf H, Deinhardt F, Naumann HH (1981) EBV-serology in NPC and related malignancies. In: Grundmann E et al (eds) Nasopharyngeal carcinoma, Cancer Campaign, Vol 5. G Fischer Stuttgart, pp 145–150

Wilmes E, Wolf H (1981) Der Nachweis von Epstein-Barr Virusgenomen in der Ohrspeicheldrüse (Untersuchungen zur Persistenz und Replikation von EBV in gesunden Personen). Laryng-Rhinol 60: 7–11

Wilmes E, Wolf H (1982) Zur viralen Gense von Karzinomen des Waldeyerschen Rachenringes (On the viral etiology of carcinomas in Waldeyer's ring). Arch Otorhinolaryngology, Verh Bericht der Dt Ges für Hals-, Nasen- und Ohren-Heilkunde, Kopf-Hals-Chirurgie, Springer, Berlin Heidelberg New York, im Druck

Wilmes E, Wolf H, Haus M. EBV und Tonsillenkarzinome (in Vorbereitung)

Winter S (1969) Notes on mumps meningoencephalitis. Some features in 199 cases in children. Clin Pediatr. 8: 373–374

Wolf H, zur Hausen H, Becker V (1973) EB viral genomes in epithelial nasopharyngeal carcinoma cells. Nature 244: 245–247

Wolf H, Werner J, zur Hausen H (1975) EBV DNA in nonlymphoid cells of nasopharyngeal carcinomas and in malignant lymphoma obtained after inoculation of EBV into cotton-top marmosets. Cold Spring Harbor Symp Quant Biol XXXIX: 791

Wolf H, zur Hausen H, Klein G, Becker V, Henle G, Henle W (1975) Attempts to detect virus-specific DNA sequences in human tumors. III. Epstein-Barr viral DNA in nonlymphoid nasopharyngeal carcinoma cells. Med Microbiol Immunol 161: 15–21

Wolf H, (1979) Präsenz und Expression von Herpesvirus-DNA im lytischen Zyklus und in Tumorzellen. Habilitationsschrift. Medizinische Fakultät der Ludwig-Maximilians-Universität München

Wolf H (1981) Die Verwendung verschiedener Nukleinsäurehybridisierungstechniken am Beispiel von EBV-korrelierten Erkrankungen. Verh Dtsch Ges Path 65: 47–57

Wolf H, Wilmes E (1980) Evidence for the presence of EB viruses in the parotid gland. Cold Spring Harbor Symp Quant Biol XXXIX

Wolf H, Wilmes E, Bayliss GJ (1981) Epstein-Barr virus: Its site of persistence and its role in the development of carcinomas. In: Neth R (ed) Modern trends in human leukemia IV. Haematology and Blood Transfusion Vol 26. Springer, Berlin Heidelberg, pp 191–196

Wolf H, Bayliss GJ, Wilmes E (1981) Biological properties of Epstein-Barr virus. In: Grundmann E et al (eds) Nasopharyngeal carcinoma, Cancer Campaign, Vol 5. G Fischer, Stuttgart New York, pp

Wyler R (1977) Interferon und Herpes. Z Hautkr 52: 533–536

Yabrov AA (1980) Interferon and nonspecific resistance. Human Sciences Press, New York

Yata J, Desgranges C, Tachibana T, Thé G de, (1973) Separation of human lymphocytes forming spontaneous rosettes with sheep erythrocytes. Biomedicine 196: 475–477

Younger JS, Stinebring WR, Taube SE (1965) Influence of inhibitors of protein synthesis on interferon formation in mice. Virology 27: 541–550

Zahorsky J (1920) Herpetic sore throat. South Med J 13: 871–872

Zajtschuk J, Matz G, Lindsay J (1972) Temporal bone pathology in herpes oticus. Ann Otol Rhinol Laryng 81: 331–334

Zinserling A (1972) Peculiarities of lesion in viral and mycoplasma infections of the respiratory tract. Virchows Arch Pathol Anat 356: 259–273

Zischka-Konorsa W, Jellinger K, Hohenegger M (1965) Zur Pathogenese von Herpesvirus-Erkrankungen mit besonderer Berücksichtigung der nekrotisierenden Herpes simplex-Encephalitis. Acta Neuropath 5: 252–274

Zur Hausen H, Schulte-Holthausen H, Klein G, Henle W, Henle G, Santesson L, Clifford P (1970) EBV-DNA in biopsies of Burkitt tumors and anaplastic carcinomas of the nasopharynx. Nature 228: 1056–1058

Zur Hausen H, Schulte-Holthausen H (1970) Presence of EB virus nucleic acid homology in a "virus-free" line of Burkitt tumor cells. Nature 227: 245–248

Zur Hausen H (1975) Oncogenic herpesviruses. Biochem Biophys Acta 417: 25–53

Zur Hausen H, Schulte-Holthausen H, Wolf H, Dörries K, Egger H (1974) Attempts to detect virus-specific DNA in human tumor. II. Nucleic acid hybridization with complementary RNA of human herpes group viruses. Int J Cancer 13: 657–664

Zur Hausen H (1976) DNA viruses in human cancer. Biochemical approaches. Cancer Res 36: 414–416

Zur Hausen H, Meinhof W, Schreiber W, Bornkamm GW (1974) Attempts to detect virus-specific DNA sequences in human tumors. I. Nucleic acid hybridization with complementary RNA of human wart virus. Int J Cancer 13: 650–656

Zur Hausen H, Gissmann L, Steiner W, Dippold W, Dreger J (1975) Human papilloma viruses and cancer. Bibl Haematol 43: 569–571

Zur Hausen H (1980) The role of viruses in human tumors. Advances in Cancer Research 33: 77–107

Übersichtsliteratur

Debre R, Celers J (1970) Clinical virology. Saunders, New York
Fenner F (1976) Classification and nomenclature of viruses. Intervirology 7: 1–115
Fenner F, White DO (1976) Medical virology. Academic Press, New York London
Haas R, Vivell O (1965) Virus- und Rickettsieninfektion des Menschen. JF Lehmann, München
Jawetz E, Melnick JL, Adelberg EA (1980) Review of Medical Microbioloy. Lange Medical Publ, Los
    Angeles
Klein P, Falke D (1977) Virologie (Medizinische Mikrobiologie I). Springer, Berlin Heidelberg New
    York
Nasemann Th (1974) Viruskrankheiten der Haut, der Schleimhäute und des Genitales. G Thieme,
    Stuttgart

EBV

Epstein MA, Achong BG (1979) The Epstein-Barr virus. Springer, Berlin Heidelberg New York

Interferon

Berg K, Heron I (1980) Production, purification and properties of human interferons. In: Springfello
    DA (ed) Interferon and interferon inducers. Marcel Dekker Inc, New York
Cantell K, Hirvonen S, Mogensen KE, Pyhala L (1974) Human leukocyte interferon: production,
    purification, stability and animal experiments. In vitro 35: 37–38
Goedell DV, Yelverton E, Ullrich A (1980) Human leukocyte interferon produced by E. coli is
    biologically active. Nature 6: 287–411
Grossberg SE (1972) The interferons and their inducers: molecular and therapeutic considerations.
    N Engl J Med 287: 9–13
Gutterman JU, Blumenschein GR, Alexanian R (1980) Leukocyte interferon induced tumor regression
    in human metastatic breast cancer, multiple myeloma and malignant lymphoma. Ann Intern Med
    93: 399–406
Isaacs A, Lindenmann J (1957) Viral interference: I. The interferon. Proc R Soc Lond (Biol) 147: 258–
    267
Lever WF, Schaumberg-Lever G (1975) Histopathology of the skin. Lippincott
Padovan I, Brodarec I, Ikic D, Kenzevic M, Soos E (1981) Effect of interferon in therapy of skin and
    head and neck tumors. J Cancer Res Clin Oncol 100: 295–310
Stewart WE (1981) Interferon-System. Springer, Heidelberg Berlin New York
Strander H (1977) Anti-tumor effects of interferon and its possible use as an anti-neoplastic agent in
    man. Tex Rep Biol Med 35: 429–435

Influenza

H. J. Drescher

Institut für Virologie und Seuchenhygiene der Medizinischen Hochschule Hannover (Direktor: Prof. Dr. J. Drescher) D-3000 Hannover 61, Konstanty-Gutschow-Straße, Bundesrepublik Deutschland.

Summary. Influenza is the last great uncontrolled plague of mankind. Pandemics and epidemics occur at regular time intervals.

The influenza viruses are divided into the types A, B and C and show unique variability of their surface antigens (hemagglutinin and neuraminidase). Influenza viruses of type A show the largest degree of antigenic variation which, in turn, resulted in the definition of a number of subtypes, each comprising many strains.

By comparison, influenza viruses of types B and C exhibit much less variation of their surface antigens. As a consequence, no subtypes but many different strains have been recognized.

The degree of antigenic variation correlates with the epidemiologic significance of the virus types, type A being the most and type C the least important.

Two different kinds of antigenic variation have been recognized: In the case of minor variation of one or both surface antigens, the term "antigenic drift" is employed. Antigenic drift occurs with all three types of virus, it is caused by point mutations which increase the chance of survival of mutants in the diseased host.

In addition, influenza A viruses show sudden and complete changes of their surface antigens in regular time intervals, resulting in the appearance of new subtypes. This event is called "antigenic shift".

The mechanisms responsible for antigenic shift are poorly understood, only.

In addition to the recycling of preceding subtypes, reassortment resulting from double infection of cells with strains of human and animal origin are considered possible explanations.

By use of modern DNA recombinant technology, the base sequences of a series of virus genes and, as a consequence, the amino acid sequence of the corresponding antigens have been determined.

By means of monoclonal antibodies, the antigenic structure of many influenza antigens has been further elucidated.

It can be expected that further research on the molecular basis of antigenic variation could finally result in an understanding of the causal mechanisms.

It is an outstanding feature of the epidemiology of influenza A viruses that a family of related strains prevails for a certain period of time and disappears abruptly as a new subtype emerges.

An exception to this rule has been observed since 1977, as H1N1 and H3N2 strains cocirculate in humans since that time.

The reasons for the disappearance of preceding subtypes and for their reappearance after some years are presently unknown.

The mortality of influenza – measured by means of the concept of excess mortality – reached a peak with 4799 deaths/100 000 inhabitants in 1918, and declined in subsequent pandemics (6.3 deaths/100 000 in 1968).

The case fatality of influenza varies between 1.1% (1918/19) and 0.006% (1968).

It is of importance that special groups of the population show an increased risk to die from influenza and should be vaccinated with priority.

The influenza morbidity can reach 40% and more during pandemics.

The diagnostics of influenza is carried out both by virus isolation and by means of serological tests.

In most cases, the disease is uncomplicated, the most important complication (pneumonia) is caused directly by the virus in 25% and by bacterial superinfection in 75% of cases.

At present, the prevention of influenza is primarily based on vaccination. Safe and efficient vaccines containing inactivated virus are available.

The main problem of their use is the antigenic variation of infecting strains. Hereby and not by the quality of available vaccines the duration of protection after vaccination is limited. Therefore, the vaccine strains have to be updated at regular time intervals and revaccinations have to be performed almost at annual time intervals.

It is presently unknown whether or not this problem will be eventually overcome by the use of live virus vaccines or by means of common antigenic determinants produced either synthetically or by means of genetic engineering.

The prophylaxis and therapy of influenza by means of virostatic drugs is no alternative to vaccination, at present. This is due to the lack of efficiency against influenza B and C viruses of available drugs, and, in addition, to the uncertainty of the time influenza epidemics do start.

The latter difficulty exists also with respect to the application of interferon and interferon inducers. In addition, the question of their efficiency is not yet unequivocally settled.

For these reasons, control of influenza can at present be achieved by means of vaccination, only.

Zusammenfassung. Influenza ist die letzte große, bisher unbesiegte Seuche der Menschheit. Pandemien und Epidemien sind in regelmäßigen Abständen aufgetreten.

Die in die Typen A, B und C unterteilten Influenzaviren zeigen eine einzigartige Abwandlungsfähigkeit ihrer Oberflächenantigene (Hämagglutinin und Neuraminidase). Die Antigenabwandlung ist bei Viren des Types A am größten und hat hier zum Auftreten einer Reihe von jeweils zahlreiche Stämme umfassenden Subtypen geführt.

Influenzaviren der Typen B und C zeigen im Vergleich zu Viren des Types A ein deutlich geringeres Maß an Variabilität, hier sind keine Subtypen, wohl aber eine große Anzahl unterschiedlicher Stämme bekannt.

Entsprechend der unterschiedlichen Abwandlungsfähigkeit der Viren ist die epidemiologische Bedeutung der des Types A am größten und die des Types C am geringsten.

Man unterscheidet zwei unterschiedliche Arten der Antigenabwandlung: Bei geringgradiger Abwandlung eines Oberflächenantigenes spricht man von "antigenic drift". Als Ursache sind Punktmutationen anzusehen, wobei der Neutralisation durch Antikörper des Wirtes entgehende Mutanten selektiert werden.

Daneben treten bei Viren des Types A plötzliche, komplette Abwandlungen eines oder beider Oberflächenantigene (d. h. neue Subtypen) auf. Dieses Ereignis wird als "antigenic shift" bezeichnet, seine Ursachen sind bisher nicht geklärt.

Neben der Wiederkehr früher zirkulierender Subtypen wird an eine Rekombination zwischen einem animalen und einem humanen Virus gedacht, wobei das humane Virus die pathogenen Eigenschaften für den Menschen und das animale Virus die neuen Oberflächenantigene liefert.

Die Nutzung der modernen DNA-Rekombinationstechnologie hat dazu geführt, daß die Basensequenz der RNA-Segmente einer Reihe von Viren und damit die Aminosäuresequenz der entsprechenden Antigene aufgeklärt werden konnte. Durch die Verfügbarkeit monoklonaler Antikörper konnten die Aussagen über die Antigenstruktur viraler Antigene in vieler Hinsicht verfeinert werden.

Es kann daher erwartet werden, daß die weitere Erforschung der molekularen Grundlagen der Antigenabwandlung deren Ursachen aufklären wird.

Die Epidemiologie der Influenza weist die Besonderheit auf, daß in der Regel eine Reihe in ihren Oberflächenantigenen jeweils verwandter Stämme (Subtypen) von Influenza A-Viren jeweils eine bestimmte Zeit über die epidemiologische Situation beherrscht hat, um dann abrupt durch das Auftreten eines neuen Subtypes abgelöst zu werden.

Eine Ausnahme hiervon ist erst seit 1977 zu beobachten, da seitdem früher prävalierende H1N1-Stämme neben H3N2-Stämmen in der Bevölkerung kozirkulieren.

Die Ursachen für das Verschwinden der vorangehenden Stammfamilien und für ihre z. T. beobachtete Wiederkehr nach einer Reihe von Jahren sind unbekannt.

Die Mortalität an Influenza – gemessen an der sogenannten Exzess-Mortalität – erreichte während der Pandemie 1918 mit 4799 Toten/100 000 Einwohner ihr bisheriges Maximum und war bei späteren Pandemien geringer (z. B. 1968 6.3 Tote/100 000 Einwohner).

Für die Letalität werden Werte zwischen 1.1% (1918/19) und 0.06% (1968) angegeben.

Wichtig ist die Erkenntnis, daß die Influenzatodesfälle bei bestimmten

Personengruppen überdurchschnittlich häufig vorkommen, die dementsprechend geimpft werden sollten.

Die Morbidität der Influenza kann im Pandemiefall 40% und mehr betragen.

Die Diagnostik der Influenza geschieht mittels Anzüchtung und serologischer Nachweismethoden, für die eine relativ große Anzahl effizienter Methoden zur Verfügung stehen.

Das Krankheitsbild verläuft in der Mehrzahl der Fälle unkompliziert, die wichtigste Komplikation ist die Pneumonie, die zu 25% direkt viral und zu etwa 75% durch bakterielle Superinfektion bedingt ist.

In Hinblick auf die Bekämpfung der Influenza steht z. Z. die Schutzimpfung ganz im Vordergrund.

Sichere und wirksame inaktivierte Impfstoffe stehen zur Verfügung. Das Hauptproblem der Schutzimpfung ist darin zu sehen, daß der rasche Antigenwandel der Erreger unabhängig von der Qualität der Impfstoffe den Schutz zeitlich limitiert, so daß in regelmäßigen Zeitabständen Änderungen der Stammzusammensetzung der Impfstoffe und Wiederholungsimpfungen erforderlich sind. Ob sich diese Schwierigkeit durch die Nutzung der z. T. noch im Entwicklungsstadium befindlichen Lebendimpfstoffe oder auf anderen Wegen (Synthese gemeinsamer Antigendeterminanten des Hämagglutinins oder Gewinnung derartiger Determinanten durch „Genmanipulation") umgehen läßt, kann z. Zt. noch nicht ausgesagt werden.

Auch die Prophylaxe und Therapie der Influenza mit Virostatica ist z. Zt. noch nicht als Alternative zur Schutzimpfung anzusehen.

Abgesehen von der fehlenden Wirksamkeit der verfügbaren Präparate gegenüber Influenza B und C Viren ist ihre prophylaktische Anwendung mit der Schwierigkeit konfrontiert, daß es schwierig oder gar unmöglich sein könnte, rechtzeitig den Zeitpunkt des Auftretens einer Influenzaepidemie zu erkennen, um die Applikation virostatischer Substanzen terminieren zu können.

Die gleichen Schwierigkeiten der Wahl des Zeitpunktes der Applikation ergeben sich auch für eine eventuelle prophylaktische Applikation von Interferon und Interferonstimulatoren, bei denen z. Zt. noch nicht einmal die Frage der Wirksamkeit der Verhütung der Influenza ausreichend abgeklärt ist.

Aus diesen Gründen kommt z. Zt. primär nur die Schutzimpfung zur Verhütung der Influenza infrage.

Inhaltsverzeichnis

1 Einleitung

Influenza ist die letzte große, bisher unbesiegte Seuche der Menschheit. Epidemien und Pandemien mit vielen Tausenden an Todesfällen ereignen sich in regelmäßigen Zeitabständen.

Die Bezeichnung „Influenza" stammt aus dem Jahre 1379, in dem man vermutete, daß die Erkrankung „ab occulta coeli influentia" (durch einen unbekannten Einfluß des Himmels) bedingt sei (Müller 1950). Synonym wird die Bezeichnung „Grippe" gebraucht, die aus dem Russischen (chripu = Heiserkeit) stammt (Müller 1950).

Influenzaviren gehören zum Genus der Orthomyxoviren und werden in drei als A, B und C bezeichnete Typen unterteilt. Influenza Virus des Types A wurde beim Menschen erstmals 1933 (Smith et al. 1933), Influenza B Virus 1940 (Francis 1940) und Influenza C Virus 1947 (Taylor 1951) angezüchtet.

Die Viren eines Types zeigen in ihren viruskodierten Proteinen keine Verwandt-schaft mit Viren eines anderen Types. Rekombinationen zwischen verschiedenen Typen angehörenden Viren sind bisher nicht gelungen.

Influenzaviren unterscheiden sich von anderen mikrobiellen Krankheitserre-gern durch das Ausmaß ihrer Fähigkeit zur Abwandlung ihrer Oberflächenanti-gene. Diese Variabilität ist bei Viren des Types A am größten und hat hier zur Definition einer Reihe von Subtypen geführt. Demgegenüber zeigen Viren der Typen B und besonders des Types C eine weit geringere Variabilität ihrer Oberflächenantigene, Subtypen sind dementsprechend für Viren der Typen B und C bisher nicht definiert worden.

Alle Pandemien und die Mehrzahl der Epidemien sind bisher durch Viren des Types A hervorgerufen worden, Viren des Types B haben keine Pandemien, wohl aber Epidemien verursacht. Klinisch manifeste Erkrankungen durch Viren des Types C sind demgegenüber vergleichsweise selten.

Die Ursache für die unterschiedliche epidemiologische Bedeutung der drei Virustypen ist unbekannt. Man hat angenommen, daß hierbei die unterschiedlichen Temperaturoptima der Virusreplikation (Influenza A Viren: meistens 37 °C, Influenza B Viren: 35 °C und Influenza C Viren: 32 °C) eine Rolle spielen könnten: Gelangt Virus mit einem unter 37 °C liegenden Optimum der Replikation in die tieferen Luftwege, in denen eine Temperatur von 37 °C vorherrscht, so könnte infolge mangelnder Virusreplikation die Chance des Auftretens entsprechender Komplikationen (Pneumonie) entsprechend reduziert sein (Kilbourne 1975).

Influenzaviren des Types A, dagegen nicht der Typen B und C kommen auch bei Tieren (z. B. Vögeln, Schweinen und Pferden) vor, und man vermutet, daß das hieraus resultierende animale Virusreservoir eine der Ursachen für die besonders große Abwandlung der Antigeneigenschaften der Influenza A Viren ist (Webster u. Laver 1971).

Die Epidemiologie der Influenza A weist die Besonderheit auf, daß eine Familie antigenmäßig miteinander verwandter Stämme (Subtyp) jeweils eine bestimmte Zeit über die epidemiologische Situation beherrscht hat, um beim plötzlichen Auftreten einer neuen Stammfamilie zu verschwinden.

Eine Ausnahme von dieser Regel ist erstmals seit 1977 beobachtet worden, da seit dieser Zeit zwei verschiedenen Subtypen des Influenza A Virus angehörende Stämme nebeneinander in der Bevölkerung zirkulieren.

Der für die Verdrängung eines Subtypes beim Auftreten eines neuen verantwortliche Mechanismus ist bisher unbekannt.

Die Variabilität der Antigene von Influenzaviren ist für die Verhütung der Erkrankung durch die Schutzimpfung von besonderer Bedeutung, da eine optimale Wirkung der Impfung nur erwartet werden kann, wenn das als Krankheitserreger auftretende Virus antigenmäßig dem im Impfstoff vorliegenden Virus nahesteht.

Im Folgenden wird eine Übersicht über die Eigenschaften von Influenzaviren unter besonderer Berücksichtigung ihres Antigenwandels, die durch diese Viren verursachte Erkrankung und ihre Epidemiologie und Diagnostik gegeben. Anschließend wird auf die Verhütung der Influenza eingegangen.

2 Das Influenzavirus

2.1 Morphologie

Influenzaviren weisen in der Regel Kugelform mit einem Durchmesser von etwa 80–120 nm auf (Elford et al. 1936, Taylor et al. 1943). Abbildung 1 zeigt eine elektronenmikroskopische Aufnahme eines Virus des Stammes A/Han/104/81 (H3N2).

Neben den sphärischen Formen kommen besonders bei frisch isolierten Influenzaviren mitunter auch Fadenformen (filamentöse Formen) vor. Die Fäden haben wie die Kugelformen einen Durchmesser von etwa 100 nm, ihre Länge kann bis zu 4000 nm betragen (Mosly u. Wyckoff 1946; Chu et al. 1949; Choppin et al. 1960, 1961). An der Oberfläche tragen sie wie die Kugelformen Stacheln (s. u.). Die Fähigkeit zur Ausbildung der Fadenform ist genetisch fixiert (Kilbourne u. Murphy 1960). Nach mehreren Passagen verschwindet in der Regel die Fadenform.

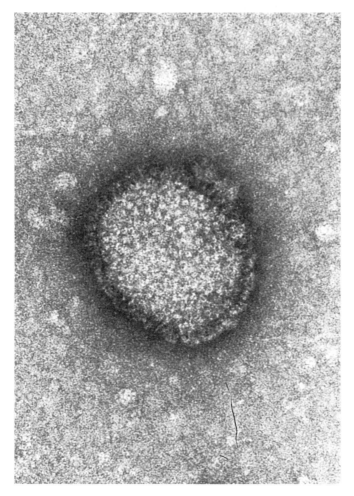

Abb. 1. Influenzavirusteilchen des Stammes A/Han/104/81 (H3N2). (Aufnahme von Herrn Dr. W. Verhagen, Institut für Virologie, Medizinische Hochschule Hannover)

Influenzaviren besitzen außen eine Doppelschicht-Lipidhülle (ca. 6 nm Dicke, Schulze 1972), die im wesentlichen dem Aufbau der Zellmembranlipide der Zelle, in der das Virus synthetisiert wurde, entspricht (Choppin u. Compans 1975), sie enthält jedoch keine neuraminsäurehaltigen Lipide (Klenk u. Choppin 1970).

Aus dieser Lipidhülle ragen Stacheln (= spikes) 10 bis 12 nm weit hervor (Horne et al. 1960).

Es sind zwei unterschiedliche Arten an „spikes" vorhanden, die die beiden Oberflächen-Antigene des Virus, das Hämagglutinin und die Neuraminidase, repräsentieren:

Die Hämagglutininspikes sind 4 nm breit und 14 nm lang (Laver u. Valentine 1969), ihre Zahl pro Virusteilchen beträgt etwa 400 (Laver 1973) bis 1000 (Schild 1976).

Die Neuraminidasespikes bestehen aus einem Kopfteil von $8 \times 8 \times 4$ nm und einem 10 nm langen Schwanzteil, der in einem 4 nm breiten Fuß ausmündet (Wrigley et al. 1973). Jeder spike besteht aus 4 Neuraminidaseuntereinheiten. Pro Virusteilchen liegen etwa 80 (Schulze 1973) bis 200 (Skehel u. Schild 1971) Neuraminidase-spikes vor.

Unterhalb der Lipidhülle findet man eine 4–6 nm dicke Eiweißhülle, die aus dem sogenannten Membran- oder Matrixprotein ($= M_1$-Protein) besteht. Im Inneren des Teilchens liegen die virale Nukleinsäure (RNA) in Form eines Ribonukleinsäure-Proteinkomplexes (RNP), und die Polypeptide P1–P3 vor.

Eine Übersicht über physikalisch-chemische Eigenschaften von Influenzaviren ist in Tabelle 2.1 gegeben.

2.2 Antigene des Influenzavirus

Man unterscheidet folgende in das *Virusteilchen eingebaute* Antigene:

I   Stamm bzw. subtypspezifische Oberflächenantigene (Glykoproteine)
   a) Hämagglutinin (HA)
   b) Neuraminidase (NA)

II Im Inneren des Virion liegende, typspezifische Antigene (nicht-glykosylierte Proteine)
   a) Polypeptide P1, P2 und P3
   b) Nukleoprotein (NP)
   c) Matrixprotein (M1 und M2)

III Wirtszellantigene (nicht durch Virus kodiert) Kohlenhydrate der Wirtszelle.

Daneben kommen in virusinfizierten Zellen zwei *nicht strukturelle* (d. h. nicht in das Virus eingebaute) viruskodierte Proteine vor, die als NS1 und NS2 (Molekulargewichte 23 000 bzw. 11 000, Schild, 1976) bezeichnet werden.

Eine Übersicht über die Virus-kodierten Proteine und deren Zuordnung zu den einzelnen RNA Segmenten des Virusgenoms ist in Tabelle 2.2 gegeben.

Von den 8 RNA Segmenten kodieren die Segmente 1–6 jeweils für ein Polypeptid (P1, P2, P3, HA, NP und NA), während das 7. und 8. Segment jeweils

---

Tabelle 2.1. Physikalisch-chemische Eigenschaften von Influenzaviren

Virion:	Durchmesser: 80–120 nm (Elford et al. 1936; Taylor et al. 1943)
	Mol. Gewicht: 270 bis 290×10^6 (Lauffer u. Stanley 1944; Schramm 1954)
	Proteingehalt: 70–75% ⎫ Ada u. Perry 1954;
	Lipidgehalt: 20–24% ⎪ Frommhagen et al. 1959 und
	Kohlenhydratgehalt: 5–8% ⎬ Blough et al. 1967)
	RNA-Gehalt: 0.8–1.1% ⎭
	Dichte: 1.18 g/ml (Lauffer u. Stanley 1944)
	Gewicht eines Virusteilchens: 5.25×10^{-16} g (Reimer et al. 1966; Kendal et al. 1968).
	1 g Virus $= 1.91 \times 10^{15}$ Virusteilchen
RNA:	Gesamtmol. Gewicht $= 4.89 \times 10^6$ (Desselberger u. Palese 1978)
	Segmente $=$ 8 (Influenza Typ C: 7)
	Mol. Gewichte der Segmente $= 2.1 \times 10^5$ bis 0.89×10^6 (Desselberger u. Palese 1978)

Tabelle 2.2. Viral kodierte Influenzavirus-Polypeptide

Lokalisation im Virion	Antigen	Antigen-spezifität	Kodiert durch RNA Segment Nr.	Molekular-gewicht	Anzahl der Moleküle pro Virion
Oberflächen-antigene:	Hämagglutinin (HA)	Stamm	4	210.000	400–1000
	HA 1 Untereinheit			47.000	1200–3000
	HA 2 Untereinheit			30.000	1200–3000
	Neuraminidase (NA)	Subtyp[a]	6	240.000	80–200
	NA-Untereinheit			60.000	320–800
Interne Antigene:	P1 ⎫ Polypeptide	ol	2	81.000 ⎫	⎫
	P2 ⎬ mit Polymerase-	ol	3	bis ⎬	⎬ 50
	P3 ⎭ Aktivität assoz.	ol	1	94.000 ⎭	⎭
	Nukleoprotein (NP)	Typ[b]	5	60.000	1000
	Matrixprotein (M₁)	Typ[b]	7[c]	25.000	3000
Nicht-strukturelle Polypeptide:	NS 1	[d]	8	23.000	0
	NS 2	[d]		11.000	0

[a] Antigenabwandlung innerhalb Subtyp bekannt
[b] Antigenabwandlung geringen Ausmaßes innerhalb des Types bekannt
[c] Segment Nr. 7 kodiert für ein weiteres, als M₂ bezeichnetes Polypeptid
[d] geringe Unterschiede in der Basensequenz des RNA Segmentes bei Vergleich von Stämmen eines Subtypes nachgewiesen aber ungeklärt, inwieweit dies Antigenunterschiede anzeigt.

für zwei unterschiedliche Polypeptide (M1 und M2, Lamb u. Lai 1981; Scholtissek 1981; und NS1 und NS2, Lamb u. Choppin 1979) kodieren.

Influenzaviren des Types C enthalten nur 7 RNA Segmente, ihnen fehlt wahrscheinlich das für die NA kodierende Gen.

Der relative Anteil verschiedener Polypeptide am Gesamtproteingehalt des Virus ist in Tabelle 2.3 dargestellt.

2.2.1 Das Hämagglutinin

Das Hämagglutinin (HA) ist für die Fähigkeit des Virus, rote Blutzellen zu agglutinieren (= Hämagglutination), verantwortlich (Hirst, 1941). Es ist das wichtigste Antigen des Virusteilchens (Klenk et al. 1975) gegen das virus-neutralisierende Antikörper gerichtet sind (Drzeniek et al. 1966; Laver u. Kilbourne 1966). Es macht etwa 32–34% des viralen Proteins aus (Oxford et al. 1981).

In der infizierten Zelle wird das Hämagglutinin zunächst als Polypeptid mit einem M. G von 65 000 (580 Aminosäuren) synthetisiert (Lazarowitz et al. 1971; Skehel 1972; Klenk u. Rott 1973; Nakamura u. Compans 1978). Das Polypeptid wird danach glykosyliert unter Anstieg des M. G. auf 75 000 (Elder et al. 1979; Waterfield et al. 1979). Jeweils drei monomere, identische HA Moleküle werden zu einem Trimer mit einem Molekulargewicht von 215 000 (Schild 1976) bis 210 000 (Wiley et al. 1977) bereinigt.

Tabelle 2.3. Relativer Anteil (Prozent) von viralen Polypeptiden am Gesamtproteingehalt von Influenzaviren (Oxford et al. 1981b)

Antigen	Influenza A Stämme	Influenza B Stämme
Hämagglutinin	$34.7 \pm 3.4\%$[a]	$32.8 \pm 3.3\%$
Nukleoprotein	$22.6 \pm 4.5\%$	$18.7 \pm 1.2\%$
M_1-Protein	$33.5 \pm 6.7\%$	$42.4 \pm 2.7\%$
$NA + P_1 + P_2 + P_3$	$7.3 \pm 2.3\%$	$6.1 \pm 1.6\%$
Summe	98.1%	100.00

[a] Standardabweichung

Jedes monomere HA-Molekül wird in zwei als HA1 (M. G. 47 000) und HA2 (M. G. 30 000, Laver u. Webster 1968; Dopheide u. Ward 1978) bezeichnete, mit Disulfidbrücken verbundene Untereinheiten gespalten (Laver 1971). Diese Spaltung ist Voraussetzung für die Infektiosität des Virus (Klenk et al. 1975; Lazarowitz u. Choppin 1975). HA1 enthält zwischen 16 und 25% Kohlenhydrate und HA2 zwischen 4.7 und 12.5% (Ward u. Dopheide 1979). Der HA2 Teil ist mit der Lipidschicht verankert.

Das Hämagglutinin ist für die Adsorption des Virus an Zelloberflächen und damit für die Infektion von Bedeutung. Gegen das Hämagglutinin gerichtete, hämagglutinationshemmende Antikörper heben bei entsprechender Konzentration die Infektiosität und hämagglutinatorische Aktivität des Virus auf und sind mit dem Schutz gegen Infektion korreliert. Die hämagglutinatorische Aktivität des Virus wird im sogenannten Hämagglutinationstest bestimmt und in HA-Einheiten angegeben.

Die Zahl der bei verschiedenen Influenzavirusstämmen pro HA-Einheit gefundenen Virusteilchen beträgt nach Untersuchungen von Desselberger (1975) 7.41×10^6 bis 3.63×10^7, einer HCU-Einheit (photometrisch bestimmte Einheit der HA-Konzentration, Drescher et al., 1972) entsprachen 1.15×10^7 bis 3.47×10^7 Virusteilchen.

Die Basensequenz des für die Hämagglutininkomponente kodierenden RNA-Segments Nr. 4 wurde für eine Reihe von Influenzastämmen bestimmt (Porter et al. 1979). Dabei zeigte ein Vergleich eines H1N1-Stammes (A/WSN/33) mit einem H2N2-Stamm (A/Japan/57) in 64% der Basen Übereinstimmung, während beim Vergleich eines H3N2-Stammes (A/Memphis/72) mit dem genannten H1N1 und H2N2-Stamm jeweils nur in 49% der Basen Übereinstimmung gefunden wurde (Hiti et al. 1981).

Für Influenzaviren des Types A wurde gefunden, daß nach Impfung oder Infektion zwei unterschiedliche Arten an Antihämagglutininantikörpern auftreten können: Antikörper, die nur an homologes Virus adsorbiert werden und deswegen als stammspezifische Antikörper (= SSA) bezeichnet werden und Antikörper, die sowohl an homologes Virus als auch an heterologe Stämme des gleichen Subtypes adsorbierbar sind ("common antigen antibody = CAA") (Laver et al. 1974; Virelizier et al. 1974; Webster et al. 1976). Sowohl in Hinblick auf die Virusneutralisation als auch in bezug auf den passiven Schutz von Mäusen gegen nachfolgende Virusinfektion erwiesen sich SSA als effizienter als CAA (Haaheim u. Schild 1980).

Dagegen wurde gefunden, daß die Qualität[1] der CAA-Antikörpermoleküle größer ist als die der SSA-Antikörpermoleküle (Drescher u. Verhagen 1978).

Die fehlende Parallelität zwischen der virusneutralisierenden Aktivität und der Qualität dieser Antikörper könnte durch das Vorliegen einer unterschiedlichen Anzahl entsprechender Antigendeterminanten auf dem Virus bedingt sein.

Nach Primärinfektion treten vorwiegend SSA und nach wiederholter Infektion überwiegend CAA auf (Haaheim 1980a; Oxford et al. 1981). SSA üben auf das Influenzavirus einen größeren Selektionsdruck aus als CAA (Haaheim 1980b).

Mittels monoklonaler Antikörper wurde nachgewiesen, daß das Hämagglutinin mindestens 4 Antigendeterminanten aufweist, die als Sa und Sb („Stammspezifische" Determinanten) und Ca und Cb ("common antigenic" Determinanten) bezeichnet wurden (Gerhard et al. 1981).

Inwieweit in menschlichen und tierischen Seren SSA durch Antikörper gegen Sa und Sb und CAA durch Antikörper gegen Ca und Cb repräsentiert werden, ist unbekannt.

2.2.2 Die Neuraminidase (NA)

Hirst beobachtete 1942, daß die durch Influenzavirus bedingte Agglutination von Erythrozyten nach einiger Zeit unter Elution des Virus aufgehoben wird. Die Erythrozyten konnten durch das gleiche Virus nicht mehr erneut agglutiniert werden, während das eluierte Virus frische Erythrozyten erneut agglutinierte.

Hirst schloß daraus, daß das Virus einen am Erythrozyten befindlichen Rezeptor für das Virus durch ein Enzym abbaut. Dieses Enzym wurde, besonders durch die Arbeiten von Gottschalk (1957), als Neuraminidase identifiziert. Nach der Enzym-Nomenklatur (1965) handelt es sich dabei um eine Mukopolysaccharid N-Acetylneuraminylhydrolase, die die Bindung zwischen der Keto-Gruppe von N-Acetylneuraminsäure und D-Galaktose hydrolytisch spaltet.

Die Neuraminidase liegt in Form von aus dem Virion herausragenden Stacheln („spikes", s. 2.1) vor, das Molekulargewicht eines spike beträgt 240 000 (Schild 1976).

Jeder spike besteht aus 4 Neuraminidaseuntereinheiten, mit einem Molekulargewicht von 50 000 bis 60 000 (Webster 1970) bzw. 60 000 (Skehel u. Schild 1971).

Die Wirkung der NA besteht in der Freisetzung von N-Acetylneuraminsäure (Sialinsäure) aus bestimmten Glykoproteinen, die als spezifische Rezeptoren für das virale Hämagglutinin auf Erythrozyten und anderen Zellen vorkommen (Kathan u. Winzler 1963).

Zum Nachweis der NA-Aktivität wird als Substrat meist Fetuin (α_2-Glykoprotein aus fötalem Kälberserum) verwendet. Die unter Einwirkung der NA aus dem Substrat freigesetzte N-Acetyl-Neuraminsäure wird oxydiert und anschließend durch Zusatz von Thiobarbitursäure in einen Chromophor überführt, der mittels Butanolextraktion isoliert und photometrisch bestimmt wird. Die Konzentration des Chromophors ist proportional zur Neuraminidaseaktivität des vorgelegten Viruspräparates (Aminoff 1959, 1961; Warren 1959; Aymard-Henry et al. 1973).

---

[1] Qualität ausgedrückt durch die Gleichgewichtskonstante der Antigen-Antikörper-Reaktion

Die Neuraminidase-Aktivität wird in Mikroeinheiten (mU) angegeben, wobei eine mU die Enzymkonzentration ist, die unter Standardbedingungen pro Minute 1 Mikromol Neuraminsäure aus dem Substrat abspaltet (Enzyme Nomenclature, 1965).

Die bei Influenzaviren gefundene NA Aktivität variiert:

So wurden bei verschiedenen Influenza A Viren zwischen 0.016 mU und 0.059 mU NA pro HA-Einheit gefunden (Drescher u. Desselberger 1976).

Antikörper gegen Neuraminidase hemmen die Neuraminidaseaktivität des Virus und können, nur wenn sie in extrem hoher Konzentration vorliegen, die Infektiosität des Virus – wahrscheinlich durch Brückenbildung zwischen Virusteilchen – aufheben (Schild 1976). Sie können jedoch die Ausbreitung der Infektion reduzieren:

So führte die Anwesenheit von homologen Antineuraminidaseantikörpern in virusinfizierten Zellkulturen nicht zu einer Reduktion der Anzahl der Plaques (diese hängt c. p. von der Zahl der eingebrachten Virusteilchen ab) sondern zu einer Reduktion der Plaquegröße (Seto u. Rott 1966; Jahiel u. Kilbourne 1966).

Es kann angenommen werden, daß Antineuraminidaseantikörper ebenfalls eine Bedeutung für die Immunität gegen Influenzainfektion besitzen (Slepushkin et al. 1971; Couch et al. 1974).

Es ist zur Zeit noch ungeklärt, inwieweit die auf einem Virus vorliegende NA antigenmäßig einheitlich ist. Arora et al. (1980) fanden nach Isolierung der NA des Stammes A/Aichi/2/68 (H3N2) zwei antigenmäßig unterschiedliche Neuraminidasen. Drescher und Desselberger (1980) erhielten nach Impfung von Tieren mit aus verschiedenen H2N2 und H3N2 Stämmen isolierten NA's Antikörperbildung nicht nur gegen die homologe NA sondern auch gegen antigenmäßig unterschiedliche NA's anderer Stämme.

Die funktionelle Bedeutung der Neuraminidase für die Virusinfektion einer Wirtszelle ist bisher noch ungenügend definiert. Einerseits könnte der viralen NA die Aufgabe zukommen, Neuraminsäure enthaltende Inhibitoren des Virus abzubauen und damit eine Bindung des Virus zu verhüten.

Die früher vertretene Auffassung (Hirst 1942), daß der NA die Aufgabe zukäme, durch Abbau Sialinsäure-haltiger Strukturen an der Zelloberfläche die Penetration des Virus in die Zelle zu ermöglichen, ist wahrscheinlich nicht haltbar, da auch seiner NA-Aktivität beraubtes Virus von der Zelle aufgenommen werden kann (Fazekas de St. Groth 1948). Dagegen ist die Interpretation, daß die NA durch Abbau Sialinsäure-haltiger Zellrezeptoren eine Freisetzung von neue synthetisiertem Virus begünstigt (Hoyle 1950) wahrscheinlicher, wenngleich nicht unumstritten (Becht et al. 1971).

Weiterhin wird der NA die Rolle zugeschrieben, Aggregation von Virusteilchen, die die Chance einer Zellinfektion drastisch reduzieren würde, wie folgt zu verhindern: Bei der Reifung des Virus können in die Virusoberfläche Sialinsäurehaltige Strukturen eingebaut werden.

Diese könnten als Rezeptoren für das virale Hämagglutinin fungieren, so daß sich Virusteilchen mit ihrem Hämagglutinin an die Sialinsäurehaltigen Strukturen auf benachbarten Virusteilchen anlagern würden, was zur Bildung großer Virusaggregate führen würde. Die NA hat danach die Aufgabe, in die Oberfläche des Virus eingebaute Sialinsäurehaltige Strukturen abzubauen und dadurch die Virusaggregation zu verhüten (Palese et al. 1974).

Nach dieser Auffassung ist zu erwarten, daß Neuraminidase bei allen HA-haltigen Viren vorliegt, wenn deren HA-Rezeptor Sialinsäure enthält (Bucher u. Palese 1975).

Im Gegensatz zu Influenzaviren der Typen A und B besitzen Influenzaviren des Types C keine Neuraminidase. Sie weisen jedoch Rezeptor-zerstörende Aktivität auf, deren Ursache noch nicht geklärt ist (Kendal 1974).

Eine Übersicht über virale und bakterielle Neuraminidasen wurden von Drzeniek (1972) gegeben.

2.2.3 Das Matrix (M_1) Protein

Das M_1 (Matrix oder Membran Protein) (Kilbourne et al. 1972) bildet eine unterhalb der Lipiddoppelschicht des Virusteilchens liegende, strukturell wichtige, etwa 4 nm dicke Membran, die aus etwa 3000 sphärischen Untereinheiten pro Virusteilchen (Durchmesser 4 nm) besteht.

Das M_1-Protein weist eine M. G. von ca. 25 000 auf und repräsentiert etwa 33% des viralen Proteins (Skehel und Schild, 1971). Es weist typspezifische Antigenität auf, Antikörper gegen M_1-Protein beeinflussen in vitro nicht die Infektiosität des Virus. Ihre Bedeutung für die Immunität ist noch nicht völlig geklärt.

Soweit bisher untersucht, weist das M_1-Protein der Stämme eines Subtypes nur geringe Antigenvariabilität auf (s. Palese und Young 1982). Das entsprechende RNA Segment Nr. 7 kodiert nach neuesten Ergebnissen (Lamb und Lai 1981) für die Synthese eines weiteren, als M_2 bezeichneten Polypeptides (M. G. ca. 15 000), über dessen Funktion bisher nichts bekannt ist.

2.2.4 Das Nukleoprotein (NP)

Die einzelnen RNA Segmente liegen im Inneren des Virusteilchens in Assoziation mit dem Nukleoprotein (NP) vor. Entsprechend der unterschiedlichen Länge der einzelnen RNA Segmente variiert die Länge dieser RNP-Komplexe zwischen 30 bis 100 nm, ihr Durchmesser beträgt 10–15 nm. Die Komplexe enthalten etwa 10% RNA und 90% Protein (Choppin u. Compans 1975). Die einzelne Nukleoprotein-untereinheit hat ein Molekulargewicht von 60 000 (Compans et al. 1970). Pro Virusteilchen liegen etwa 1000 NP Moleküle vor (Skehel u. Schild 1971).

Das Nukleoprotein ist weitgehend antigenetisch stabil und bildet die Basis für die Zuordnung der Viren zu den Typen A, B und C.

Für das NP von Influenza-Stämmen des Types A ist eine Abwandlung der Antigeneigenschaften beschrieben worden (Davenport et al. 1960; Schild et al. 1979).

Mittels monoklonaler Antikörper wurde gefunden, daß es neben einer für Stämme eines Types gemeinsamen – also typspezifischen – Antigendeterminante weitere Antigendeterminanten gibt, die sich bei einzelnen Stämmen unterscheiden können. Die Abwandlung der Antigeneigenschaften des NP zeigte dabei keine Parallelität zur Antigenabwandlung der Oberflächenantigene der untersuchten Stämme (HA und NA) (van Wyke et al. 1980).

Antikörper gegen das Nukleoprotein können z. B. in der KBR nachgewiesen werden, sie sind weder mit Schutz gegen Infektion korreliert, noch beeinflussen sie die hämagglutinatorische Aktivität des Virus oder seine Freisetzung von infizierten Zellen (Schild 1976).

2.2.5 Die Polypeptide P1–P3

Influenzaviren besitzen eine RNA-abhängige RNA Polymerase (Skehel 1971; Chow u. Simpson 1971), die die Synthese der zur viralen RNA komplementären RNA katalysiert. Die Polymeraseaktivität ist sehr wahrscheinlich mit den im Inneren des Virusteilchens liegenden Polypeptiden P1, P2 und P3 assoziiert, deren Bezeichnung „P" sich von Polymerase ableitet (Kilbourne et al. 1972).

Die Antigenität der Polypeptide P1, P2 und P3 ist noch unvollkommen bekannt.

P1 und P3 Proteine sind für die Synthese der zur viralen RNA komplementären RNA nötig, während P2 und NP mit der Synthese der viralen RNA assoziiert sind (Palese 1977).

2.2.6 Das Influenzavirus Genom

Influenzaviren besitzen ein segmentiertes Genom, das bei Viren der Typen A und B aus 8 (Pons 1976; Bean u. Simpson 1976; Palese u. Schulman 1976; Ritchey et al. 1976) und bei Viren des Types C aus 7 RNA-Segmenten besteht (La Montagne 1980). Die RNA Segmente weisen negative Polarität auf, d. h. erst die davon abgeschriebene komplementäre RNA ist in der Lage, als messenger RNA zu fungieren.

Daß die virale RNA nicht direkt als „messenger RNA" fungiert, geht u. a. aus folgenden Befunden hervor: Es wurde gefunden, daß gereinigte RNA aus Polysomen infizierter Zellen komplette Hybridisierung mit der viralen RNA ergibt (Etkind u. Krug 1975), also zur viralen RNA komplementär ist. Aus Polysomen isolierte RNA kann darüberhinaus in Zell-freien Systemen im Gegensatz zur viralen RNA die Synthese virusspezifischer Proteine auslösen (Etkind u. Krug 1975).

Die RNA Segmente werden nach ihrer Wanderungsgeschwindigkeit in der Polyacrylamidgelelektrophorese mit Nummern gekennzeichnet, wobei das Segment mit der geringsten Wanderungsgeschwindigkeit als Nr. 1 bezeichnet wird (Scholtissek 1979).

Bei Influenzaviren des Types B liegt wahrscheinlich die gleiche Zuordnung der Genprodukte zu den einzelnen RNA-Segmenten wie bei Influenzaviren des Types A vor (Racaniello u. Palese 1979).

Die Segmentierung des RNA Genoms von Influenzaviren ist von erheblicher Bedeutung für die Abwandlung ihrer Antigeneigenschaften:

Bei Doppelinfektion einer Zelle mit zwei unterschiedlichen Viren kann es zur Reassortierung der RNA Segmente kommen, so daß das in der Zelle neu synthetisierte Virus Gene beider Ausgangsviren in sich trägt.

Dieser Vorgang der Reassortierung wird sprachlich unkorrekt als Rekombination bezeichnet. (Sugiura 1975; Webster u. Laver 1975).

Wie in Tabelle 2.2 beschrieben, ist es gelungen (Palese 1977), die durch die einzelnen RNA Segmente kodierten Genprodukte zu identifizieren:

So kodieren die Segmente Nr. 1 bis 3 für die Synthese der Polymerase-Polypeptide P1, P2 und P3, Segment Nr. 4 für das Hämagglutinin, Segment Nr. 5 für das Nukleoprotein und das Segment Nr. 6 für die Neuraminidase. Im Gegensatz hierzu kodieren das 7. und das 8. Segment für die Synthese von zwei Polypeptiden, den Matrixproteinen M1 und M2 und den nicht in das Virus eingebauten (*non-structural*) Proteinen NS1 und NS2.

Nach Untersuchungen von Desselberger und Palese (1978) wurden für die einzelnen RNA Segmente eines Influenzavirus des Types A (Stamm A/PR/8/34 (H1N1)) folgende Molekulargewichte gefunden:

Segment 1, 2 und 3 (für die Polypeptide P_1, P_2 und P_3 kodierende Gene) 0.89×10^6, 0.89×10^6 und 0.86×10^6. Segment 4 (HA-Gen) zeigte ein MW von 0.66×10^6, Segment 5 (NP-Gen) 0.56×10^6, Segment 6 (NA-Gen) 0.48×10^6, Segment 7 (M-Gen) 0.28×10^6 und Segment 8 (NS-Gen) 0.21×10^6. Das Gesamtmolekulargewicht beträgt 4.89×10^6.

Segmentierte Genome sind auch bei anderen Viren (z. B. REO-Viren) bekannt, ohne daß diese ein den Influenzaviren vergleichbares Maß an Antigenabwandlung zeigen. Das segmentierte Genom ist also eine aber nicht die einzige Voraussetzung für die Antigenvariabilität der Influenzaviren.

Die Frage nach der für die Pathogenität des Influenzavirus verantwortliche Genkonstellation wurde durch vergleichsweise Testung der Pathogenität von Rekombination verschiedener, sich z. T. in der Pathogenität unterscheidender Influenza A-Viren untersucht. In diesen Rekombinanten lagen in wechselndem Umfange Gene eines Ausgangsvirus und Gene des zweiten vor.

Es wurde gefunden, daß nicht ein bestimmtes Gen für die Pathogenität verantwortlich ist, sondern daß die Pathogenität polygenetisch determiniert ist (Rott et al. 1976), wobei den für die Polypeptide P1, P2, P3 und NP kodierenden Genen besondere Bedeutung zukommt (Rott et al. 1979).

Eine Rekombination zwischen Influenzaviren unterschiedlicher Pathogenität kann zur Abschwächung der Pathogenität führen (Rott et al. 1976). Andererseits konnte man durch Rekombination apathogener Viren auch pathogene Rekombinanten gewinnen (Scholtissek et al. 1979).

2.3 Nomenklatur der Influenzaviren

Die derzeit gültige Nomenklatur (WHO 1980) von Influenzaviren ist in Tabelle 2.4 erläutert. So bedeutet z. B. die Stammbezeichnung A/Hannover/104/81 (H3N2), daß dieser Stamm dem Typ A zugehört und der 104. Influenzastamm war, der 1981 in Hannover isoliert wurde. Weiterhin ist aus der Bezeichnung ersichtlich, daß der Stamm Hämagglutinin des Subtyps H3 und Neuraminidase des Subtyps N2 aufweist.

Die für humane, equine, porcine und aviäre Influenzaviren des Types A bekannten Hämagglutinin- und Neuraminidasesubtypen und entsprechende Referenzstämme (WHO 1980) sind in den Tabellen 2.5 bis 2.9 aufgeführt.

Bei Influenzaviren des Types A wurden 1980 12 Hämagglutininsubtypen und 9 Neuraminidasesubtypen definiert.

1982 wurde bei einem aus Möwen isoliertem Influenza A Virus (Stamm

Tabelle 2.4. Nomenklatur von Influenzaviren (WHO 1980)

a) Angabe des Typs des RNP-Antigens (A, B oder C)
b) Angabe des Wirtes, aus dem das Virus angezüchtet wurde (entfällt bei Isolierung vom Menschen, bei Isolierung aus Tieren erfolgt Angabe der Tierart (z. B. "duck" (Ente))
c) Angabe des Ortes der Isolierung
d) Angabe der Nummer der Isolierung
e) Angabe des Jahres der Isolierung

Bei Influenzastämmen des Typs A wird zusätzlich in Klammern angegeben:
aa) Kennzeichen des Hämagglutininsubtyps (H1 bis H13)
bb) Kennzeichen des Neuraminidase Subtyps (N1 bis N9)

Tabelle 2.5. Hämagglutinin (HA) – und Neuraminidase (NA) Subtypen menschlicher Influenza A Virusstämme (WHO 1980)

HA Subtyp	NA Subtyp	Referenzstämme
H 1	N 1	A/PR/8/34 (H1N1)
		A/FM/1/47 (H1N1)
		A/USSR/90/77 (H1N1)
H 2	N 2	A/Singapore/1/57 (H2N2)
		A/England/12/64 (H2N2)
H 3	N 2	A/Hong Kong/1/68 (H3N2)
		A/Port Chalmers/1/73 (H3N2)
		A/Texas/1/77 (H3N2)

Tabelle 2.6. Hämagglutinin (HA) – und Neuraminidase (NA) Subtypen von Pferde-Influenza Virusstämmen des Types A (WHO 1980)

HA Subtyp	NA Subtyp	Referenzstämme
H 7	N 7	A/equine/Prague/1/56 (H7N7)
H 3	N 8	A/equine/Miami/1/63 (H3N8)

Tabelle 2.7. Hämagglutinin (HA) und Neuraminidase (NA) Subtypen von vom Schwein angezüchteten Influenza A Stämmen (WHO 1980)

HA Subtyp	NA Subtyp	Referenzstämme
H1	N1	A/swine/Iowa/15/30 (H1N1)
H3	N2	A/swine/Taiwan/1/70 (H3N2)

A/gull/Maryland/704/77, (H13N6)) ein dreizehnter Hämagglutininsubtyp gefunden, der Stamm weist eine Neuraminidase vom Subtyp N6 auf (WHO 1982).

Ergänzend ist darauf hinzuweisen, daß für Stämme, die in Bezug auf die Oberflächenantigene (HA und NA) Rekombinanten zweier Ausgangsstämme sind,

Tabelle 2.8. Subtypen des Hämagglutinins von Influenza-A/Stämmen aviärer Herkunft (WHO 1980; WHO 1982)

Subtyp	Referenzstämme
H1	A/duck/Alberta/35/76 (H1N1)
H2	A/duck/Germany/1215/73 (H2N3)
H3	A/duck/Ukraine/1/63 (H3N8)
H4	A/duck/Czechoslovakia/56 (H4N6)
H5	A/tern/South Africa/61 (H5N3)
H6	A/turkey/Massachusetts/3740/65 (H6N2)
H7	A/fowl plague virus/Dutch/27 (H7N7)
H8	A/turkey/Ontario/6118/68 (H8N4)
H9	A/turkey/Wisconsin/1/66 (H9N2)
H10	A/chick/Germany/N/49 (H10N7)
H11	A/duck/England/56 (H11N6)
H12	A/duck/Alberta/60/76 (H12N5)
H13	A/gull/Maryland/704/77 (H13N6)

Tabelle 2.9. Neuraminidase-Subtypen aviärer Influenza-A Viren (WHO 1980)

Subtyp	Referenzstämme
N1	A/chick/Scotland/59 (H5N1)
N2	A/turkey/Massachusetts/3740/65 (H6N2)
N3	A/tern/South Africa/61 (H5N3)
N4	A/turkey/Ontario/6118/68 (H8N4)
N5	A/shearwater/Australia/1/72 (H6N5)
N6	A/duck/Czechoslovakia/56 (H4N6)
N7	A/fowl plague virus/Dutch/27 (H7N7)
N8	A/quail/Italy/1117/65 (H10N8)
N9	A/duck/Memphis/546/74 (H11N9)

folgende Nomenklaturregel gilt: Als erstes wird das Symbol desjenigen Stammes aufgeführt, dessen Hämagglutinin auf der Rekombinante vorliegt und dahinter in Klammern der Hämagglutininsubtyp gesetzt, dann folgt die Angabe des Stammes, dessen Neuraminidase auf der Rekombinanten vorliegt mit Angabe des Neuraminidasesubtypes in Klammern. So bedeutet z. B. die Bezeichnung A/Bel/42 (H1)-A/Sing/1/57(N2), daß es sich um eine Rekombinante handelt, die das Hämagglutinin des Stammes A/Bel/42 (H1N1) und die Neuraminidase des Stammes A/Sing/1/57 (H2N2) trägt.

2.4 Wirtsspektrum

Influenzaviren sind außer beim Menschen auch bei einer Reihe von Tieren angezüchtet worden. Man unterscheidet dementsprechend humane und animale Influenzaviren. Die bisher bekannten animalen Influenzaviren gehören dem Typ A an, sie kommen besonders bei Vögeln, Schweinen und Pferden vor.

Das durch sie beim Tier verursachte Krankheitsbild ist sehr variabel: Neben meist tödlich verlaufenden Infektionen (z. B. Infektion von Hühnern mit dem Virus der klassischen Geflügelpest) sind milde und inapparente Verläufe (z. B. Infektion von Seevögeln mit dem Stamm A/shearwater/Australia/1/72 (H6N5)) bekannt.

Animale Influenzaviren zeigen im Gegensatz zu humanen Stämmen mit Ausnahme der Hämagglutininkomponente der Pferdeinfluenzavirusstämme des Subtypes H3N8 keinen Antigendrift. Im Gegensatz zu allen anderen Influenzastämmen wurden bei Vögeln Stämme isoliert, die das gleiche Hämagglutinin im Assoziation mit antigenetisch unterschiedlichen Neuraminidasen aufweisen (WHO 1980).

Die für humane Stämme bekannten Subtypen der Oberflächenantigene (H1, H2, H3 und N1 und N2) kommen auch bei einigen animalen Stämmen vor.

Mit humanen Influenzavirusstämmen sind eine Vielzahl von Tierspecies entweder auf natürlichem Wege (d. h. Kontakt des Tieres mit dem erkrankten Menschen) oder artifiziell infizierbar:

Als Beispiele seien Frettchen (Bell u. Dudgeon 1948), Mäuse (Hers et al. 1962) Hamster (Taylor u. Parodi 1942) Igel (Schild 1976), Schweine (Shope u. Francis 1936; Kundin 1970), Hunde (Todd u. Cohen 1968) Pferde (Kasel et al. 1969) und Affen (Kalter et al. 1969) genannt.

Im Gegensatz hierzu sind Übertragungen animaler Viren auf Menschen kaum beschrieben worden. Als Ausnahme sei erwähnt, daß Menschen nach Kontakt mit Seehunden, die mit einem aviären Influenzastamm (A/seal/Mass./1/80 (H7N7)), infiziert waren, eine durch dieses Virus bedingte Augeninfektion durchmachten (Geraci et al. 1982).

Ob das der Pandemie vom 1918 zugrunde liegende A/swine-Influenzavirus primär beim Menschen auftrat und von diesem auf das Schwein überging oder der umgekehrte Weg vorlag, kann nicht beantwortet werden. Die Erfahrung der Übertragung des A/Hong/Kong/1/68 Virus vom Menschen auf Schweine (Kundin 1970) spricht jedoch für den erstgenannten Weg.

2.5 Vermehrung von Influenzaviren

Als erster Schritt der Vermehrung erfolgt die Adsorption des Virusteilchens an einen spezifischen Rezeptor an der Zelloberfläche. Seitens des Virus ist für die Adsorption der Hämagglutinin-spike und seitens der Zelle ein Neuraminsäurehaltiger Rezeptor verantwortlich.

Anschließend erfolgt die Penetration des Virusteilchens in die Zelle, wahrscheinlich entweder durch Aufnahme des Virusteilchens durch Endozytose (Dales u. Choppin 1962) oder als Folge einer Fusion der Virushülle mit der Zellmembran (Morgan u. Rose 1968).

Von Yoshimura et al. (1982) wurde gefunden, daß das durch Endozytose des Virus entstandene Bläschen mit Lysosomen fusioniert, und anschließend die Freisetzung (uncoating) der viralen RNA (= vRNA) durch Fusion der Virushülle mit der Bläschenmembran erfolgt. Die vRNA wird in komplementäre RNA (cRNA) transkribiert.

Jedes RNA Segment wird dabei durch die Polymerase des Virus für sich transkribiert. Die cRNA Synthese erreicht ihr Maximum etwa 2 Stunden nach Aufnahme des Virusteilchens in die Zelle. Die Synthese der viralen RNA findet entweder im Zellkern statt, oder im Zytoplasma mit nachfolgendem Transport der RNA in den Zellkern (Scholtissek u. Klenk 1975).

Die Synthese der vRNA ist durch Actinomycin D hemmbar. Dies deutet darauf hin, daß die fortlaufende Transkription der zellulären DNA hierfür nötig ist. Es kann somit angenommen werden, daß ein wirtsspezifischer Faktor bei der Synthese der vRNA eine Rolle spielt (s. Scholtissek 1979).

Als nächster Schritt erfolgt die Neusynthese der viralen Polypeptide unter Kontrolle der cRNA-Segmente, wahrscheinlich im Cytoplasma (Taylor et al. 1969, 1970; Becht 1971). Der Einbau der Kohlehydratkomponenten in die viralen Glykoproteine steht unter der Kontrolle zellulärer Enzyme.

Die Virusbausteine werden an der Zellmembran zum intakten Virusteilchen vereinigt, wobei zellspezifische Lipide eingebaut werden. Danach erfolgt die Freisetzung des reifen Virusteilchens. Zwischen Aufnahme des Virus in die Zelle und Freisetzung von synthetisiertem Virus liegen etwa 6 Stunden.

Eine ausführliche Darstellung der Vermehrung von Influenzaviren ist von Scholtissek u. Klenk (1975) gegeben worden.

2.6 Antigenabwandlung bei Influenzaviren

Die meisten Mikroorganismen zeigen eine weitgehende Stabilität ihrer Antigeneigenschaften. Im Gegensatz hierzu weisen Influenzaviren eine ungewöhnlich große Abwandlungsfähigkeit ihrer Antigeneigenschaften auf. Diese Variabilität der Antigeneigenschaften ist eine Voraussetzung für die Fähigkeit der Influenzaviren, Menschen wiederholt zu infizieren.

Es sind eine Reihe von Mechanismen bekannt, die das Unterlaufen der Immunabwehr bei chronischen oder wiederkehrenden Infektionen ermöglichen: Adsorption von Wirtsantigenen an die Oberfläche des Erregers bei der Schistosomiasis, die Bildung von löslichen Oberflächenantigenen bei Malaria und Nematodeninfektionen und die Abwandlung der Antigenkonfiguration des Erregers bei der Trypanosomiasis und Influenza. Bei der Trypanosomiasis ist jedoch die Abwandlung des Antigenmusters kein Ausdruck einer Abwandlung des Genoms, sondern auf die Realisierung alternativer Gene zurückzuführen (Vickerman 1969). Im Gegensatz hierzu entspricht die Abwandlung der Antigenstruktur bei Influenzaviren einer Abwandlung des viralen Genoms.

Für Borrelien ist in Analogie zu Influenzaviren eine Antigenabwandlung im befallenen Organismus angenommen worden (Schuhardt u. Wilkerson 1951), es ist bisher jedoch ungeklärt, inwieweit hier eine wirklich vergleichbare Situation vorliegt (Kilbourne 1975). Ähnlich ist der Befund von Kono et al. (1973) zu werten, daß das Virus der infektiösen Pferdeanämie genetisch stabile Antigenabwandlung im Wirt aufweisen kann (Kilbourne 1975).

Die Ursachen der bei Influenzaviren im Vergleich zu anderen animalen Viren besonders hohen Antigenvariabilität sind noch weitgehend unbekannt. Zu ihrer Erklärung käme einmal die Annahme einer entsprechend höheren Mutationsrate und zum anderen die Annahme einer höheren Selektionsrate von Mutanten in Frage. Ob Influenzaviren eine per se höhere Mutationsfrequenz als andere Viren aufweisen, ist noch weitgehend ungeklärt (Palese u. Young 1982). Wahrscheinlicher ist die Annahme einer höheren Selektionsrate von Mutanten infolge der großen

Anzahl von Influenzavirusinfektionen. Weiterhin könnte man annehmen, daß bei Influenzaviren die Zahl der Mutationen, die ohne Aufhebung der Synthese infektiöser Virusteilchen toleriert wird, höher liegt als bei anderen Viren (Palese u. Young 1982). Man unterscheidet zwei Arten der Antigenabwandlung der Oberflächenantigene:

a) Antigenic drift (Burnet 1955)

Hierunter versteht man die bei Stämmen eines Subtypes von Influenza A oder bei Stämmen von Influenza B und C auftretende Abwandlung eines oder beider Oberflächenantigene, deren Ausmaß so gering ist, daß der abgewandelte Stamm in Bezug auf das entsprechende Antigen sowohl Unterschiede aber auch Gemeinsamkeiten mit dem entsprechenden Antigen der Stämme des gleichen Subtypes (Influenza A) bzw. Types (Influenza B und C) aufweist.

b) Antigenic shift

Die plötzliche, weitgehende Abwandlung der Antigenkonfiguration eines oder beider Oberflächenantigene des Virus (HA oder NA) bezeichnet man als "antigenic shift". Hierbei weist das entsprechende Antigen des abgewandelten Stammes kaum noch oder gar keine Verwandtschaft mit dem entsprechenden Antigen der vorangegangenen Stämme auf.

Antigenic shift ist bisher nur bei Influenzaviren des Types A aufgetreten, und hat hier zur Definition von Subtypen der HA und NA Antigene geführt (s. 2.3).

2.6.1 Mechanismus des „Antigenic drift"

Die fortlaufende Antigenabwandlung innerhalb einer Stammfamilie wird als Ausdruck der Wechselwirkung von Virusmutation und immunologischer Selektion durch den Antikörperbestand der Bevölkerung interpretiert (Webster u. Laver 1975).

Diese Auffassung wird u. a. durch die Beobachtung gestützt, daß sich entsprechende Antigenabwandlung durch Züchtung des Virus in Anwesenheit von zur kompletten Neutralisation nicht ausreichenden Antikörperkonzentrationen erzielen läßt (Archetti u. Horsfall 1950; Laver u. Webster 1968).

Daß bei Stämmen, die antigenic drift zeigen, tatsächlich eine Mutation vorliegt, konnte durch Nachweis entsprechender Veränderungen in der Polypeptidstruktur der abgewandelten Antigene gezeigt werden (Laver u. Webster 1968).

Zur Erklärung des antigenic drift wurde von Fazekas de St. Groth (1975 und 1977) folgende Hypothese aufgestellt:

Durch eine immer an der gleichen Stelle stattfindende Einzelmutation wird an der Hämagglutininkomponente des Virus eine kleine Aminosäure durch eine größere Aminosäure ersetzt (Austausch in der Reihenfolge Valin-Leucin-Phenyl-alanin-Tyrosin).

Die größere Seitenkette des abgewandelten Virus bildet ein sterisches Hindernis für die Bindung mit gegen das Ausgangsvirus gerichteten, also zu einer eine kleinere Aminosäure besitzenden Determinante komplementären Antikörpern. Dadurch entgehen die abgewandelten Mutanten der Neutralisation und können sich in der Bevölkerung ausbreiten.

Dieser Mechanismus ist dann erschöpft, wenn die größtmögliche Aminosäure an der Hämagglutinkomponente eingesetzt wurde (Tyrosin), danach ist das Überleben des Virus nur durch weitergehende Abwandlung seiner Antigenkonfiguration möglich.

Gegen diese Hypothese ist eingewendet worden, daß nach ihr der durch Mutation bewirkte Austausch einer Aminosäure immer an der gleichen Stelle stattfinden müßte, wofür kein Grund einzusehen ist (Rott u. Becht 1977). Weiterhin haben Untersuchungen an im Feld isolierten Stämmen gezeigt, daß der Antigenwandel nicht in der von Fazekas postulierten Weise abläuft (Webster u. Laver 1975).

Antigenic drift ist sowohl für das Hämagglutinin (Webster u. Laver 1975) als auch für die Neuraminidase von Influenzaviren der Typen A und B nachgewiesen worden (Paniker 1968; Schulman u. Kilbourne 1969; Schild et al. 1973). Beispiele für antigenic drift der N2-Neuraminidasen verschiedener Stämme sind in Tabelle 2.10 gegeben.

Auch bei Influenzaviren des Types C ist Antigenvariation der Hämagglutininkomponente beschrieben worden (Czekalowski u. Prasad 1973).

2.6.2 Mechanismus des "Antigenic shift"

Die Ursache für die plötzliche, weitgehende Abwandlung der Antigenkonfiguration eines der Oberflächenantigene (antigenic shift) ist noch nicht eindeutig geklärt.

1. Es wird angenommen, daß der abgewandelte Stamm durch Mutation aus einem vorangehenden menschlichen Stamm hervorgeht. Soweit bisher untersucht, unterscheiden sich jedoch die Hämagglutininkomponenten von verschiedenen Subtypen angehörenden Stämmen (H2 und H3 Stämme) erheblich in ihrer Aminosäurezusammensetzung. Es müßte daher angenommen werden, daß multiple Mutationen in dem für die HA-Komponente kodierenden RNA Abschnitt auftreten und, da neue Subtypen plötzlich auftreten, daß diese multiplen Mutationen gleichzeitig auftreten. Hierfür gibt es jedoch bisher keinen Beweis (Webster u. Laver 1971).

2. Es könnte angenommen werden, daß es auf der RNA des Virus reprimierte RNA Abschnitte gibt, deren Derepression zur Synthese der neuen Antigenkomponente führt. Diese Annahme würde die zyklische Wiederkehr von Influenzavirus-Subtypen erklären. Gegen diese Interpretation wird jedoch eingewendet, daß die

Tabelle 2.10. Beispiele für "Antigenic drift" bei Influenzavirus-Neuraminidasen des Subtypes N2

Antiserum gegen Virusstämme	Neuraminidase-Hemmtiter gegen Rekombinate		
	A/Bel(H1)-A/Sing(N2)	A/equine(H7)-A/Hk(N2)	A/equine(H7)-A/PC(N2)
A/Sing/1/57 (H2N2)	360	43	kleiner als 40
A/HongKong/1/68 (H3N2)	220	340	180
A/Port Chalmers/1/73 (H3N2)	kleiner als 40	40	305

Größe der RNA Abschnitte gerade ausreicht, um für die im Virus vorliegenden Antigene zu kodieren und somit keine überschüssige Kodierfähigkeit, wie sie nach dieser Annahme vorliegen müßte, nachweisbar ist (Schild 1976).

Dieser Einwand erscheint angesichts der Tatsache, daß die RNA-Segmente Nr. 7 und 8 jeweils für 2 Polypeptide kodieren, nicht unbedingt zwingend.

3. Als derzeit wahrscheinlichste Erklärung wird angenommen, daß der antigenic shift durch Rekombination zwischen menschlichen und animalen Viren bedingt ist (Webster u. Laver 1971).

Es wird dabei angenommen, daß eine Zelle gleichzeitig mit einem animalen Virus und einem humanen Virus infiziert wird und daß sich eine Rekombinante bildet, die die für die Oberflächenantigene (oder zumindest für das Hämagglutinin) kodierenden Gene des animalen Stammes und die restlichen Gene des menschlichen Stammes enthält. Durch die vom menschlichen Stamm stammenden Gene hätte diese Rekombinante pathogene Eigenschaften für den Menschen, während die Anwesenheit der animalen Oberflächenantigene ein Unterwandern der gegen humane Oberflächenantigene gerichteten Immunität der Bevölkerung ermöglichen würde.

Danach wäre zu erwarten, daß Stämme unterschiedlicher Subtypen weitgehende Übereinstimmung in den nicht für Oberflächenantigene kodierenden Genen und erhebliche Unterschiede in den für die Oberflächenantigene kodierenden Genen (zumindest im HA Gen) aufweisen. Diese Erwartung wurde in entsprechenden Experimenten bestätigt gefunden: Scholtissek et al. (1978) stellten bei Vergleich der Basensequenzhomologie zwischen dem H2N2-Stamm A/Sing/1/57 und dem H3N2-Stamm A/Hong Kong/1/68 weitgehende Homologie (97–98%) in allen Genen außer dem für das Hämagglutinin kodierenden Segment Nr. 4 fest (Homologie nur 24%), bei einem analogen Vergleich des genannten H2N2-Stammes mit einer Reihe von H1N1-Stämmen wurde weitgehende Homologie (91–98%) der Segmente Nr. 1, 5, 7 und 8 und deutliche Unterschiede in den Segmenten 2 (P_2-Gen), 3 (P_3-Gen), 4 (HA-Gen) und 6 (NA-Gen) gefunden. Diese Befunde sind mit der Annahme vereinbar, daß der Subtyp H2N2 durch Rekombination mit einem unbekannten Stamm unter Beibehaltung von 4 RNA-Segmenten aus dem Subtyp H1N1 und der Subtyp H3N2 aus dem Subtyp H2N2 in analoger Weise unter Beibehaltung von 7 Genen hervorging (Scholtissek 1979).

Die Annahme daß neue Subtypen als Folge einer Rekombination zwischen humanen und animalen Viren auftreten, stützt sich weiterhin auf folgende Befunde:

a) Rekombinanten zwischen humanen und animalen Influenza A Viren können nach Doppelinfektion von Hühnerembryonen oder Zellkulturen nachgewiesen werden (Tumova u. Pereira 1965; Kilbourne et al. 1967). Auch im Tier ist die Bildung derartiger Rekombinanten nach entsprechender Doppelinfektion nachgewiesen worden (Webster 1971).

b) Es ist auffällig, daß antigenic shift nur bei Influenzaviren des Types A auftritt und daß nur Typ A-Viren natürliche Infektionen von Tieren hervorrufen.

c) Studien über die Aminosäurezusammensetzung des Hämagglutinins des menschlichen H3N2 Stammes A/HK/1/68 zeigten weitgehende Übereinstimmung im HA1-Anteil mit dem der animalen Stämme A/equine/Miami/63 und A/duck/Ukraine/1/63 (Laver und Webster, 1973), während andere Autoren serologisch eine weitgehende Verwandtschaft zwischen diesen drei Stämmen in

Bezug auf deren HA-Komponente fanden (Coleman et al. 1968; Masurel 1968).

Gegen diese Interpretation wurde u. a. eingewendet, daß das Auftreten derartiger Rekombinanten ständig zu erwarten ist, während der antigenic shift sich meistens in 10 bis 15 Jahren Zeitabstand vollzieht (Fazekas de St. Groth 1977).

Die bisher genannten Erklärungen des antigenic shift sind wahrscheinlich auf das Auftreten des Subtypes H1N1 im Jahre 1977 (Protostamm A/USSR/90/77) nicht anwendbar: Mittels Genomanalysen wurde nämlich nachgewiesen, daß das 1977 neu aufgetretene Virus weitgehend mit einem im Jahre 1950 zirkulierendem H1N1-Stamm, dem Stamm A/FW/1/50(H1N1), identisch ist (Nakajima et al. 1978). Das Wiederauftreten des Subtypes H1N1 im Jahre 1977 könnte einmal mit der Annahme erklärt werden, daß das etwa 1950 zirkulierende H1N1-Virus unerkannt in einem menschlichen oder tierischen Reservoir ohne Antigenabwandlung persistierte, wofür keine Anhaltspunkte vorliegen. Als Erklärung bleibt somit die ebenfalls unbewiesene Annahme, daß das H1N1-Virus des Jahres 1950 in eingefrorenem Zustand aufbewahrt und 1977 in die menschliche Bevölkerung eingeschleppt wurde (Nakajima et al. 1978).

Zusammenfassend kann ausgesagt werden, daß derzeit zwei Mechanismen für das Auftreten neuer Subtypen wahrscheinlich sind (Palese u. Young 1982):

1. Oberflächenantigene umfassende Rekombinationen zwischen verschiedenen Virusstämmen unter möglicher Beteiligung animaler Stämme.

2. Wiederkehr von früheren Stammfamilien.

2.6.3 Abwandlung der Nichtoberflächenantigene

Soweit bisher untersucht, zeigen auch die 6 Nichtoberflächenantigene der Viren eines Types ein gewisses Maß an Variabilität.

So fanden Young et al. 1979 bei Untersuchungen der entsprechenden 6 RNA-Segmente einer Reihe von H1N1-Stämmen für jedes Segment gewisse Unterschiede, wobei offen blieb, inwieweit diese auch entsprechende Antigenunterschiede anzeigen.

Wie in 2.2.3 und 2.2.4 beschrieben, wurde für das NP und das Matrixprotein von Influenza A-Stämmen eine relativ geringe Antigenabwandlung nachgewiesen.

In einigen Fällen wurde dagegen ein weitergehendes Ausmaß an Abwandlung der Nichtoberflächenantigene gefunden: So weisen bestimmte H1N1-Stämme (A/California/10/78 und A/Fukushima/103/78) ein NP-Antigen auf, das nicht mit dem NP-Antigen anderer H1N1-Stämme (z. B. A/Brazil/11/78) sondern mit dem eines H3N2-Stammes (A/Texas/1/77) enge Verwandtschaft zeigt (van Wyke et al. 1980).

Weiterhin fanden Bean et al. (1980) daß bei bestimmten H1N1-Stämmen (z. B. Stamm A/Berkeley/40/78), die für die Polypeptide P1 bis P3 und für das NP-Antigen kodierenden RNA-Segmente zu den entsprechenden Segmenten eines H3N2-Stammes (A/Victoria/3/75) homolog waren, während die übrigen RNA-Segmente, denen von H1N1-Viren (Stamm A/USSR/90/77), entsprachen.

Diese Befunde sind durch die gegenwärtige Kozirkulation von H1N1- und H3N2-Stämmen erklärbar, durch die eine Doppelinfektion von Zellen mit Stämmen beider Subtypen und entsprechende Reassortierung der RNA-Segmente möglich ist.

Es kann somit vermutet werden, daß nicht nur für die Antigenabwandlung der Oberflächenantigene sondern auch für die der Nichtoberflächenantigene Punktmutationen und Reassortierung der entsprechenden Gene verantwortlich sind.

Die Antigenabwandlung bei Influenzaviren erfolgt prinzipiell nach dem Grundsatz, daß durch Abwandlung der Antigene die Überlebenschancen des Virus im erkrankten Wirt erhöht werden.

Die Abwandlung der Oberflächenantigene bietet dem Virus den Vorteil, daß es hierdurch der Neutralisation durch die Antikörper des Wirtes entgeht.

Die Nichtoberflächenantigene sind diesen Antikörpern nicht ausgesetzt, ihre Abwandlung müßte daher auf einem anderen Wege die Überlebenschance des Virus erhöhen.

Da zumindest einige der Nichtoberflächenantigene (z. B. P-Komplex und NP) für die Vermehrung und Virulenz des Virus von Bedeutung sind, könnte ihre Abwandlung auf diesem Wege die Überlebenschance des Virus erhöhen (van Wyke et al. 1980).

3 Die Erkrankung

3.1 Infektionsweg

Die Infektionsquelle ist der infizierte Mensch. Dauer und Ausmaß der Virusausscheidung sind aus Untersuchungen an artifiziell Infizierten bekannt: Im Höhepunkt der Erkrankung wurden bis zu 10^7 $TCID_{50}{}^2$/ml Virus im Nasensekret gefunden (Murphy et al. 1973), zwischen dem 5. bis 10. Tag nach Infektion war kein Virus im Nasensekret mehr nachweisbar. Bei nach natürlicher Infektion Erkrankten ist nach den Ergebnissen von Anzüchtungsversuchen mit Anwesenheit des Virus im Nasenrachensekret bis zum 4. Krankheitstag zu rechnen.

Die Übertragung erfolgt durch Tröpfcheninfektion, direkten Kontakt oder durch Gegenstände, die frisch mit dem Nasen-Rachensekret des Erkrankten kontaminiert sind. Zur Infektion des Menschen sind etwa 320 $TCID_{50}$ erforderlich (Couch et al., 1974).

Liegt das Virus in Form eines Aerosols vor, dessen Tröpfchen so klein sind (ca. 1–5 Micrometer), daß sie direkt in die tiefen Luftwege gelangen können, so können bereits ca. 30 $TCID_{50}$ zum Angehen der Infektion, d. h. zur Initiierung der Virusvermehrung im infizierten Bereich ausreichen (Davenport 1976).

3.2 Pathogenese

Die Pathogenese der Erkrankung ist noch nicht in allen Punkten aufgeklärt, es wird auf die Darstellung von Davenport (1961) verwiesen, die kurz wie folgt zusammengefaßt wird:

Das Virus gelangt zunächst in den Schleim der oberen Luftwege, wo es sich mit dem in diesem befindlichen, sogenannten α-Inhibitoren (einem Mukopolysaccharid) vereinigt.

---

[2] Tissue culture infective doses= Zur Infektion von 50% vorgelegter Gewebekulturen erforderliche Virusdosis

Durch Wirkung der viralen Neuraminidase wird der Inhibitor unter Freisetzung des Virus abgebaut und der Schleim verflüssigt.

Hierdurch werden einmal die Zellrezeptoren für das Virus zugänglich gemacht, so daß es zur Virusinfektion der Zellen kommt. Zum anderen behindert die Verflüssigung des Schleimes die Beseitigung des Virus durch die Ziliaraktivität und begünstigt die Verbreitung des Virus in tiefere Luftwege.

Nach Infektion von die Luftwege auskleidenden Zellen (wahrscheinlich vorwiegend der Ziliarepithelzellen) kommt es zur Virusvermehrung und Freisetzung des Virus. Das freigesetzte Virus infiziert neue Zellen und kann auch in die tieferen Luftwege verschleppt werden. Die Viruskonzentration in der Lunge erreicht etwa 24 Stunden nach Auftreten der Krankheitserscheinungen ein Maximum und fällt nach etwa 72 Stunden steil ab.

Im Frühstadium der Virusvermehrung im Respirationstrakt zeigen die betroffenen Zellen keine mikroskopisch nachweisbaren Schädigungen.

Später kommt es jedoch zur Abtötung und zur Ablösung der betroffenen Ziliarepithelzellen und zu entsprechenden Entzündungssymptomen. Die Nekrose dieser Zellen mit nachfolgender Abstoßung legt die darunter liegende Basalzellschicht frei, die dadurch ihrer sie schützenden Ziliarepithelschicht beraubt wird.

Ein ähnlicher cytopathischer Effekt wurde bei an primärer Influenzapneumonie Verstorbenen in den Alveolarepithelien gefunden (Hers u. Mulder 1961).

Der Nasen-Rachenraum, Luftröhre, Bronchien und Bronchiolen sind in unterschiedlichem Ausmaß betroffen. Die Vermehrung des Virus ist in der Regel, soweit nachweisbar, auf den Respirationstrakt beschränkt.

Die bei Influenzatoten zu findenden pathologisch-anatomischen Veränderungen sind für während der Pandemie von 1918/19 Verstorbene in der klassischen Studie von Winternitz et al. (1920) beschrieben und durch mittels modernerer Methoden durchgeführte Untersuchungen von Hers und Mulder (1961) ergänzt und bestätigt worden.

3.3 Verlaufsformen

Eine Übersicht über die klinischen Verlaufsformen der Influenza ist in Tab. 3.1 gegeben. Danach sind neben den unkomplizierten Verlaufsformen Komplikationen seitens der oberen und tieferen Luftwege, des Herz-Kreislauf-Systems und des Zentralnervensystems bekannt. In der Mehrzahl der Fälle verläuft die Grippe unkompliziert, die überwiegende Zahl der Todesfälle ist durch Komplikationen seitens der tieferen Luftwege (Pneumonie) bedingt.

3.3.1 Nicht-komplizierter Verlauf

Nach einer Inkubationszeit von 1 bis 4 Tagen, meistens von 2 Tagen, treten häufig abrupt Allgemeinsymptome (Fieber, Kopfschmerz, Myalgie, Arthralgie, Abgeschlagenheit, Appetitlosigkeit und Frösteln) und Symptome seitens des Respirationstraktes (trockener Husten, vermehrtes Nasensekret, Verlegung der Nasenwege und Schnupfen) auf. Mitunter sind Augensymptome (Lichtscheu, Tränenfluß, Augenschmerz) zu finden.

Tabelle 3.1. Klinische Verlaufsformen der Influenza

A) Nicht-komplizierter Verlauf
  Nach Inkubationszeit von ca. 1–4 Tagen: Kopfschmerzen, Frösteln, hohes Fieber, Muskelschmerzen in Gliedern und Rücken, Rhinitis, Halsschmerzen, Husten. Die Symptome sind unterschiedlich häufig zu finden und klingen in etwa 3 Tagen ab.

B) Verlauf mit Komplikationen
  a) Respirationstrakt-Komplikationen:
    i) Tracheobronchitis und Bronchiolitis
    ii) Influenza-Pneumonie, durch bakterielle Superinfektion (ca. 75%) oder (ca. 25%) direkt viral bedingt.
  b) Herz-Kreislauf-Komplikationen:
    Myokarditis, Perikarditis
  c) Neurologische Komplikationen:
    i) Reye-Syndrom (Encephalopathie mit Fettleber)
    ii) Guillain-Barré-Syndrom (aufsteigende Lähmung, Polyradikulitis, Zusammenhang mit Influenza ungeklärt
    iii) Encephalitis

Die Patienten zeigen häufig eine abnorme Rötung des Gesichtes und Zeichen einer Konjunktivitis. Es besteht eine Hyperämie der Schleimhäute im Nasen-Rachenraum. Mitunter tritt eine Schwellung der nuchalen Lymphdrüsen auf.

Am zweiten und dritten Krankheitstag beginnen die Allgemeinsymptome abzuklingen, etwas später die Respirationstraktssymptome. Die Rekonvaleszenz kann 1–2 Wochen und länger dauern (s. Douglas 1975).

Die geschilderte Symptomatik ist recht variabel. Es kommen auch inapparente Verläufe vor. Nach einer Untersuchung von Kilbourne et al. (1951) entwickelten von 46 Personen mit nachgewiesener Infektion 33 das typische Influenzasyndrom, 3 zeigten nur Fieber und bei 10 Patienten traten keine Krankheitserscheinungen auf.

3.3.2 Verläufe mit Komplikationen seitens des Respirationstraktes

Komplikationen seitens des Respirationstraktes treten in unterschiedlicher Häufigkeit auf.

So fand Fry (1959) bei 2426 untersuchten, zwischen 1950 und 1959 aufgetretenen Influenzafällen eine zwischen 3% und 20% variierende Rate derartiger Komplikationen, die Häufigkeit der Pneumonie lag zwischen 1% und 5%. Die Häufigkeit dieser Komplikationen nimmt mit steigendem Lebensalter zu.

3.3.2.1 Tracheobronchitis und Bronchitis

Eine Influenza Bronchitis kann bei vorgeschädigten Personen (z. B. Personen mit chronischer obstruktiver Bronchitis) zu einem schweren Krankheitsbild (Zyanose, Atemnot) führen, wobei auch bakterielle Superinfektionen vorkommen (Stuart-Harris 1976).

3.3.2.2 Pneumonie

Bei der als Komplikation der Influenza auftretenden Pneumonie sind folgende Formen zu unterscheiden (Douglas 1979):

a) Die primäre, Influenzavirus-bedingte Pneumonie

Die primäre, Influenzavirus-bedingte Pneumonie wurde erstmals von Louria et al. (1959) beschrieben, es kann jedoch angenommen werden, daß sie auch bei früheren Pandemien auftrat. Sie entwickelt sich übergangslos aus dem unkomplizierten Verlauf heraus und ist gehäuft bei Herz-Kreislaufkranken und Schwangeren zu finden. Bei hohem Fieber, Husten und Atemnot ist häufig Zyanose zu beobachten.

Die Auskultation und Perkussion zeigt meist bilateral nur geringfügige Pneumoniezeichen. Im Blutbild ist eine Leukozytose mit Linksverschiebung häufig zu finden. Röntgenologisch werden bilaterale Pneumoniezeichen ohne Verdichtung gefunden.

Der Virusnachweis ist häufig positiv, dagegen werden im Sputum keine pathogenen Bakterien gefunden. Die Letalität ist hoch, der Krankheitsverlauf ist durch Antibiotikagaben nicht zu beeinflussen. So entfielen von 158 Influenzatodesfällen, die 1957 in den Niederlanden auftraten, 19% auf primäre, Influenzavirus-bedingte Pneumonie (Hers et al. 1958).

b) Sekundäre, bakteriell bedingte Pneumonie (s. Louria et al. 1959)

Diese tritt vorzugsweise bei Älteren und Patienten mit vorangegangenen Lungenerkrankungen auf. Nach normalem Ablauf der Influenza (ca. 3 Tage) folgt eine 3 bis 4 Tage dauernde Phase der Besserung mit Fieberabfall, danach entwickelt sich unter erneutem Fieberanstieg das Bild einer ausgeprägten, meist einseitigen Pneumonie mit Verdichtung. Der Virusnachweis ist in dieser Krankheitsphase negativ, im Sputum werden pathogene Bakterien (S. pneumoniae, Staphylococcus aureus, H. influenzae etc.) gefunden. Das Blutbild zeigt Leukocytose mit starker Linksverschiebung.

Das Krankheitsbild weist eine relativ geringe Letalität auf und kann auf entsprechende antibiotische Therapie ansprechen.

c) Kombiniert viral und bakteriell bedingte Pneumonie (Louria et al. 1959)

Diese stellt in ihrem Verlauf eine Mischform zwischen der primär virusbedingten und der sekundären, bakteriell bedingten Pneumonie dar. Das für letztere typische, biphasische Fieberbild ist meist nicht zu finden. Es können sowohl Influenzavirus als auch pathogene Bakterien isoliert werden. Der Lungenbefund entspricht im wesentlichen dem der bakteriell bedingten Pneumonie. Die Letalität ist niedrig, die Krankheit spricht häufig auf Antibiotica an.

d) Lokalisierte, viral bedingte Pneumonie (s. Douglas 1979)

Diese entwickelt sich übergangslos aus dem normalen Ablauf heraus. Es finden sich einseitig Pneumoniezeichen. Das Blutbild ist meist normal, die Letalität sehr gering. Antibiotica sind ohne Effekt.

3.3.3 Verläufe mit sonstigen Komplikationen

Bei einer so häufig auftretenden Erkrankung wie der Influenza ist davon auszugehen, daß bei Influenzakranken Symptomen anderer, nicht durch Influenzavirus bedingter Erkrankungen beobachtet werden. Die Klärung des Zusammenhanges mit einer Influenzainfektion ist dann besonders schwierig, wenn derartige Symptome selten auftreten, und dadurch auch ein statistischer Vergleich ihrer Häufigkeit bei Influenzakranken und Kontrollpatienten zu keiner gesicherten Aussage führt.

So werden als Komplikation der Influenza im Schrifttum eine Fülle an Symptomen (s. z. B. von Oldershausen u. Marsch 1959) aufgeführt, ohne daß der Kausalzusammenhang mit einer Influenzainfektion immer sicher nachgewiesen ist.

3.3.3.1 Herz-Kreislauf-Komplikationen

In relativ seltenen Fällen ist das Auftreten einer Myokarditis und Perikarditis als Folge einer Influenzainfektion, z. T. mit Anzüchtung des Virus (Influenza A) aus der Perikardflüssigkeit beschrieben worden (Adams 1959; Woodward et al. 1960; Hildebrand et al. 1962).

3.3.3.2 Neurologische Komplikationen

a) Reye-Syndrom

Das Vorkommen des Reye-Syndroms (Reye et al., 1963) (Encephalopathie mit Fettleber) ist häufig mit einer Influenza B Infektion, aber auch mit dem Auftreten von Influenza A und Varizellen assoziiert. Die meist in der Altersgruppe unter 16 Jahren auftretende Krankheit weist eine Letalität von 30 bis 40% auf. Der Kausalzusammenhang zur Influenzainfektion ist ungeklärt (Douglas 1979).

Nach Untersuchungen von Starko et al. (1980) und Waldmann et al. (1982) besteht Anlaß zu der Vermutung, daß das Reye-Syndrom mit der Einnahme von Salicylaten assoziiert ist. Da derartige Medikamente gehäuft bei Influenzaerkrankten verordnet werden, könnte der Zusammenhang zwischen Virusinfekt und Reye-Syndrom vorgetäuscht sein.

Daher sollten, entsprechend der Warnung der US-Gesundheitsbehörden (CDC, 1982), Salicylate bei Kindern mit Influenza oder Windpocken nicht verabfolgt werden.

b) Guillain-Barré-Syndrom

Das Guillain-Barré-Syndrom (aufsteigende Paralyse, die meist zur Genesung führt, bei 5% der Erkrankten jedoch tödlich verläuft) ist häufig nach Infektionen mit Influenza A und anderen Erregern aufgetreten (Leneman 1966): Von 1100 untersuchten Fällen hatten 638 einen vorangehenden Infekt, 83 klinisch eine Influenza. Nur bei 8 Fällen wurde serologisch eine Influenza verifiziert.

Der Kausalzusammenhang zur Influenzainfektion ist ungeklärt, das gilt auch für die 1976/77 in den USA nach Impfung gehäuft aufgetretenen Fälle (s. 6.1.5).

c) Sonstige Komplikationen seitens des ZNS

Es sind Fälle von transverser Myelitis und Myeloradikulitis beschrieben worden, die nach einem auf eine Influenza A Infektion folgenden, krankheitsfreien Intervall auftraten (Wells 1971). Weiterhin wurden Encephalitisfälle beschrieben (Flewett et al. 1958).

3.3.3.3 Kongenitale Mißbildungen

Kongenitale Mißbildungen (Anencephalie, ZNS-Abnormitäten) wurden von Coffey und Jessop (1959 und 1963) sowie von Doll (1960) als Folge einer Influenzainfektion Schwangerer vermutet. Dieser Zusammenhang konnte jedoch in umfangreichen Nachuntersuchungen (Hardy et al. 1961; Hewitt 1962; Widelock et al. 1963 und Leck et al. 1969) nicht bestätigt werden. Da Influenzakranke häufiger als Gesunde Medikamente einnehmen, sind kongenitale Mißbildungen bei Kindern, deren Mütter in der Schwangerschaft an Influenza erkranken, wahrscheinlich eher medikamentös als viral bedingt (Karkinen-Jääskeläinen et al. 1974).

4 Epidemiologie

4.1 Historisches

Sichere Aussagen über das Auftreten von durch Influenzaviren bedingten Erkrankungen sind erst seit der Entwicklung moderner virologischer Nachweismethoden möglich. Influenzavirus wurde erstmals beim Schwein 1931 (Shope 1931) und beim Menschen im Jahre 1933 angezüchtet (Smith et al. 1933). In Bezug auf frühere Seuchenzüge ist man daher auf indirekte Nachweismethoden angewiesen.

Das epidemische und pandemische Auftreten von Influenza ähnlichen Krankheitsfällen ist in früheren Jahrhunderten oft beschrieben worden.

Da nur durch Influenzaviren bedingte Epidemien plötzlich auftreten und nach einigen Wochen plötzlich verschwinden (Burnet u. White 1972), kann anhand dieses Kriteriums für eine Reihe von Epidemien ihre Verursachung durch Influenzavirus zumindest wahrscheinlich gemacht werden.

Nach einer Übersicht von Hirsch (1883) traten in den Jahren von 1173 bis 1875 insgesamt 299 Epidemien auf, daß heißt, im Durchschnitt eine auf 2.4 Jahre. Die erste Beschreibung einer „Influenzapandemie" stammt aus dem Jahre 1580. In der Zeit von 1700 bis 1900 traten nach Beveridge (1978) 16 Pandemien auf.

Aussagen über die Art der Influenzaviren, die diese Seuchenzüge verursachten, können mit Ausnahme der Pandemie von 1889/90 nicht gemacht werden.

4.1.1 Durch Influenzaviren bedingte Seuchenzüge in der Zeit seit 1874

Für die Zeit von etwa 1874 bis etwa 1928 ist auf indirektem Wege eine Zuordnung der Pandemien und Epidemien zu bestimmten Influenzaviren des Types A mittels der sogenannten „Seroarchaeologie" erreicht worden.

Wie von Davenport et al. erstmals 1953 beschrieben, wird die Antikörperbildung des Menschen auf Reinfektion mit antigenmäßig verwandten Influenzaviren zeitlebens durch die Antigenkonfiguration des Stammes beeinfluß, der die erste Infektion im Leben verursachte. Nach dieser Doktrin der "orginal antigenic sin" (Francis 1960) steht zu erwarten, daß Menschen überwiegend Antikörper gegen den Stamm ihrer Erstinfektion aufweisen.

Die Untersuchung der Altersabhängigkeit des Auftretens von Influenzaantikörpern beim Menschen ermöglicht es daher, im Sinne einer „Seroarchaeologie" Aussagen über die Erreger früherer Seuchenzüge zu machen.

Die Doktrin der „original antigenic sin" ist anhand eines Frettchenexperimentes in Tabelle 4.1 demonstriert. Ein Frettchen wurde in zeitlichen Abständen intranasal mit den dem Subtyp H1N1 angehörenden Influenzavirusstämmen A/swine/30, A/PR8/34 und A/Ned/49 infiziert und nach den Infektionen jeweils eine Blutprobe gewonnen und mittels der photometrischen ACU Methode (Drescher et al., 1962) auf hämagglutinationshemmende (HI) Antikörper gegen die infizierenden Stämme getestet. Nach Erstinfektion mit dem Stamm A/swine/30 und Reinfektion mit dem Stamm A/PR8/34 trat ein Anstieg der Antikörper gegen den Stamm der Erstinfektion auf. Nach Drittinfektion mit dem Stamm A/Ned/49 kam es wiederum zum drastischen Anstieg der Antikörper gegen den Stamm der Erstinfektion (A/swine/30).

Eine mögliche Erklärung für das Phänomen der "original antigenic sin" wurde von Virelizier et al., (1974) gegeben.

Davenport et al. untersuchten 1953 die Altersverteilung des Vorkommens von HI-Antikörpern gegen verschiedene Influenzavirusstämme in Seren unterschiedlicher Altersklassen. Sie fanden eine eindeutige Abhängigkeit des Vorkommens gegen bestimmte Influenzaviren gerichteter Antikörper vom Lebensalter. So waren z. B. HI-Antikörper gegen (A/swine-Influenzavirus nicht in den Seren von nach Mitte 1920 geborenen Personen, wohl aber bei älteren zu finden.

Aus diesen mit früheren (Andrewes et al. 1935; Shope 1936; Laidlaw 1935) und späteren Befunden übereinstimmenden Ergebnissen wurde abgeleitet, daß die Pandemie von 1918 durch ein dem Schweineinfluenzavirus A/swine/30 nahestehendes Virus bedingt war und daß dieses Virus bis etwa 1928 vorherrschte (Masurel u. Mulder 1962; Davenport et al. 1964a; Schild et al. 1973).

Mulder und Masurel fanden 1958 bei der Untersuchung von menschlichen Seren, die vor Auftreten der durch Viren des Subtypes H2N2 bedingten Pandemie 1957 gewonnen waren, daß einige der in der Zeit von 1889–1912 geborenen Personen HI-Antikörper gegen dieses Virus oder ein antigenmäßig eng damit verwandtes besaßen.

Aus diesem – von anderen bestätigten – Befund wurde geschlossen, daß ein H2N2-ähnliches Virus die Pandemie von 1889/90 verursachte, dem anschließend, etwa von 1902 bis 1917, eine Ära der durch H3N2 Viren bedingten Erkrankungen folgte (Davenport u. Hennessy 1958a; Davenport et al. 1969; Fukumi 1969;

Tabelle 4.1. "Original antigenic sin" nach sequentieller Infektion eines Frettchens mit verschiedenen Influenzavirusstämmen

Frettchenserum gewonnen nach Infektion mit	ACU^d-Titer gegen Virusstämme		
	A/swine	A/PR 8	A/Ned
A/swine[a]	3 022	0	0
A/swine + A/PR8[b]	4 563	480	0
A/swine + A/PR8 + A/Ned[c]	37 232	562	20 000

[a] A/swine/15/1930 (H1N1)

[b] A/PR8/34 (H1N1)

[c] A/Nederland/49 (H1N1)

[d] mittels der photometrischen "antibody concentration unit" Methode (Drescher et al. 1962) bestimmter Titer der hämagglutinationshemmenden Antikörper

Marine u. Workman 1969; Marine et al. 1969; Masurel 1969; Masurel u. Marine 1973; Zakstelskaya et al. 1969).

In den Seren älterer Menschen wurden Antikörper gegen einen Pferdeinfluenzavirusstamm (A/equi-2/63) (H3N8) nachgewiesen (Minuse et al. 1965; Schild u. Stuart-Harris 1965; Masurel u. Mulder 1966; Davenport et al. 1967).

Von Davenport et al. (1967) wurde daraus geschlossen, daß in der Zeit von 1874 bis 1889 ein dem Stamm A/equi-2/63 (H3N8) ähnliches Virus vorherrschte.

Diese Auffassung blieb nicht unumstritten, da der genannte Pferdeinfluenzavirusstamm sowohl serologisch (Coleman et al. 1968; Drescher 1972) als auch in Bezug auf die Peptidzusammensetzung des HA1-Teiles seiner Hämagglutininkomponente Verwandtschaft zu H3N2 Stämmen (A/HongKong/1/68) aufweist (Laver u. Webster 1973).

Marine und Workman (1969) nahmen daher an, daß es sich bei den gefundenen A/equi-2/63 Antikörpern um durch Infektion mit einem H3N2 Stamm entstandene, mit dem Pferdeinfluenzavirusstamm kreuzreagierende Antikörper handelte.

Dies unterstreicht, daß die Aussagefähigkeit von bei verschiedenen Altersklassen gefundenen HI-Antikörpern gegen bestimmte Influenzavirusstämme entscheidend davon abhängt, ob die zum Antikörpernachweis gewählte Technik eine exakte Differenzierung zwischen der Reaktion des Virus mit homologen Antikörpern und mit kreuzreagierenden, gegen heterologe Stämme gerichteten Antikörpern vorzunehmen gestattet. Diese Voraussetzung ist speziell bei der sogenannten photometrischen „Antibody Concentration Unit" (= ACU)-Methode (Drescher et al. 1962) erfüllt (Davenport et al. 1964a).

Bei mittels der photometrischen ACU-Methode durchgeführten Untersuchungen konnte für einen Teil der Seren der entsprechenden Altersklassen das Vorliegen spezifischer A/equi-2/63 (H3N8) Antikörper nachgewiesen werden (Davenport et al. 1967; Masurel u. Mulder 1966).

Die Annahme einer Zirkulation der A/equi-2/63 (H3N8) ähnlichen Viren in der Zeit von 1874 bis 1889 (Davenport et al. 1969) oder um die Jahrhundertwende (Masurel und Mulder, 1966) ist somit wahrscheinlich.

Mittels der photometrischen ACU-Methode (Drescher et al. 1962) wurde weiterhin die Altersverteilung der Antikörper gegen den Stamm A/swine/1930 (H1N1) und Stämme des Subtypes H2N2 in menschlichen Seren überprüft und frühere Aussagen prinzipiell bestätigt gefunden (Davenport et al. 1964a; Davenport et al. 1967; Davenport et al. 1968). Beispiele für die dabei erhaltenen Ergebnisse sind in den Tabellen 4.2 (Altersabhängigkeit der Antikörper gegen den H2N2 Virusstamm A/AA/23/57) und 4.3 (Altersabhängigkeit der Antikörper gegen A/swine/1930 (H1N1)).

So wurden in diesen Untersuchungen A/swine-Antikörper nur in den Serumpools der Geburtsjahrgänge 1922/23 bis 1888/89 gefunden. Nach der Doktrin der "original antigenic sin" bedeutet dies, daß die entsprechenden Personen ihre erste Influenzainfektion mit einem dem Stamm A/swine nahestehenden Virus durchmachten. Da 1918/19 eine Pandemie auftrat, ist es wahrscheinlich, daß diese Personen in der Zeit dieser Pandemie und der nachfolgenden Prävalenz des Pandemiestammes ihre "original antigenic sin" begingen. Dabei ist anzunehmen, daß das Finden von A/swine-Antikörpern in Serumpools der Jahrgänge 1888/89 bis 1918 darauf zurückzuführen ist, daß einige der Serumspender erst 1918 ihre erste

Tabelle 4.2. Ergebnisse der Testung menschlicher Seren unterschiedlicher Altersgruppen auf Antihämagglutinin-Antikörper gegen den Influenzavirusstamm A/AA/23/57 (H2N2) mittels der photometrischen ACU Methode (Drescher et al. 1962)

Seren von Personen der Geburtsjahre	Prozentsatz an Seren mit ACU-Titer gegen A/AA/23/57 (H2N2)[a]
1950–1903	0
1902–1892	42.8
1889–1880	53.8
1875	0

[a] Daten von Davenport et al. 1964a, die Seren vor dem Auftreten der durch den H2N2-Virussubtyp bedingten Pandemie des Jahres 1957 gewonnen.

Tabelle 4.3. Mittels der photometrischen ACU-Methode (Drescher et al. 1962) bestimmte Antihämagglutinin-Antikörper gegen Influenzavirus des Stammes A/swine/Iowa/15/1930 (H1N1) in menschlichen Seren unterschiedlicher Altersgruppen

Seren von Personen geboren in den Jahren	ACU-Titer gegen A/swine
1924–1957	kleiner als 62
1922–1923	1875
1920–1921	1525
1918–1919	1466
1916–1917	2087
1914–1915	2487
1912–1913	1704
1910–1911	1695
1908–1909	2393
1906–1907	2125
1904–1905	2100
1902–1903	3166
1900–1901	2360
1898–1899	4070
1894–1895	2610
1892–1893	1775
1890–1891	1243
1888–1889	1337
1883–1887	kleiner als 62
1878–1882	kleiner als 62
1873–1877	kleiner als 62

Pro Altersgruppe von je 2 Geburtsjahren wurden 25 Seren gemischt getestet (Daten nach Davenport et al. 1964a)

Influenza durchmachten. Somit kann abgeleitet werden, daß die Pandemie von 1918/19 durch ein A/swine-ähnliches Virus hervorgerufen wurde.

Eine Übersicht über die mittels der Technik der „Seroarchaeologie" (Daten bis 1928) und mittels Virusanzüchtungen verifizierten Vorkommens (Daten ab 1933) von durch Viren des Types A bedingten Influenzaepidemien und Pandemien ist in Tabelle 4.4 (Davenport 1976) gegeben.

Tabelle 4.4. Zeiträume des Vorherrschens von Influenzavirusstammfamilien des Types A

Zeitraum	Hämagglutinin	Neuraminidase	Bemerkungen
1874–1889	H3 – ähnlich	N8 – ähnlich	
1889–1901	H2 – ähnlich	N2 – ähnlich	Pandemie von 1889–1890
1902–1917	H3 – ähnlich	N2 – ähnlich	
1918–1928	H1 (A/swine)	N1	Pandemie von 1918/19
1933–1943	H1 (A/WS, A/PR8)	N1	
1947–1957	H1 (A/FM1)	N1	
1957–1968	H2 (A/Sing/1/57)	N2	Pandemie von 1957/58
1968–?	H3 (A/HongKong/1/68)	N2	Pandemie von 1968/69
1976	H1 (A/swine – ähnlich)	N1	wenige, örtlich begrenzte Erkrankungen
1977–?	H1 (A/USSR/90/77)	N1	

Dabei muß noch darauf hingewiesen werden, daß die Technik der Seroarchaeologie als indirekte Methode naturgemäß mit erheblicher Unsicherheit behaftet ist. Es sei noch erwähnt, daß die Influenzaviren des Subtypes H1N1 früher (WHO 1971) in die Subtypen H0N1 (z. B. Stämme A/swine/30, A/PR8/34) – Vorkommen von 1918 bis 1946 – und H1N1 (z. B. Stamm A/FM1/47) – Vorkommen von 1947 bis 1956 – unterteilt wurden. Diese Unterteilung ist später fallen gelassen worden (WHO 1979 und 1980).

Aus den vorgelegten Daten ergeben sich folgende Aussagen im Hinblick auf Influenza A-Viren:

1. Eine bestimmte Zeit lang hat als Regel jeweils eine Influenzavirusstammfamilie das epidemiologische Geschehen beherrscht, die danach abrupt durch eine neue Stammfamilie abgelöst wurde.

Eine Ausnahme von dieser Regel ist erst seit 1977 zu erkennen, da seit dieser Zeit Viren der Subtypen H3N2 und H1N1 nebeneinander vorkommen.

2. Es ist weiterhin offensichtlich, daß eine periodische Wiederkehr von Influenzavirusstammfamilien zu verzeichnen ist. Dies ist für die H2N2 Stämme (Vorkommen 1889 bis 1901 und von 1957 bis 1967) und bestimmte H1N1 Stämme (Vorkommen 1947 bis 1956 und seit 1977) offensichtlich. Dieses Phänomen wird als "recycling of influenza antigens" bezeichnet (Francis und Maassaab, 1965).

3. Es ist weiterhin zu ersehen, daß die Abwandlung der Hämagglutinin- und Neuraminidaseantigene unabhängig voneinander stattfindet. So weisen die H2N2 und H3N2 Stämme antigenic shift nur in Bezug auf ihre Hämagglutininkomponente auf.

Insgesamt traten in der Zeit von 1887 bis 1976 54 Influenzaepidemien, darunter 4 Pandemien (1889, 1918, 1957 und 1968), auf. Von 1936 bis 1976 wurden 20 Influenza-A und 8 Influenza-B Epidemien beobachtet. (Davenport 1976).

Das gleichzeitige Auftreten von durch Influenzavirus der Typen A und B, A und C und B und C bedingten Influenzaerkrankungen und, als Ausnahme, das Auftreten einer Doppelinfektion mit Viren der Typen A und B beim gleichen Menschen sind beschrieben worden (Kilbourne 1975).

4.2 Morbidität

4.2.1 Ermittlung der Morbidität

Influenzaerkrankungen können in pandemischer (weltweiter), epidemischer (lokal begrenzter) und endemischer Form vorkommen. Verläßliche Schätzwerte der Morbidität sind in der Regel nur im Pandemie- und Epidemiefalle zu gewinnen, da endemische Fälle in einem unbekannt großen Umfang in der Fülle der durch andere Viren bedingten, ähnlichen Krankheitsbildern untergehen.

Zur Schätzung der Influenzamorbidität hat man die Erhöhung der Raten an Krankmeldungen in Betrieben (Smith 1976) und Schulklassen herangezogen. Wenn diese zeitlich mit entsprechender Erhöhung der „Exzess Mortalität" (s. 4.3.1) in Bezug auf die Diagnosen „Influenza und Pneumonie" und mit dem virologischen Nachweis von Influenzainfektionen in der Bevölkerung assoziiert ist, sind hieraus relativ genaue Morbiditätsschätzungen möglich.

Eine andere Methode der Schätzung der Influenzamorbidität ist die Registrierung der Anzahl an typischen Krankheitsfällen in ausgesuchten Arztpraxen (Fry 1969 und 1974).

Als objektivere Methode ist schließlich im Falle des Auftretens eines neuen Subtypes die Ermittlung der Zahl der dagegen Antikörper aufweisenden Personen unter entsprechender Hochrechnung auf die Gesamtbevölkerung zu nennen (Fukumi 1961).

Zur raschen Feststellung eines Influenzaausbruches und zur Ermittlung des ihm zugrundeliegenden Virustypes wird vom Center for Disease Control, Atlanta, (1974) folgendes Vorgehen empfohlen: Bei gehäuftem Auftreten von Influenza-ähnlichen Krankheitsfällen werden Seren von in der Rekonvaleszenz und in der akuten Krankheitsphase befindlichen Personen gewonnen.

Ein signifikanter Antikörpertiteranstieg zwischen beiden Gruppen an Seren zeigt das Vorliegen eines Influenzaausbruches an, gleichzeitig kann so der vorliegende Virustyp näher identifiziert werden. Bereits je 10 Seren der akuten und der rekonvaleszenten Phase sollen zur Diagnose ausreichen.

In der Bundesrepublik Deutschland sind nach § 9 (1) des Bundesseuchengesetzes die Leiter von Medizinaluntersuchungsämtern und sonstigen öffentlichen oder privaten Untersuchungsstellen verpflichtet, jeden Untersuchungsbefund, der auf einen meldepflichtigen Fall (d. h. Todesfall an Influenza) oder einer Erkrankung an Influenza schließen läßt, unverzüglich dem für den Aufenthaltsort des Betroffenen zuständigen Gesundheitsamt zu melden (BGBL. 1979).

Inwieweit hierdurch eine genauere Erfassung der Influenzamorbidität erreicht werden kann, bleibt abzuwarten.

4.2.2 Inzidenz und Prävalenz

Die Häufigkeit des Vorkommens von Influenzaerkrankungen unterliegt großen Schwankungen.

In den zwischen Epidemien liegenden Zeiten konnten bei 5 bis 10% der Bevölkerung Antikörpertiteranstiege nachgewiesen werden, ohne daß eine Häufung klinisch manifester Fälle auffällt (Dingle et al. 1964).

Nach Auftreten einer erheblichen Antigenabwandlung des Virus kann es vor

Beginn der Pandemie oder Epidemie zum Auftreten sporadischer Fälle kommen, die die dem epidemischen Auftreten vorangehende Zirkulation des Virus in der Bevölkerung anzeigt (Langmuir 1961). Dies wurde bei den Pandemien von 1957 und 1968 beobachtet, bei anderen Epidemien kam es dagegen zum abrupten Ausbruch.

Die Epidemien erreichen meist innerhalb von 3 bis 4 Wochen ihr Maximum und dauern etwa 7 bis 8 Wochen.

Influenzapandemien sind häufig in zwei aufeinanderfolgenden Wellen aufgetreten, z. B. 1889 und 1890, 1918 und 1919 und 1957 und 1958. Dies deutet daraufhin, daß die Durchseuchung bei einer Pandemiewelle nicht 100% beträgt, so daß genügend empfängliche Personen für das Auftreten einer zweiten Welle übrig bleiben. So betrug die serologisch festgestellte Durchseuchung in Japan bei Angehörigen des öffentlichen Gesundheitsdienstes 1957 nach der ersten Welle bis zu 38.2% und nach der zweiten Welle 1958 bis zu 61.8% (Fukumi 1961).

Für die Bundesrepublik Deutschland wurde die Morbidität an Influenza 1957/58 auf 40% geschätzt (Anders u. Meier 1960).

Die Altersverteilung unterscheidet sich bei der ersten und zweiten Welle wie folgt (Hennessy et al. 1964):

Beim Auftreten von Influenza A Epidemien in einer gegenüber dem Virus unerfahrenen Bevölkerung liegt der Gipfel der Morbidität in der Altersklasse der Schulkinder (5 bis 14-jährigen, häufig bei den 5–9-jährigen).

Dies ist durch deren die Übertragung der Influenza offensichtlich begünstigenden Schulbesuch zu erklären. Dementsprechend findet man häufig ein zweites, weit geringer ausgeprägtes Maximum der Morbidität in der Gruppe der 30 bis 35-jährigen, also in der Altersgruppe, die viele Eltern der Schulkinder umfaßt, die sich an den Kindern infizieren können. Danach sinkt die Morbidität mit steigendem Lebensalter meistens langsam ab.

Beim erneuten kurzfristigen Auftreten einer durch das gleiche Virus bedingten Epidemie ist der Morbiditätsgipfel in die Gruppe der Älteren verlagert, daß heißt in Altersklassen zu finden, die bei der vorangegangenen Erkrankungswelle eine relativ geringe Morbidität aufwiesen. Dies kann als Ausdruck einer aus der ersten Krankheitswelle stammenden Immunität vieler dabei Erkrankten gedeutet werden.

Für Influenza B Epidemien ist in der Regel ein gleichartiges Verhalten gefunden worden, häufig ist jedoch die Morbidität bei Erwachsenen – jedoch nicht bei Schulkindern – geringer als bei durch Influenzaviren des Types A bedingten Ausbrüchen (Zdanov et al. 1960; Communicable Disease Center 1966).

4.3 Mortalität

4.3.1 Ermittlung der Mortalität

Zur Ermittlung der Influenzamortalität wird das von William Farr 1847 entwickelte Konzept der „Exzess Mortalität" angewendet:

Nach der von Serfling 1963 entwickelten Methode wird mittels einer Regressionsanalyse die Anzahl der Todesfälle pro Woche für die jeweils vorangegangenen 5 Jahre berechnet, wobei Wochen, in denen Influenza-Epidemien auftraten, weggelassen werden.

Die Werte werden benutzt, um die in den nächsten 52 Wochen pro Woche zu erwartende Anzahl an Todesfällen zu berechnen. Wenn die beobachtete Anzahl an Todesfällen den Erwartungswert signifikant überschreitet, wird die Differenz (= Gesamtexzessmortalität) als Maß für die Influenzatodesfälle gewertet.

Diese Methode wurde von Langmuir (1961) durch Beziehen der Todesfälle auf solche mit der Diagnose „Pneumonie und Influenza" verfeinert.

Eine weitere Verbesserung wurde 1981 von Choi und Thacker eingeführt.

Das Center for Disease Control in Atlanta, USA, gibt regelmäßig Berichte über die Exzess-Mortalität in den USA heraus. Seit 1970 sind entsprechende Daten aus einer WHO Studie für 13 weitere Staaten verfügbar (Assaad et al. 1973).

Es muß noch darauf hingewiesen werden, daß die Todesfälle mit den Diagnosen „Influenza und Pneumonie" nicht 100% der „Gesamt-Exzess-Mortalität" ausmachen, sondern z. B. zwischen 92% (1918) und 27% (1953) (Collins 1957). Dies könnte einmal bedeuten, daß die Zahl der Influenzatodesfälle mitunter weit unterschätzt wird. Zum anderen legt dieser Befund den Verdacht nahe, daß Influenzaviren nicht nur als in der Kategorie „Pneumonie und Influenza" registrierte Todesfälle, sondern auch andere, nicht als Respirationstraktserkrankungen registrierte tödlich verlaufende Erkrankungen, z. B. Herz-Kreislauferkrankungen hervorrufen.

In der Bundesrepublik Deutschland ist ein Influenzatodesfall gemäß § 3 (3) Ziffer 1 des Bundesseuchengesetzes (BGBL. 1979) dem Gesundheitsamt zu melden.

4.3.2 Inzidenz und Prävalenz

Die bei Pandemien beobachtete Mortalität (Todesfälle pro 100 000 Einwohner, bestimmt nach der Methode der Gesamt-Exzess-Mortalität) zeigte mit 4799 Toten/100 000 Einwohnern in der Woche ab 16. 10. 1918 während der damaligen Pandemie in den USA ihr bisheriges Maximum (Collins 1957). Von Oktober 1957 bis März 1958 (Asia-Pandemie) betrug die Mortalität (Exzeß-Mortalität an Influenza und Pneumonie) in den USA 10.7/100 000 Einwohner und im Dezember 1968 bis Januar 1969 6.3/100 000 (HongKong-Pandemie) (Dowdle et al. 1977).

Von Anders und Meier (1960) wurde geschätzt, daß in der Bundesrepublik Deutschland während der Pandemie 1957/58 etwa 50 000 Influenzatodesfälle auftraten.

Es ist somit davon auszugehen, daß einzelne Seuchenzüge aus unbekannten Gründen große, unvorhersehbare Schwankungen in der Mortalität aufweisen.

Die Altersabhängigkeit der Influenzamortalität zeigt in der Regel ein Maximum in der Altersgruppe bis zu einem Jahr und ein zweites Maximum in der Altersgruppe ab 60 Jahren und darüber.

Als Ausnahme wurde nur bei der Pandemie von 1918 ein weiterer Mortalitätsgipfel zu der Gruppe der 20- bis 40-jährigen gefunden (Francis 1953).

Die Todesfälle an Influenza betreffen vorzugsweise bestimmte, als "high risk groups" bezeichnete Personengruppen:

So ergab z. B. eine Analyse von 86 000 Influenzatodesfällen (Eickhoff et al. 1961), die in der Zeit von 1957 bis 1960 in den USA auftraten, daß hiervon 78 900 bei Personen über 45 Jahren auftraten. Extrem hoch war die Rate der bei Personen über 65 Jahren gefundenen Todesfälle.

Diese Befunde besagen, daß das Lebensalter eines der Kriterien darstellt, nach denen das Risiko, an Influenza zu sterben, gemessen werden kann. Von den genannten 86 000 Todesfällen betrafen 43 900 Personen mit Herz-Kreislauf- oder Nierenerkrankungen.

Aufgrund derartiger Analysen sind vom "Surgeon General's Advisory Committee on Influenza" 1962 die "high risk groups" wie folgt definiert worden (Communicable Disease Center 1962b):

Personen aller Altersklassen (auch Kinder) mit chronischen Herz-Kreislauf-, bronchiopulmonalen und Stoffwechselkrankheiten, Schwangere und Personen über 45 Jahren, speziell über 65 Jahren (s. 6.1.3).

Spätere Empfehlungen haben die Gruppe der Schwangeren aus der Aufstellung der "High-risk-groups" eliminiert, da in dieser Kategorie im Gegensatz zu der bis 1931 gefundenen hohen Influenzasterblichkeit diese bei späteren Epidemien – vielleicht als Folge der Art des Berichtsystems – nicht gefunden wurden (Davenport 1976).

4.4.0 Letalität

Die zur Berechnung der Letalität benutzten Parameter – Anzahl der Influenzatodesfälle und Anzahl der an Influenza Erkrankten – sind nur mit erheblicher Unsicherheit bestimmbar, so daß Zahlenangaben über die Letalität der Influenza nur als annähernde Schätzwerte anzusehen sind.

Für die Pandemie der Jahre 1918–1919 wird die Letalität auf 1,1% geschätzt (20 Millionen Todesfälle bei Annahme einer 100%igen Erkrankung der Weltbevölkerung von damals 1,699 Milliarden) (Kilbourne 1975), bei Annahme einer geringeren Morbidität ergibt sich ein entsprechend höherer Wert.

Bei späteren Pandemien wurden weit geringere Letalitätswerte ermittelt, für die des Jahres 1957 (USA, 69 800 Tote bei 45 Millionen Erkrankten) 0,155% und für die Pandemie des Jahres 1968 (USA ca. 33 800 Todesfälle bei ca. 50 Millionen Erkrankten) 0,06% (Todesfälle bestimmt nach Gesamt-Exzess-Mortalität) Dowdle 1977.

4.5 Vergleich für Influenza A, B und C

Die Epidemiologie der durch Influenzaviren des Types B bedingten Erkrankungen zeigt, außer daß diese nicht pandemisch auftreten und längere Zeitabstände zwischen den Epidemien liegen, weitgehende Ähnlichkeit mit der durch Influenzaviren des Types A bedingten Erkrankung.

So wurde z. B. 1937 für eine Influenza B Epidemie in Kalifornien eine Erkrankungsrate von 30–40% mit einer dem Bild der Influenza A ähnlichen Altersverteilung gefunden (Francis 1937 und 1940).

Allgemein wird jedoch eine geringere Morbidität der Influenza B bei Erwachsenen als bei Influenza A beschrieben, auch die Mortalität ist dementsprechend geringer (Collins 1957).

Infektionen mit Influenzaviren des Types C sind häufig. So fand Taylor (1951) entsprechende Antikörper in der Mehrzahl von Seren Erwachsener. Derartige Infektionen verlaufen jedoch meist inapparent, besonders beim Erwachsenen.

4.6.0 Geographische und zeitliche Einflüsse

Die Influenza zeigt zwei unterschiedliche Typen ihrer Ausbreitung: Bei der Mehrzahl der Pandemien tritt zunächst ein Ausbruch in einem Land auf, und das Virus verbreitet sich vom Ursprungsland ausgehend auf die übrigen Länder, ohne daß dabei zunächst ein wesentlicher Antigenwandel erfolgt.

Der zweite Ausbreitungstyp wird meist bei Epidemien beobachtet, die gleichzeitig in verschiedenen Ländern auftreten, ohne daß ein Land als Ursprung der Epidemie und nachfolgender Übertragung des Virus auf andere Länder festzustellen ist (Stuart-Harris 1976).

Die Pandemie von 1889/90 ging wahrscheinlich von China aus (Burnet u. Clark 1942). Die Asia-Pandemie von 1957/58 trat erstmals in der Kweichow Provinz in China auf (Tang u. Liang 1957) und breitete sich innerhalb von 10 Monaten global aus (Kilbourne 1975).

Das Virus der Hong Kong Pandemie von 1968/69 wurde erstmals 1968 in Hong Kong isoliert (Chang 1969). Im Gegensatz hierzu scheint sich die Pandemie von 1918/1919 unabhängig voneinander in Asien und in Europa entwickelt zu haben (Burnet u. Clarke 1942). Die Ursachen für das gehäufte Entstehen von Pandemien in China sind unbekannt.

Auf der nördlichen Halbkugel traten Influenzaausbrüche meist in der kalten Jahreszeit (d. h. Herbst bis Frühjahr) auf, in den Tropen meist während der dortigen Winterzeit, d. h. innerhalb der Regenzeit (Kilbourne 1975).

5 Diagnostik

Zur Diagnostik der Influenza (s. Palmer et al. 1975) stehen neben der Anzüchtung des Virus aus Patientenmaterial serologische Verfahren zum Nachweis entsprechender Antikörperbildung zur Verfügung.

5.1 Anzüchtung des Virus

5.1.1 Patientenmaterial

Zur Virusisolierung werden Rachenspülwasser, Nasenspülwasser und Abstriche von Tonsillen und Pharynx verwendet. Als Spülflüssigkeit und als Transportmedium der Abstrichtupfer wird Tryptose-Bouillon mit Zusatz von 0,5% Gelatine empfohlen (Dowdle u. Coleman 1974).

Das Patientenmaterial sollte tiefgekühlt ($-70\,°$C) an die Untersuchungsstelle versandt werden, bis zu 3 Tagen Aufbewahrung bei $4\,°$C setzt den Gehalt des Materials an infektiösem Virus nicht herab. Nach Gewinnung des Patientenmaterials werden diesem Antibiotica zugesetzt, um die bakterielle Kontamination zu bekämpfen.

Bei Todesfällen mit Verdacht auf Influenzaätiologie werden Lungengewebe und Trachealschleimhaut zur Anzüchtung verwendet (Smith et al. 1976).

Der Erfolg der Anzüchtung hängt neben der richtigen Technik der Materialgewinnung vor allem vom Zeitpunkt der Entnahme ab:

So gelang Knight et al. (1970) die Isolierung des Virus zu Beginn der

Erkrankung bei 100% der spezifisch Erkrankten, 82 Stunden nach Beginn der Krankheitserscheinungen nur noch bei etwa 5%. Wingfield et al. erzielten 1969 bei 93 von 95 Patienten mit serologisch nachgewiesener Influenza eine positive Virusisolierung, dabei wurde das Patientenmaterial innerhalb von 48 Stunden nach Krankheitsbeginn gewonnen.

Die Anzüchtung von Influenzavirus ist gelegentlich auch aus dem Urin (Zastelskaya 1953) von spezifisch erkrankten Kindern gelungen. Aus dem Blut gelang die Isolierung nur sehr selten (Naficy 1963; Lehmann u. Gust 1971; Khakpour et al. 1969; Lozhkina et al. 1969; Wellings et al. 1973), meist dagegen nicht (Minuse et al. 1962).

5.1.2 Virusisolierung

Zur Virusisolierung finden *Hühnerembryonen* (Beveridge und Burnet, 1946) und *Zellkulturen* Anwendung.

5.1.2.1 Hühnerembryonen

Für die Anzüchtung von Influenzaviren der Typen A und B wird die Amnion- und Allantoishöhle von 10 bis 11 Tage alten Hühnerembryonen beimpft und 3 Tage bei 33 °C bebrütet. Influenza C Viren sind bisher nur nach Beimpfung der Amnionhöhle von 7 Tage alten Hühnerembryonen und Bebrütung für 5 bis 7 Tage angezüchtet worden.

Die diese Höhlen auskleidenden Zellen produzieren im Durchschnitt jeweils 10^2 EID_{50}[3] an Virus, was etwa 10^3 Virusteilchen pro Zelle entspricht. Die Ausbeute an Virus kann 10^9 EID_{50} ($=$ ca. 10^{10} Virusteilchen) pro ml betragen, ein Ei liefert etwa 10 ml Alloantoisflüssigkeit bzw. 0.25–0.5 ml Amnionflüssigkeit (Dowdle et al. 1977). Nach Abtötung der Embryonen durch Aufbewahrung bei 4 °C – dies ist zur Vermeidung von Blutungen in die Allantoishöhle hinein beim Ernten erforderlich – werden Allantoisflüssigkeit bzw. Amnionflüssigkeit geerntet.

Zur Prüfung auf Vorliegen von Influenzavirus wird das geerntete Material, oft nach elektronenmikroskopischer Vorprüfung, im Hämagglutinationstest auf hämagglutinierende Aktivität (Influenza C Viren bei 4 °C, Influenzaviren der Typen A und B bei Raumtemperatur) oder mittels anderer Methoden (s. 5.1.3) geprüft.

Der Nachweis von HA-Aktivität im geernteten Material spricht für die Anzüchtung eines Influenzavirus, da sich andere, hämagglutinierende Viren des Menschen unter diesen Bedingungen im Hühnerembryo kaum vermehren. Nur Mumpsvirus kann als hämagglutinierendes Virus unter den für die Isolierung von Influenza C Virus angewendeten Bedingungen ebenfalls angezüchtet werden. Eine wichtige Fehlerquelle stellen jedoch hämagglutinierende Bakterien dar.

5.1.2.2 Zellkulturen

Es werden Kulturen von Rhesus- oder Grünaffennierenzellen verwendet, die Isolierungsrate ist für Influenza Viren des Types A niedriger als für Viren des Types B. Daneben finden eine Reihe weiterer Zellarten Anwendung.

---

[3] EID_{50} = Zur Infektion von 50% vorgelegter Hühnerembryonen ausreichende Virusdosis

Die Vermehrung des Virus in den Zellkulturen kann durch Auftreten eines cytopathogenen Effektes (3 bis 4 Tage), durch den Hämadsorptionstest (Vogel und Shelokov, 1957) oder den Nachweis von Hämagglutinin im Kulturmedium (5 bis 7 Tage nach Beimpfung) festgestellt werden.

Eine Abgrenzung von Influenzavirus von anderen, Hämagglutination oder Hämadsorption verursachenden Viren ist in jedem Falle erforderlich.

Wird nach einer Passage kein Anhalt für das Vorliegen eines Virus im Patientenmaterial gefunden, so kann dies durch eine zu geringe, in ihm vorhandene Virusmenge bedingt sein. Das geerntete Material wird daher mindestens zwei weiteren Passagen unterworfen, erst bei negativem Ergebnis der drei Passagen kann ausgesagt werden, daß im Patientenmaterial kein Virus angezüchtet werden konnte. Auch sogenannte Organkulturen (Hoorn u. Tyrrell 1969) sind zur Anzüchtung erfolgreich verwendet worden. Weiterhin sind auch Kulturen von an Eischalenstückchen befindlichen Chorioallantoismembran-Fragmenten zur Anzüchtung verwendet worden (Fazekas u. White 1958).

5.1.3 Identifizierung des angezüchteten Virus

Das angezüchtete Virus muß als Influenzavirus identifiziert und hinsichtlich seiner Typ- und Stammzugehörigkeit typisiert werden. Der Nachweis der Stammzugehörigkeit beantwortet gleichzeitig die Frage nach der Typzugehörigkeit und schließt die Identifizierung als Influenzavirus ein. Letzteres gilt auch von der Bestimmung des Types.

Die Identifizierung erfolgt mit serologischen Methoden, sie muß in jedem Falle eine Bestimmung der HA-Komponente ergeben, zusätzlich ist eine Typisierung der NA-Komponente wünschenswert. Die Wahl der Methoden wird u. a. von der Verfügbarkeit eines gegen das angezüchtete Virus gerichteten Immunserums bestimmt.

Sind Aussagen über den zu erwartenden Virusstamm nicht möglich, so wird man typspezifischen Reaktionen den Vorzug geben und anschließend eine Stammdifferenzierung versuchen.

Im Epidemie- und Pandemiefall ist jedoch bekannt, welcher Stamm erwartet werden kann. In dieser Situation wird man unmittelbar eine Identifizierung mit stammspezifischen Immunseren anstreben (Antiseren gegen rezente Influenza A und B Stämme).

5.1.3.1 Typspezifische Identifizierungsmethoden

a) Immuno-double-Diffusions (IDD)-Test (Schild et al. 1972; Dowdle et al. 1974)

Testantigene und Testantiseren werden in getrennten Löchern in einem Gel eingebracht. Sowohl Antigen als auch Antikörper diffundieren, und an der Stelle ihrer Reaktion entwickelt sich eine Präzipitationslinie. Die Art der Präzipitationslinien ermöglicht eine Spezifitätsbeurteilung.

Zur Typisierung wird das neu angezüchtete Virus nach Freisetzung (Detergensbehandlung) seiner typspezifischen, im Inneren des Virus liegenden Antigene – dem Matrixprotein und dem Nukleoprotein – gegen ein bekanntes Anti-Matrixprotein- oder Nukleoprotein-Antiserum getestet und auf diesem Wege die Typzugehörigkeit bestimmt.

b) Komplementbindungsreaktion (KBR)

Mittels der KBR (s. 5.2.2.2) kann eine Typisierung des Virus (Extrakt der Chorioallantoismembran des zur Anzüchtung des Virus benutzten Hühnerembryos, in der das Nukleoprotein vorkommt) unter Verwendung von Antinukleoprotein-Antiseren in der Komplementbindungsreaktion erfolgen.

5.1.3.2 Subtyp- und stammspezifische Identifizierungsmethoden

a) Identifizierung der Hämagglutininkomponente

Am häufigsten wird der Hämagglutinationshemmtest (HHT) (s. 5.2.2.1) angewendet. Diese Methode basiert auf der Beobachtung, daß Antihämagglutinin-Antikörper die hämagglutinatorische Aktivität von Influenzavirus hemmen.

Eine Standarddosis des angezüchteten Virus wird mit gegen bekannte Stämme gerichtete Immunseren zur Reaktion gebracht und der Titer (d. h. höchste Serumverdünnung, die komplette Hämagglutinationshemmung ergibt) bestimmt. Gleichzeitig wird der Titer dieser Immunseren mit ihrem zugehörigen (homologen Virus) bestimmt. Ergibt ein Antiserum einen gleich hohen Titer mit dem angezüchteten Virus wie mit seinem homologen Virus, so weist der angezüchtete Stamm in seiner HA-Komponente die entsprechende Stammzugehörigkeit auf.

Eine Bestimmung der Stammzugehörigkeit der Hämagglutininkomponente kann auch mit dem Immuno-double-Diffusionstest und dem Single-Radial-Immunodiffusions-Testes (s. 5.2.2.3) unter Verwendung von Antihämagglutininantikörpern erreicht werden.

b) Typisierung der Neuraminidase

Zur Typisierung der Neuraminidase wird das angezüchtete Virus im Enzymhemmtest (s. 5.2.2.5) oder im Immuno-Double-Diffusionstest unter Verwendung von bekannten Neuraminidaseantikörper enthaltenden Seren getestet. Auch hier werden Vergleichsversuche mit den entsprechenden, zu den Antiseren homologen Viren durchgeführt.

Tabelle 5.1 zeigt als Beispiel die Typisierung eines neu angezüchteten Virus (Stamm A/Hannover/101/81) im HHT. Es wurde gefunden, daß die HA-Komponente dieses Stammes der des Stammes A/Brazil/11/78 (H1N1) entspricht, Tabelle 5.2 zeigt die entsprechende Typisierung der Neuraminidase als dem Subtyp N1 zugehörig im Enzymhemmtest. Der Stamm wurde als dem Subtyp H1N1 zugehörig und mit A/Brazil/11/78 weitgehend identisch typisiert.

5.2 Serologische Diagnostik

5.2.1 Vorbemerkungen

Für eine Infektion beweisend ist der Nachweis eines signifikanten (d. h. mindestens 4-fachen) Antikörpertiteranstieges. Daher müssen in der Regel zwei Blutproben des Patienten untersucht werden, von denen eine zu Beginn der Erkrankung und die zweite 2 bis 3 Wochen später abgenommen werden.

Tabelle 5.1. Typisierung der Hämagglutininkomponente eines neu angezüchteten Influenzavirus (A/Hannover/101/81)

Antiserum gerichtet gegen Virusstamm	HI-Titer des Serums mit homologem Virus	HI-Titer des Serums mit dem Stamm A/Hannover/101/81
A/HK/1/68 (H3N2)	1 : 1024	kl.[a] 1 : 28
A/BK/1/79 (H3N2)	1 : 1024	kl. 1 : 28
A/Brazil/11/78 (H1N1)	1 : 3584	1 : 3584
B/Sing/222/79	1 : 3584	kl. 1 : 28

[a] kl. = kleiner als

Tabelle 5.2. Typisierung der Neuraminidase eines neu angezüchteten Influenzavirus (A/Han/101/81) im Enzymhemmungstest

Antiserum	Neuraminidase-Inhibitions-Titer mit		
	A/Aichi/68 (H3) – A/Bel/42 (N1)	A/Bel/42 (H1) – A/Sing/57 (N2)	zu typisierendem Virus
A/Aichi/68 (H3) – A/Bel/42 (N1)	1 : 1750	kl.[a] 1 : 14	1 : 1680
A/Bel/42 (H1) – A/Sing/57 (N2)	kl. 1 : 14	1 : 560	kl. 1 : 14

[a] kl. = kleiner als

Der Einfluß des Zeitabstandes zwischen Abnahme der ersten und zweiten Blutprobe auf die Nachweishäufigkeit signifikanter Antikörpertiteranstiege wurde von Jensen (1961) bei 422 spezifisch Erkrankten untersucht: Bei einem Zeitintervall von 7–9 Tagen war mittels des HHT nur bei 45% der Erkrankten ein signifikanter Titeranstieg nachweisbar, bei einem Zeitabstand von 19 Tagen dagegen bei 83%. In der KBR wurde dagegen bei beiden Zeitintervallen bei über 80% ein entsprechender Antikörpertiteranstieg (RNP-Antikörper) gefunden.

Steht nur ein Patientenserum zur Verfügung, so kann versucht werden, das Vorliegen einer rezenten Influenzainfektion durch Nachweis von Influenzaantikörpern der IgM-Klasse zu beweisen (Daugharty et al. 1972; De Silva et al. 1973; Urquhart 1974). Der Prozentsatz, in dem derartige Antikörper beim Infizierten zu finden sind, und die Dauer ihrer Persistenz kann aus Studien an Geimpften abgeschätzt werden: So fanden Boyer et al. (1977) IgM-Antikrörper gegen Influenzavirus (HHT-Test) bei 56% der Geimpften 14 Tage nach Impfung, 42 Tage nach Impfung dagegen nur noch bei 11% der Impflinge.

Allerdings war die zum Nachweis der IgM-Antikörper benutzte Methode (HI-Titerreduktion nach Behandlung der Seren mit 2-Mercapto-Äthanol) relativ unempfindlich.

Nach den Ergebnissen von Tierversuchen (Gonchoroff et al. 1982) setzt das Auftreten einer Antikörperantwort der IgM-Klasse voraus, daß der infizierende Stamm sich in seinen Oberflächenantigenen von Stämmen früherer Infektionen unterscheidet. Im Falle einer Reinfektion mit den gleichen oder eng verwandten Stämmen ist daher mit fehlender IgM-Antwort zu rechnen.

Der fehlende Nachweis von Antikörpern der IgM-Klasse dürfte daher das Vorliegen einer rezenten Influenzainfektion nicht ausschließen, der positive

Nachweis dagegen den Schluß gestatten, daß die Infektion etwa innerhalb der letzten 6 Wochen stattfand.

Nach Primärinfektion treten Antikörper der IgM-Klasse gegen die Oberflächenantigene HA und NA auf, während die gegen die Typ-spezifischen Antigene (RNP und Matrixprotein) gebildeten Antikörper sowohl nach Primär- als auch nach Reinfektion stets der IgG-Klasse angehören (Gonchorow et al. 1982). Zur Erfassung einer IgM-Antikörperantwort sind daher gegen die Oberflächenantigene (HA und NA) gerichtete Antikörper erfassende Nachweismethoden (in praxi der HHT-Test) zu verwenden.

Zum Nachweis von Antikörpern der IgM-Klasse finden Zerstörung dieser Antikörper durch Mercaptoäthanolbehandlung (Banatvala et al. 1967) Adsorption der IgG-Antikörper an Protein A aus S. aureus (Ankerst et al. 1974) und Auftrennung der Antikörper im Schwerefeld der Ultrazentrifuge (Vesikari u. Vaheri 1968) und andere Methoden Anwendung.

Zur Serodiagnose der Influenza durch Nachweis eines signifikanten Antikörpertiteranstieges können prinzipiell gegen jedes der vier Hauptantigene des Virus (Hämagglutinin, Neuraminidase, Nukleoprotein und Matrix-Protein) gerichtete Antikörper herangezogen werden. Die Auswahl des Antikörpers muß dabei zwei Gesichtspunkte berücksichtigen:

Bei Infizierten sind die genannten Antikörperarten in einem unterschiedlich großen Prozentsatz zu finden. Um einen möglichst hohen Prozentsatz an Infizierten serologisch zu erfassen, wird man die Testung primär auf Antikörper vornehmen, die beim Infizierten am häufigsten zu finden sind.

Dies sind HA-Antikörper und, mit Ausnahme von Kleinkindern, RNP-Antikörper. NA-Antikörper treten dagegen wahrscheinlich in ausreichender Häufigkeit erst nach wiederholter Infektion auf, während Matrix-Proteinantikörper, soweit bisher untersucht, relativ selten zu finden sind (Schild 1976). Für die Serodiagnostik werden daher ganz überwiegend Antikörper gegen das HA- und das RNP-Antigen herangezogen.

Der Nachweis des Antikörpers setzt die Verfügbarkeit des entsprechenden Antigens voraus. Bei relativ stabilen Antigenkomponenten wie dem Matrix-Protein und dem Nukleoprotein kann dabei davon ausgegangen werden, daß das Antigen eines Virusstammes Antikörper gegen das entsprechende Antigen aller dem gleichen Typ angehörenden Viren zu bestimmen gestattet.

Verwendet man zum Antikörpernachweis dagegen Antigene mit erheblicher Variabilität (d. h. die Neuraminidase und besonders das Hämagglutin), so ist wegen der Subtyp bzw. Stammspezifität des Nachweises zu fordern, daß zum Antikörpernachweis ein mit dem infizierenden Stamm entsprechend antigenmäßig übereinstimmender Stamm verwendet wird. Dies kann beim Auftreten eines neuen Subtypes oder bei erheblichem Antigendrift auf Schwierigkeiten stoßen.

5.2.2 Serologische Nachweismethoden für Influenzaantikörper

Eine Übersicht über einige Nachweismethoden für Influenzaantikörper ist in Tabelle 5.3 gegeben.

Tabelle 5.3. Serologische Nachweismethoden für Influenzavirusantikörper

Antikörper gegen	Methode	Testantigen	Literatur
Hämagglutinin	HHT mit visueller Ablesung	W	Committee (1960)
		Ä	Werner et al. (1960)
	HHT mit photometrischer Ablesung	W	Drescher et al. (1962)
	(ACU-Methode)	Ä	Drescher et al. (1966)
	KBR	W	Fairbrother und Hoyle (1937)
			Casey (1965)
	SRD	W+	Schild et al. (1972)
	IDD	D++	Schild et al. (1972)
	SRH	W+	Schild et al. (1975)
Neuraminidase	Enzym-Hemmtest	W	Aymard-Henry et al. (1973)
	HHT mit visueller Ablesung	W+	Davenport et al. (1970)
	HHT mit photometrischer Ablesung	W+	Drescher et al. (1976)
	N-IHA	Neuraminidase	Holston und Dowdle (1976)
	SRD	W+	Schild et al. (1972)
	SRH	W+	Callow and Beare (1976)
Nukleoprotein	KBR	C	Schild (1976)
	SRD	D+	Schild (1976)
	IDD	D+	Schild (1972)
Matrixprotein	SRD	D+	Schild (1976)
	IDD	D+	Schild (1972)

HHT	= Hämagglutinationshemmtest
KBR	= Komplementbindungsreaktion
SRD	= Single-radial-immunodiffusion
IDD	= Immuno-double-diffusion
SRH	= Single-radial-haemolysis
N-IHA	= Neuraminidase indirekte Hämagglutination
W	= Gesamtvirus
Ä	= Äther-behandeltes Virus
D	= Detergens-behandeltes Virus
C	= aus Chorioallantois gewonnenes Nukleoprotein
+	= Spezifität durch Auswahl entsprechender Viren bzw. Rekombinanten erreicht
++	= nur qualitativer Nachweis

5.2.2.1 Hämagglutinationshemmtest (HHT)

Diese am häufigsten angewendete Methode basiert auf der Hemmung der viralen Hämagglutination durch Antihämagglutininantikörper (AH-AK). Es wurden Verfahren mit visueller (Salk 1944; Committee on Standard Serologic Procedures in Influenza Studies 1960) und genauere Verfahren mit photometrischer Ablesung (Drescher et al. 1962) entwickelt. Als Testantigen wird meist Vollvirus oder zur Erhöhung der Nachweisempfindlichkeit ätherbehandeltes Virus (Werner et al. 1960; Drescher et al. 1966) verwendet.

Bei Testung im HHT mit visueller Ablesung unter Verwendung von intaktem Virus entspricht eine hämagglutinationshemmende (= HI)-Einheit (= reziproke höchste Serumverdünnung, die komplette Hemmung der agglutinatorischen

Aktivität von 4 HA-Einheiten Virus ergibt) in Abhängigkeit von der Qualität der Antikörpermoleküle zwischen 2.43×10^{11} und 8.99×10^9 Antikörpermolekülen pro ml (Kuschel und Drescher 1978). Hämagglutinationshemmung kann außer durch homologe AH-Antikörper auch durch andere Agentien bedingt sein (s. Tabelle 5.4).

5.2.2.1.1 Unterscheidung zwischen homologen und heterologen AH-Antikörpern

Eine Differenzierung, ob gegen das vorgelegte Virus homologe AH-AK oder gegen ein verwandtes Virus gerichtete, kreuzreagierende heterologe AH-AK vorliegen, ist beim HHT mit visueller Ablesung in gewissem Umfang durch Vergleich der mit verschiedenen Viren erhaltenen Titer eines Serums möglich, wobei der Stamm, mit dem der höchste Titer erhalten wird, als zum Antikörper homologer Stamm angesehen wird.

Eine objektive Differenzierung ist mittels der photometrischen ACU-Methode (antibody concentration unit method, Drescher et al. 1962) möglich: Hier wird geprüft, ob sich die Reaktion des Virus mit den Testantikörpern durch die Freundlich'sche Adsorptionsisotherme beschreiben läßt. Ist dies der Fall, so liegen homologe Antikörper vor (Davenport et al. 1964a).

5.2.2.1.2 Unterscheidung zwischen AH- und AN-Antikörpern

In entsprechenden Konzentrationen können auch AN-Antikörper infolge sterischer Behinderung des Hämagglutinins hämagglutinationshemmend wirken (Webster u. Laver 1975).

Ihre Unterscheidung von AH-Antikörpern ist durch Verwendung als Testantigen von Rekombinanten mit „relevanter" Hämagglutininkomponente (gegen die das Testserum AK enthalten kann) und „irrelevanter" Neuraminidase (gegen die das Testserum keine Antikörper enthalten darf) möglich. Außerdem können die AN Antikörper durch Adsorption an eine Rekombinante mit irrelevantem Hämagglutinin und relevanter Neuraminidase entfernt werden.

Im photometrischen ACU-Test (Drescher et al. 1962) können AH- und AN-Antikörper auf Grund ihrer unterschiedlichen Reaktionskinetik unterschieden werden (Drescher u. Desselberger 1976), die auch zur gleichzeitigen Testung auf AH- und AN-Antikörpern ausgenutzt werden kann (Drescher 1976). Die hämagglutinationshemmende Wirkung von AN-Antikörpern kann zu deren Nachweis im HHT-Test mit visueller (Davenport et al. 1970) und photometrischer Ablesung

---

Tabelle 5.4. Hämagglutinationshemmung kann bedingt sein durch:

a) homologe AH[a]-Antikörper
b) kreuzreagierende heterologe AH-Antikörper
c) AN[b]-Antikörper (sterische Hinderung)
d) Anti-Wirtszellen-Antikörper
e) Inhibitoren

---

[a] AH = Antihämagglutinin
[b] AN = Antineuraminidase

(Drescher und Desselberger 1976) herangezogen werden. Dabei wird als Testantigen eine Rekombinante mit irrelevantem Hämagglutinin und relevanter Neuraminidase verwendet.

5.2.2.1.3 Unterscheidung zwischen viralen und Anti-Wirtszellen-Antikörpern

Eine Beseitigung der Anti-Wirtszellen-AK ist durch Adsorption des Serums an ein Influenzavirus, das im gleichen System hergestellt wurde wie das Testvirus, aber keine Reaktion mit den AH- und AN-Antikörpern des Serums erwarten läßt, möglich. Anti-Wirtszellen-AK treten nicht nach Infektion aber mitunter nach Impfung auf (Schild 1976).

5.2.2.1.4 Inhibitoren

Am meisten kann der HHT jedoch durch sogenannte Inhibitoren gestört werden, deren Nichtbeseitigung zu falsch positiven Ergebnissen führen kann. Inhibitoren sind im Serum des Menschen und vieler Tierspezies, aber auch im Sekret von Schleimhäuten vorkommende Glykoproteine, die in der α-2 Makroglobulin-Fraktion von Seren zu finden sind (Schild 1976).

Es werden 4 Klassen an Inhibitoren unterschieden (s. Krizanova-Laucikova u. Rathova 1969):

a) Der von Francis (1947) beschriebene α-Inhibitor ist gegenüber den meisten humanen Influenzavirusstämmen wirksam. Es wird durch die virale Neuraminidase abgebaut. Beraubt man das Virus durch Erhitzen seiner Neuraminidaseaktivität, so wird das Virus permanent durch den Inhibitor gehemmt.

Die α-Inhibitoren weisen Molekulargewichte von 87 000 bis 1 000 000 auf. Der Inhibitor wird durch Behandlung mit KIO_4 oder dem Rezeptor destroying enzyme (RDE) aus Vibrio cholera (Burnet u. Stone 1947) zerstört (Hoyle 1968).

b) Der von Chu (1951) beschriebene β-Inhibitor kommt besonders in Seren von Pferden und Meerschweinchen, aber auch bei vielen anderen Spezies vor. β-Inhibitoren wirken auf natives und erhitztes Virus und neutralisieren die Virusinfektiosität. Sie sind nicht durch KIO_4, aber durch Erhitzen (30' 56 °C) und Trypsinbehandlung zerstörbar (Hoyle 1968). RDE wirkt wahrscheinlich nur durch Verunreinigung mit Proteasen, daher ist ungereinigtes RDE wirksamer als gereinigtes (Schild, 1976).

c) γ-Inhibitor

Die Gruppe der γ-Inhibitoren (Shimojo et al. 1958; Takatsy u. Barb 1959; Cohen u. Belyavin 1959; Volakova u. Jandasek 1959; Cohen 1960; Cohen et al. 1965; Link et al. 1964) kommt besonders bei Pferden und Meerschweinchen vor. γ-Inhibitoren sind hitzestabil, neutralisieren die Virusinfektiosität und werden durch KIO_4 und Trypsin, dagegen nicht durch RDE zerstört. Menschliche Seren enthalten diese Inhibitorenklasse wahrscheinlich nicht.

d) C-Inhibitor

Der C-Inhibitor wurde von Styk (1955) in Rattenseren gefunden. Er ist nur gegenüber Influenzaviren des Types C wirksam. Er ist hitzestabil, wird durch

Trypsin aber nicht durch KIO_4 und RDE zerstört (Styk 1963; Krizanova-Laucikova et al. 1961; Lippelt u. Wirth 1959).

Tabelle 5.5 gibt eine Übersicht über die Inhibitorenklassen und die Methoden zu ihrer Zerstörung, die zur Testung von Seren im HHT unerläßlich ist.

Die Wirksamkeit von Inhibitoren gegenüber bestimmten Influenzaviren kann außerordentlich variieren, auch die Methoden zu ihrer Beseitigung können in ihrer Effizienz unterschiedlich sein.

Für jede Art an Seren und Testviren ist daher die beste Beseitigungsmöglichkeit zu prüfen oder neu zu bestimmen.

5.2.2.2 Komplementbindungsreaktion (KBR)

Bei der KBR (Hoyle u. Fairbrother 1937; Fairbrother u. Hoyle 1937; Casey 1965) wird als Antigen des RNP-Antigen aus der Chorioallantoismembran infizierter Hühnerembryonen oder gereinigtes RNP-Antigen (Lief u. Henle 1959) verwendet.

Der Test weist dabei typspezifische, gegen das RNP-Antigen gerichtete Antikörper (wegen möglicher Verunreinigung der RNP-Antigene mit Matrix-Protein u. U. auch Anti-M-Protein Antikörper) nach.

Von Lief und Henle (1959) wurde eine Vollvirus als Antigen verwendende Methode beschrieben, mit der HA- und eventuell auch NA-Antikörper erfaßt werden.

Die KBR bietet wie der SRD- und SRH-Test (s. 5.2.2.3 und 5.2.2.4) gegenüber dem HHT den Vorteil, daß Inhibitoren die Ergebnisse nicht beeinflussen.

5.2.2.3 Single-Radial-Immunodiffussions-(SRD)-Test (Schild et al. 1972)

In einem Gel wird das entsprechende Antigen inkorporiert. Danach wird das zu untersuchende Serum in ein Loch im Agar eingefüllt. Die radial vom Loch weg diffundierenden Antikörper reagieren mit dem Antigen. An der Stelle der Antigen-Antikörperkomplexe tritt eine Opaleszens auf, deren Flächengröße unter sonst konstanten Bedingungen direkt von der Antikörperkonzentration abhängt.

Durch Wahl entsprechender Testantigene können mittels dieser Technik gegen alle 4 Hauptantigene des Virus (HA, NA, RNP und M-Protein) gerichtete Antikörper nachgewiesen werden.

5.2.2.4 Single-Radial-Hämolyse-(SRH)-Test (Schild et al. 1975; Russel et al. 1975)

Erythrocyten werden mit Virus beladen und in ein Komplement enthaltendes Trägermedium (Agarose Gel) eingebracht. Zusatz des Testserums führt durch Bildung von Antigen-Antikörperkomplexen zur Hämolyse der Erythrocyten. Die Größe der Hämolysezone ist ein Maß für den Antikörpergehalt des Serums. Durch Wahl entsprechender Antigene können sowohl gegen HA als auch NA gerichtete Antikörper, dagegen keine Antikörper der IgM-Klasse (Schild 1976; Demidova 1980) nachgewiesen werden.

5.2.2.5 Neuraminidase-Enzym-Hemmtest (Aymard-Henry et al. (1973)

Der Test basiert auf der Fähigkeit von NA-Antikörpern, die enzymatische Aktivität der viralen NA zu hemmen.

Tabelle 5.5. Hämagglutinationsinhibitoren und Methoden ihrer Beseitigung

Inhibitor-Typ	Hemmung von HA-Aktivität	Infektiosität	Wirkung bei Virusstämmen	Beseitigung durch	Vorkommen
Alpha-Inhibitor (Francis-Inhibitor)	Hemmung *nur* bei erhitztem Virus (sonst Abbau des Inhibitors durch virale Neuraminidase	nein	B H1N1 H3N2 H2N2	KIO$_4$ RDE	Mensch
Beta-Inhibitor (Chu-Inhibitor)	ja	ja	H1N1 H3N2 H2N2	RDE (nur unrein) Trypsin Erhitzen auf 56° für 30′	Pferd Meerschw.
Gamma-Inhibitor	ja	ja	H2N2 H3N2	KIO$_4$ Trypsin	Pferd Meerschw. Kaninchen Schwein
C-Inhibitor	ja	?	Nur Influenza C	Trypsin	Ratte

5.2.2.6 Weitere Methoden

Influenzaantikörper können weiterhin in Neutralisationstesten (Aufhebung der Virusinfektiosität durch Antikörper) in Gewebekulturen, Hühnerembryonen und Mäuseschutzversuchen nachgewiesen werden (s. z. B. Haaheim u. Schild 1980). Für die Diagnostik der Erkrankung besitzen derartige Neutralisationstests keine Bedeutung.

Von neu entwickelten Methoden seien die folgenden erwähnt:

Aymard et al. (1982) beschrieben einen Fetuin-Latex-Agglutinationstest zum Nachweis von Neuraminidase-Antikörpern. Dabei wird Fetuin chemisch an Latexkugeln gebunden. Durch die Neuraminidase bedingte Adsorption von Virusteilchen (Quash et al. 1982) kommt es zur Agglutination der Kugeln, die durch die Anwesenheit von NA-Antikörpern gehemmt wird.

Von Monto und Troisi (1981) wurde ein "enzyme-linked immunosorbent assay (ELISA) "Test zum Nachweis von HI-Antikörpern gegen Influenza Viren des Types C beschrieben.

Frankel und Gerhard (1979) berichteten über einen Radioimmunoassay (RIA) zum Nachweis von Influenza Antikörpern.

5.2.2.7 Effizienz der Serodiagnostik der Influenza

Die Effizienz der serologischen Diagnostik kann anhand der Häufigkeit des Nachweises signifikanter Antikörpertiteranstiege bei Patienten mit der klinischen Diagnose "Influenza" geschätzt werden. Beispiele für die Ergebnisse derartiger Untersuchungen sind in Tabelle 5.6 aufgeführt.

Es muß dabei darauf hingewiesen werden, daß die erhaltenen Werte die Effizienz der Diagnostik unterschätzen, da nicht auszuschließen ist, daß bei einigen

Tabelle 5.6. Häufigkeit des mittels verschiedener Methoden nachweisbaren signifikanten Antikörpertiteranstieges bei Patienten mit der klinischen Diagnose „Influenza"

Autor	Anzahl der Patienten	Prozentsatz an Patienten mit signifikanten Titeranstieg bei Testung mit				
		KBR (RNP-Antigen)	HHT (HA-Antigen)	ACU-Test (HA-Antigen)	SRD-Test (RNP-Antigen)	SRDT (HA-, NA-Antigen o. beide)
Kalter et al. 1959	422	89%	67%	–	–	–
Lange und Luh 1959	127	–	–	78%	–	–
Schild et al. 1975	150	37%	53%	–	50%	57%

klinisch ale "Influenza" diagnostizierten Krankheitsfällen eine derartige Influenzavirusinfektion nicht vorlag.

Insgesamt kann ausgesagt werden, daß die KBR, der HHT und der SRD-Test hinsichtlich der Nachweisrate in etwa als gleichwertig anzusehen sind. Die Auswahl der Methoden und ihre mögliche kombinierte Anwendung richtet sich nach der jeweiligen Fragestellung und den technischen Möglichkeiten.

6 Bekämpfung der Influenza

6.1 Schutzimpfung

6.1.1 Inaktivierte Impfstoffe

Es sind folgende Arten an inaktivierten Impfstoffen zu unterscheiden:

a) Vollvirusimpfstoffe

Diese enthalten durch Formaldehyd-Behandlung oder mittels anderer Methoden seiner Vermehrungsfähigkeit beraubtes, hochgereinigtes Influenzavirus.

b) Spaltimpfstoffe

Durch Behandlung von Vollvirus mit Äther oder Detergentien kommt es zur Desintegration der Virusteilchen. Ein so hergestellter Impfstoff (Davenport et al., 1964) enthält neben den Oberflächenantigenen (Hämagglutinin und Neuraminidase) auch die im Inneren der Virusteilchen liegenden Antigene.

c) Untereinheitenimpfstoffe

Durch Behandlung mit Detergentien und anschließende Reinigung werden die beiden Oberflächenantigene des Virus (dagegen nicht die im Inneren liegenden Antigene) präpariert und als Impfstoff verwendet.

Zur Gewinnung der Untereinheiten wurden nichtionische Detergentien wie Triton N 101 (Brady u. Furminger 1975), Nonidet NP 40 (Appleyard 1975), anionische Detergentien wie Ammoniumdesoxycholat (Laver et al. 1973) und kationische Detergentien wie Cetyl-Trimethyl-Ammoniumbromid (Bachmayer 1975) verwendet.

Spaltimpfstoffe und Untereinheitenimpfstoffe haben gegenüber den Vollvirus-impfstoffen den Vorteil, daß sie keine pyrogene Aktivität im Impfling aufweisen (Davenport et al. 1964; Webster et al. 1966), also beim Impfling die nach Impfung mit Vollvirusimpfstoffen mitunter auftretende Fieberreaktion ausbleibt. Vollvirus-impfstoffe zeigen dagegen meist eine bessere Antigenität als Spalt- und Untereinhei-tenimpfstoffe (Tyrrell et al. 1981). Da eine Fieberreaktion nach Impfung mit Vollvirusimpfstoff besonders bei Kindern bis zu 12 Jahren – speziell bei 6 bis 35 Monate alten Kindern – auftritt, wird in den USA für Kinder bis zum 12. Lebensjahr die Impfung mit Untereinheiten-Impfstoffen und bei älteren Impflingen die Nutzung der Vollvirusimpfstoffe empfohlen (CDC 1980).

Zur Wirkungssteigerung hat man einigen Impfstoffen sogenannte Adjuvantien zugesetzt. Dabei handelt es sich einmal um anorganische Adsorbentien wie Aluminiumhydroxyd (Herzberg 1949) und Aluminiumoxyd (Henneberg u. Dre-scher 1956; Drescher 1958).

Außerdem hat man Mineralölimpfstoffe verwendet, die das Virus in der Wasserphase enthalten (Salk et al. 1951). Bei derartigen Mineralölimpfstoffen konnte jedoch die Gefahr einer möglichen kanzerogenen Wirkung, die bisher nicht beobachtet wurde (Beebe 1971), nicht völlig ausgeschlossen werden. Dies war einer der Gründe, die zur Entwicklung von Pflanzenölimpfstoffen (Peck et al. 1964) führten, bei denen das an der Injektionsstelle liegenbleibende Öl im Gegensatz zum Mineralölimpfstoff abgebaut wird. Allerdings ist die Antigenität derartiger Impf-stoffe geringer als die der Mineralölimpfstoffe. Für Aluminiumoxyd als Adju-vans enthaltende Impfstoffe liegen günstige Erfahrungen beim Menschen vor (Gerth 1965; Gummersbach 1964; Potel u. Hlawatsch 1961; Potel 1966).

Bei Spaltimpfstoffen konnte eine Wirkungssteigerung durch Aluminiumhy-droxydzusatz in neueren Untersuchungen nicht nachgewiesen werden (Lehmann 1981).

In der Bundesrepublik Deutschland sind in der „Roten Liste 1982" folgende Influenzaimpfstoffe aufgeführt:

a) Alorbat, ein Aluminiumoxyd als Adjuvans enthaltender Vollvirusimpfstoff

b) Begrivac F, ein Impfstoff aus Untereinheiten ohne Adjuvans

c) Mutagrip, ein Vollvirusimpfstoff ohne Adjuvans

6.1.2 Impfstoffherstellung

Das Virus wird in der Allantoishöhle von 10 bis 11 Tage alten Hühnerembryonen zur Vermehrung gebracht. Frisch isolierte Stämme zeigen häufig dabei eine relativ geringe Vermehrung. Um die Ausbeute an Virus zu erhöhen, hat man Rekombinan-ten der erwünschten Impstoffstämme mit vielen Eipassagen unterworfenen, hohe Vermehrungsrate zeigenden alten Stämmen hergestellt, die die erwünschten Oberflächenantigene des rezenten Stammes und die Wachstumseigenschaften des alten Stammes aufweisen.

Als Laborstämme hat man hierfür die Stämme A/PR8/34 (H1N1) und X31 (eine die Oberflächenantigene des Stammes A/Aichi/68 (H3N2) und die restlichen Gene des Stammes A/PR8/34 aufweisende Rekombinate) (Tyrrel et al. 1981) verwendet.

Bei Stämmen des Types A ist es auf diesem Wege möglich gewesen, im Ei hohe Ausbeute ergebende Rekombinanten für die Impfstoffherstellung zu verwenden, für Typ B Stämme bestehen in dieser Hinsicht noch Schwierigkeiten.

Nach Ernte der virushaltigen Allantoisflüssigkeit erfolgt die Reinigung des Virus, z. B. mittels der Technik der zonalen Ultrazentrifugation (Reimer et al. 1966) und bei Vollvirusimpfstoffen die Inaktivierung. Bei Spalt- bzw. Untereinheitimpfstoffen erfolgen dann die entsprechenden Präprationsschritte. Die Art und Konzentration der im Impfstoff vorliegenden Viren soll den Empfehlungen der WHO entsprechen. Zur Zeit wird empfohlen, daß der Influenzaimpfstoff pro Einzeldosis je 7 Mikrogramm (bezogen auf die Hämagglutininkomponente) folgender Stämme enthält: A/Bangkok 1/79 (H3N2), A/Brazil/11/78 (H1N1) und B/Singapore/222/79.

Die Einstellung der Antigenkonzentration erfolgt mittels des SRD-Testes (Schild et al. 1972) unter Mitlaufenlassen von Standardpräparaten.

Die Einzelheiten der Impfstoffherstellung hat nach den einschlägigen WHO-Richtlinien (WHO 1979) unter Beachtung nationaler Vorschriften zu erfolgen, die auch die Prüfung auf Unschädlichkeit, Abwesenheit bestimmter Fremdviren und Sterilitätsprüfung vorsehen.

6.1.3 Indikationen zur Schutzimpfung gegen Influenza

Es wird angenommen (Davenport 1973), daß es durch jährliche Schutzimpfung der gesamten Bevölkerung gelingen könnte, das Auftreten von Epidemien und Pandemien weitgehend zu verhindern.

Diese Auffassung stützt sich auf die beobachtete Reduktion der Influenzaerkrankungen bei Geimpften. Gegen die Durchführung derartiger Massenimpfungen wird das Argument angeführt, daß hierdurch ein erheblicher Selektionsdruck auf das Virus ausgeübt werden könnte, der zu einer Beschleunigung des Auftretens von Viren mit entsprechend abgewandelten Antigeneigenschaften führen würden.

Schon aus Kostengründen ist die Durchführung von Impfprogrammen, die die gesamte Bevölkerung umfassen, bisher unmöglich gewesen. Es wird daher darauf ankommen, die stets nur begrenzt verfügbare Menge an Impfstoff so einzusetzen, daß daraus ein optimaler Nutzeffekt resultiert.

Indikationen zu Schutzimpfung gegen Influenza aufzustellen heißt daher streng genommen, diejenigen Personengruppen zu definieren, die angesichts der Knappheit des im Epidemiefalle verfügbaren Impfstoffes bevorzugt geimpft werden sollten.

Die Auswahl dieser Personengruppen kann nach *ärztlichen, volkswirtschaftlichen* und *sozialen* Gesichtspunkten erfolgen.

In *ärztlicher* Sicht könnte man der Impfung die Aufgabe stellen, ein Maximum an Krankheitsfällen zu verhüten.

Bei dieser Indikationsstellung müßte man bevorzugt Kinder im Schulalter impfen, da bei diesen erfahrungsgemäß die höchste Erkrankungsrate an Influenza auftritt. Massenimpfungen im Schulalter werden z. B. in Japan durchgeführt (Dowdle et al. 1980).

Wie in Abschnitt 4.3.2 näher beschrieben, kommen die Influenzatodesfälle überdurchschnittlich häufig bei bestimmten, als "high risk groups" bezeichneten

Personengruppen vor. Die Empfehlungen in den USA sehen daher die Impfung der Angehörigen dieser Gruppen vor.

In der Bundesrepublik Deutschland hat die „Ständige Impfkommission" des Bundesgesundheitsamtes 1979 in enger Anlehnung an die Empfehlungen in den USA die Influenzaimpfung bei folgenden Personengruppen empfohlen:

1. Erwachsene und Kinder, die wegen bestimmter Grundleiden durch eine Influenzaerkrankung gefährdet sind, zum Beispiel Patienten mit

a) Herzkrankheiten, besonders mit Mitralstenose oder kardialer Insuffizienz

b) chronischen bronchopulmonären Krankheiten wie Asthma

c) chronischer Bronchitis, Bronchiektasen und Emphysem

d) chronischen Nierenkrankheiten

e) Diabetes mellitus und anderen chronischen Stoffwechselkrankheiten

f) chronischen Anämien

g) angeborenen oder erworbenen Immundefekten, einschließlich bestimmter maligner Neubildungen und immunsuppressiver Therapie

2. Personen über 65 Jahre.

Neben den ärztlichen Indikationen zur Schutzimpfung ist eine *volkswirtschaftliche Indikation* anzuerkennen: Diese Indikation setzt der Impfung das Ziel, ein Maximum an finanziellen Schäden als Folge von Massenerkrankungen an Influenza in Betrieben zu verhüten.

So hat z. B. Kavet 1973 berechnet, daß die H3N2 Epidemie in den Jahren 1968/69 in den USA Unkosten (Verdienst und Produktionsausfälle) in Höhe von 3,24 Milliarden Dollar verursachte.

Schließlich sei als *soziale Indikation* auf die Durchführung der Impfung bei Personen, die eine Schlüsselstellung im Gemeinwesen einnehmen, verwiesen. Als Beispiel sei das Personal von Verkehrsbetrieben und Krankenpflegepersonal genannt.

6.1.4 Kontraindikationen der Impfung

Die verfügbaren Impfstoffe, besonders solche aus Vollvirus, können Hühnereiweiß enthalten. Die Impfung von Personen mit Hühnereiweißallergie ist daher kontraindiziert. Als *temporäre Kontraindikation* sind akute fieberhafte Infekte anzusehen.

Dagegen ist Schwangerschaft nicht als Kontraindikation gegen eine Impfung mit einem inaktivierten Influenzaimpfstoff anzusehen (CDC 1980).

6.1.5 Nebenwirkungen und Komplikationen der Impfung

Als harmlose *lokale Nebenwirkung* der Impfung können 6–12 Stunden nach Impfstoffapplikation Rötung und Schwellung an der Impfstelle auftreten, die innerhalb von 48 Stunden abklingt. Diese Nebenwirkungen werden bei etwa 1/3 der Impflinge beobachtet.

Als *systemische Nebenwirkungen* können auftreten (CDC, 1980):

a) Fieber, Krankheitsgefühl und Muskelschmerzen, 6 bis 12 Stunden nach Impfung und innerhalb von 2 Tagen abklingend. Die Häufigkeit dieser Nebenwirkung ist bei Kindern und älteren noch nicht Geimpften größer als bei zuvor wiederholt geimpften Personen.

und

b) Allergische Reaktionen, die unmittelbar nach Impfung auftreten und in Rötung an der Impfstelle oder in allergischen Erscheinungen seitens des Respirationstraktes bestehen können. Hierbei handelt es sich um eine sehr seltene Komplikation bei Personen, die gegenüber Hühnereiweiß, das in Spuren im Impfstoff vorliegt, allergisch sind.

Als *Impfkomplikation* ist das Auftreten des Guillain-Barré-Syndromes (Leneman 1966) erstmals 1976 beobachtet worden:

Bei Impfungen mit den „Schweineinfluenzavirusstamm" A/New Jersey/76 enthaltenden Impfstoffen wurden 1976/77 in den USA innerhalb von 10 Wochen nach Impfung ca. 10 Fälle des Guillain-Barré-Syndromes pro eine Million Impflinge beobachtet, das waren 5- bis 6-fach mehr Fälle als bei Ungeimpften auftraten (Schonberger et al. 1979).

Bei späteren Impfaktionen ist eine Assoziation des Guillain-Barré-Syndromes nicht mehr nachgewisen worden. Der Kausalzusammenhang der 1976/77 aufgetretenen Fälle mit der Influenzaschutzimpfung ist ungeklärt.

6.1.6 Schutzwirkung der Impfung

6.1.6.1 Bestimmung der Schutzrate

a) Direkte Methoden

Die direkte Bestimmung der Schutzwirkung der Impfung wird durch Vergleich der Zahl der Influenzafälle bei Geimpften und ungeimpften Kontrollpersonen vorgenommen, wobei die Schutzrate nach folgender Gleichung berechnet wird:

$$\text{Schutzrate} = 1 - \frac{\text{Influenzafälle bei Geimpften}}{\text{Influenzafälle bei Ungeimpften}}$$

Die Rate an Influenzafällen kann einmal anhand klinischer Beobachtungen ermittelt werden. Dabei ist zu befürchten, daß die Schutzwirkung der Impfung unterschätzt wird, da auch nicht durch Influenzavirus bedingte Erkrankungen ähnlicher Symptomatik als Influenzafälle gezählt werden.

Bestimmt man dagegen die Rate an Influenzafällen dadurch, daß man bei allen mit entsprechender Symptomatik Erkrankten serologisch und, soweit möglich, durch Anzüchtung das Vorliegen einer Influenzainfektion zu sichern sucht, und nur Fälle an nachgewiesener Influenza für die Bewertung der Schutzwirkung heranzieht, so kann die Schutzwirkung der Impfung aus folgendem Grunde überschätzt werden: Zur Diagnose der Influenzaerkrankung ist der Nachweis eines mindestens vierfachen Antikörpertiteranstieges erforderlich. Wenn Personen mit aus der Impfung resultierenden Antikörpertiter erkranken, so könnte bei diesen trotz Erkrankung der weitere Titeranstieg kleiner als 4-fach sein, so daß diese Fälle fälschlich nicht als Influenzafälle registriert werden würden (McDonald u. Andrewes 1955). In den USA hat man der letzgenannten Methode der Bestimmung der Schutzwirkung in den meisten Feldversuchen den Vorzug gegeben.

b) Indirekte Methode

Die beiden geschilderten Methoden zur direkten Bestimmung der Schutzwirkung der Impfung setzen voraus, daß nach Impfung Influenzainfektionen, zumindest bei den Kontrollpersonen, während einer angemessenen Versuchszeit auftreten.

Da diese Voraussetzung nicht immer erfüllt ist, hat man als indirekte Methode zur Bestimmung der Schutzwirkung geprüft, bei wievielen der Geimpften im Vergleich zu Ungeimpften nach Impfung Titer bestimmter Mindestgröße auftreten. Da bekannt ist, daß Antihämagglutinin-Titer von etwa 1 : 96 bis 1 : 384 mit einem Schutz gegenüber Infektion mit dem entsprechenden Stamm assoziiert sind (Hobson et al. 1972; Schulman 1975), kann man auf diesem Wege ebenfalls zu Aussagen über die Schutzwirkung der Impfung gelangen (Kuwert 1977).

6.1.6.2 Ergebnisse der Bestimmung der Schutzraten

Die Schutzrate der Impfung gegen Influenza wurde in vielen, bei der USA-Armee durchgeführten, jeweils mehrere Tausend Probanden umfassenden Versuchen geprüft. Dabei wurden die Erkrankungsgefälle durch serologische Untersuchungen bzw. Anzüchtungsversuche abgesichert. Eine Übersicht über die erhaltenen Ergebnisse (Davenport 1973) ist in Tabelle 6.1 gegeben.

Als Regel wurden Schutzraten zwischen 0.67 und 0.90 registriert.

Ausnahmen bildeten dabei die Feldversuche in den Jahren 1947 (Schutzrate 0.09) und 1955 (Schutzrate 0.37): Die in diesen Jahren registrierte mangelhafte Schutzwirkung war jedoch darauf zurückzuführen, daß die Impfstoffe antigengemäß ungenügend den Epidemiestämmen entsprachen.

Auch bei Schutzversuchen, in denen die Krankheitsfälle an Influenza nur aufgrund der klinischen Symptomatik ermittelt wurden, wurden ähnliche Schutzraten ermittelt: z. B. 0.619 von Gummersbach 1964, und 0.70 von Schoenbaum et al. 1969.

Tabelle 6.1. Ergebnisse der Prüfung der Wirksamkeit der Schutzimpfung gegen Influenza in der US Armee (Davenport, 1973)

Jahr	Vorherrschendes Virus	Schutzrate
1943	A (H1N1)	0.72
1945	B	0.92
1947	A (H1N1)	0.09
1950	A (H1N1)	0.68
1951	A (H1N1)	0.75
1953	A (H1N1)	0.88
1955	B	0.37
1957	A (H1N1)	0.82
1957	A (H2N2)	0.67
1958	A (H2N2)	0.86
1958	B	0.83
1960	A (H2N2)	0.90
1968	A (H3N2)	0.86
1969	A (H3N2)	0.73

Die auf der Grundlage der Ermittlung von postvakzinalen Antikörpertitern schützender Höhe bestimmten „Schutzraten" liegen in der gleichen Größenordnung (Kuwert 1977).

Diese Befunde besagen, daß die Schutzraten der Impfung mit inaktiviertem Impfstoff bei weitgehender Übereinstimmung des als Krankheitserreger auftretenden und dem im Impfstoff vorliegenden Virus zwischen 60% und 90% betragen. Ungefähr 15% der Impflinge zeigen keinen Antikörpertiteranstieg nach Impfung.

Besonders wichtig erscheint die Frage, ob es durch Influenzaimpfung bei Angehörigen der "high risk groups" gelingt, die Todesrate an Influenza zu senken. Für Personen über 65 Jahre konnten Barker und Mullooly (1980) in einem während der Epidemie von 1972/73 durchgeführten Versuch nicht nur eine Schutzrate von 0.72 finden, sondern auch eine Senkung der Todesrate um 87%.

6.1.7 Faktoren, die die Schutzwirkung der Impfung beeinflussen

Der durch die Schutzimpfung erzielbare Schutz hängt von einer Reihe von Faktoren ab:

a) Ausmaß der Antigenverwandtschaft zwischen den im Impfstoff vorliegenden und dem infizierenden Stamm

Die zu erwartende Schutzwirkung ist, wie bereits erwähnt, um so besser, je weitgehender der im Impfstoff vorliegende Stamm hinsichtlich seiner HA-Komponente mit der des infizierenden Stammes identisch ist. Umgekehrt kann bei Auftreten eines neuen Subtypes (= antigenic shift) in der Regel durch Impfung mit Impfstoffen, die nur Stämme früherer Subtypen enthalten, ein Schutz nicht erwartet werden.

So fanden z. B. Barker und Mullooly (1980) bei mit den H2N2 Stamm A/Japan/62 enthaltenden Impfstoff Geimpften während der durch den neuen Subtyp H3N2 bedingten Epidemie von 1968/1969 keine signifikante Schutzrate, während Impfung mit einem H3N2 Impfstoff während einer durch H3N2 Virus bedingten Epidemie 1972/73 eine Schutzrate von 0.72 ergab. Aus diesem Grunde ist es extrem wichtig, die Antigenzusammensetzung der Impfstoffe laufend den im Feld auftretenden Abwandlungen der Antigenkonfiguration der Erreger anzupassen.

b) Qualität des Impfstoffes

Hier sind nach den bisherigen Erfahrungen Vollvirusimpfstoffe häufig den sogenannten Subunit-Impfstoffen überlegen (Tyrrell 1981). Die Wirksamkeit der Impfstoffe kann durch den Zusatz geeigneter Adjuvanten erheblich gesteigert werden (s. 6.1.1).

c) Vorangegangene Infektionen des Impflings mit Influenzaviren

In Tierexperimenten (Potter et al. 1973) wurde gezeigt, daß eine vorangehende Infektion mit einem Influenza A Virus die Antikörperbildung nach nachfolgender Impfung mit einem auch hinsichtlich seiner Oberflächenantigene hierzu unterschiedlichen Influenza A-Stamm (dagegen nicht Influenza Typ B- oder C-Stamm) potenziert.

Dies weist auf die mögliche Bedeutung der typspezifischen Antigene (M-Protein und oder RNP) für die Immunität hin. Inwieweit dieser Effekt auch beim Menschen auftritt, ist noch nicht sicher aufgeklärt.

Wird ein Impfling mit einem Stamm geimpft, mit dem er bereits früher Kontakt hatte, so ist zum Erzielen eines ausreichenden Schutzes eine weit geringere Antigendosis erforderlich als bei Personen ohne die entsprechende antigenmäßige Erfahrung (Holland et al. 1958, Brown et al. 1969). Dies gilt besonders in Bezug auf den Stamm, der die erste Infektion im Leben verursacht (Davenport und Hennessy 1957).

Als Beispiel sei auf die Impfung von Personen mit H1N1 Stämmen verwiesen, die bereits in der Zeit von 1947 bis 1956 mit einem ähnlichen Stamm infiziert wurden, und bei denen im Vergleich zu jüngeren Personen eine einmalige Impfstoffgabe statt zweimaliger Impfung zur Immunisierung ausreicht (Recommendations of the Public Health Service Immunization Practices Advisory Comittee 1980).

d) Zeitraum zwischen Impfung und Infektion

Die Schutzwirkung tritt nach etwa 8 Tagen auf und hält für etwa 1 Jahr an. Es kann zwar davon ausgegangen werden, daß nach Impfung Antikörpertiter schützender Höhe weit länger anhalten, z. B. nach Foy et al. (1971) für mindestens 3 Jahre, es ist jedoch zu befürchten, daß nach etwa einem Jahr die Antigenabwandlung der im Feld isolierten Viren so groß sein könnte, daß ein Schutz nicht mehr mit Sicherheit zu erwarten ist.

6.2 Lebendimpfstoffe

Unter Impfung mit einem Lebendimpfstoff versteht man die Applikation eines attenuierten Erregers, der seine pathogene Aktivität verloren hat, sich aber im Impfling vermehrt und diesen dadurch immunisiert.

Die Entwicklung derartiger Impfstoffe ist durch die Hoffnung motiviert, daß ihre Wirksamkeit der der inaktivierten Impfstoffe überlegen sein könnte. Daneben besteht ein offensichtlicher Vorteil in ihrer Applikationsart (endonasal statt parenteral).

6.2.1 Anforderungen an in Lebendimpfstoffen verwendbare, attenuierte Influenzaviren

An einen Lebendimpfstoff gegen Influenza müssen die Forderungen gestellt werden, daß er im Bedarfsfalle ausreichend schnell herstellbar ist und Wirksamkeit und Unschädlichkeit aufweist.

Die Forderungen nach der schnellen Verfügbarkeit ergibt sich aus der Abwandlungsfähigkeit der Influenzaviren. Bei Auftreten eines "antigenic shift" oder eines erheblichen "antigenic drift" müssen entsprechend abgewandelte Viren in einen Impfstoff inkorporiert werden und der neue Impfstoff muß rechtzeitig verfügbar sein. Da zwischen dem Erkennen des Auftretens eines neuen Pandemiestammes und dessen weltweiter Verbreitung etwa 6 Monate liegen, sollte der neue, attenuierte Stamm in etwa 4–6 Wochen vorliegen (Murphy et al. 1976). Diese Zeit dürfte zur Prüfung der Abschwächung des Virus im Menschenversuch zu kurz sein.

Man hat jedoch empirisch gefunden, daß ausreichend attenuierte Stämme Läsionen in bestimmten Genen aufweisen. Zum Nachweis der Unschädlichkeit bietet sich somit zunächst der Nachweis entsprechender Genveränderungen im Impfstoffvirus an. Zusätzlich bedeutet Unschädlichkeit jedoch, daß keine Reversion im Menschen zu einem Wildvirus auftreten darf; um diese mit weiterer Menschenpassagen steigende Gefahr zu beseitigen, ergibt sich zusätzlich die Forderung, daß der Impfling das Virus nicht auf Ungeimpfte übertragen darf.

6.2.2 Entwicklung von Lebendimpfstoffen

6.2.2.1 Attenuierung durch Hühnerei-Passagen

Francis et al. haben 1944 gezeigt, daß man durch wiederholte Eipassagen Influenzaviren mit für den Menschen abgeschwächter Virulenz gewinnen kann.

Die Anzahl der Passagen, nach denen ausreichende Attenuierung, aber auch noch ausreichende Vermehrungsfähigkeit im Impfling auftritt, ist nicht vorhersehbar (Hobson et al. 1972; Downie et al. 1970). Darüberhinaus muß die Unschädlichkeit und Wirksamkeit jedes derart hergestellten Impfstoffes in Versuchen am Menschen ausgetestet werden. Derartige Lebendimpfstoffe sind in der UdSSR (Smorodintseff et al. 1967) und in Jugoslawien (Ikic et al. 1971) angewendet worden.

6.2.2.2 Selektion attenuierter Viren

Um die bei durch Eipassagen attenuierten Viren geschilderten Schwierigkeiten, besonders die Notwendigkeit ihrer Prüfung auf Abschwächung im Menschen, zu vermeiden, hat man nach Markern der Attenuierung gesucht. Man fand, daß die Resistenz gegenüber bestimmten Inhibitoren und die Wachstumscharakteristik in Organkulturen zwar bei einigen Stämmen mit ihrer Attenuierung korreliert sind, daß diese Korrelation bei anderen Stämmen jedoch fehlt. Somit hat sich dieser Weg als nicht generell anwendbar zur Herstellung von Lebendimpfstoffen erwiesen (Stuart-Harris, 1980).

6.2.2.3 Rekombination von Wildstämmen mit abgeschwächten Stämmen

Die Virulenz eines Influenzavirus hängt potentiell von allen in ihm enthaltenen Genen ab (Tyrrel 1981). Der weiteren Entwicklung von Lebendimpfstoffen lag daher die Strategie zugrunde, wenige, hinsichtlich ihrer Attenuierung ausreichend untersuchte Elternstämme mit Wildviren zu rekombinieren, wobei die Impfstoffviren die für die Immunisierung erforderlichen Oberflächenantigene des Wildvirus aufweisen, aber durch Aufnahme anderer Gene aus dem abgeschwächten Elternvirus attenuiert sind.

Hierbei sind nach der Art des attenuierten Elternvirus folgende Entwicklungen zu unterscheiden:

a) Rekombination mit Wirtszell (host range)-Mutanten

Durch Rekombination von Wildstämmen mit durch Eipassagen völlig attenuierten Viren, z. B. A/PR8/34 (H1N1) (Beare 1975) und A/Okuda/57 (H2N2) (Stuart-Harris 1980) wurden entsprechende Impfstoffviren hergestellt.

Es wurde jedoch gefunden, daß eines dieser Viren (X31), das die HA- und NA-Gene des Stammes A/Aichi/2/68 (H3N2) und sämtliche anderen Gene vom attenuierten Stamm A/PR8/34 aufwies, im Menschen ungenügend abgeschwächt war (Murphy et al. 1980a).

b) Rekombination zwischen Temperatur-sensitiven Mutanten und Wildviren

Von vielen Influenzaviren sind sogenannte temperatursensitive (= ts) Mutanten bekannt, die sich nur bei niedriger Temperatur als die entsprechenden Wildviren vermehren. Von ts-Mutanten, die sich in vitro nur bei deutlich unter 37 °C liegender Temperatur vermehren, wird erwartet, daß sie sich nach intranasaler Applikation nur in den oberen Luftwegen des Menschen, wo eine Temperatur zwischen 32° und 34 °C herrscht, vermehren, dagegen nicht in den tieferen Luftwegen, die eine Temperatur von 37 °C aufweisen und dadurch beim Impfling keine schwerwiegenden Krankheitserscheinungen auslösen (z. B. Pneumonie).

Derartige ts-Mutanten wurden von Chanock und Murphy durch Züchtung des Stammes A/Great Lakes/65 (H2N2) in Anwesenheit des Mutagens 5-Fluor-Urazil erhalten. Durch Rekombination des attenuierten Virus mit Wildvirus, z. B. A/HK/1/68 (H3N2), wurden entsprechend abgeschwächte Impfviren (A/Hong Kong/1/68-ts-1 (E)) erhalten, die die zur ts-Eigenschaft führende Abwandlung auf dem P3 und NP-Gen aufweisen (Chanock et al. 1979; Palese u. Ritchey 1977).

Die nach diesem Prinzip gewonnenen Impfstoffe zeigten ungenügende Attenuirung im Menschen, auch nach Wahl eines verbesserten attenuierten Elternstammes (ts-1-A2), (Murphy et al. 1978), der ts-Mutationen auf dem P3 und P1 Gen aufwies (Massicot et al. 1980).

Bei einem mit einem ts-1-A2-Virus Geimpften wurde das Fehlen der ts-Eigenschaft beim nach Impfung reisolierten Virus beobachtet.

Dies ist jedoch nicht auf Reversion des Virus zum Wildtyp hin zurückzuführen, sondern auf eine Mutation im P2 Gen (Murphy et al. 1980b; Tolpin et al. 1982).

Dieses als Suppressor-Mutation bezeichnete Ereignis zeigt, daß der ts-Defekt eines Genes durch eine Mutation in einem anderen Gen unterdrückt werden kann, so daß das attenuierte Virus trotz Vorliegens der hierfür verantwortlichen Gene beim Auftreten dieser Mutation in einem weiteren Gen die Eigenschaften des Wildvirus aufweisen kann. Dies bedeutet eine erhebliche Unsicherheit für die nach diesem Prinzip hergestellten Impfstoffe.

c) Rekombination mit Kälte-adaptierten Mutanten

Maassaab et al. (1969) stellten durch Adaptation des Influenzastammes A/Ann Arbor/60 (H2N2) an Wachstum bei 25 °C attenuiertes Virus her. Das attenuierte Virus unterscheidet sich in allen 8 Genen vom Ausgangsvirus (Maassaab 1981) und weist auch die ts-Eigenschaft auf. Durch Rekombination des Kälte-adaptierten Virus mit Wildviren wurden entsprechende Impfstoffviren hergestellt und erfolgreich beim Menschen getestet.

Bei den auf diesem Wege hergestellten Impfviren liegen Mutationen auf mehreren Genen vor, so daß die Gefahr einer Rückmutation oder Suppression im Vergleich zu anderen Impfviren am geringsten ist.

Trotzdem ist auch bei einer nach diesem Verfahren hergestellten Rekombinante beim Impfling ungenügende Attenuierung festgestellt worden (Murphy 1979).

6.2.3 Antigenität und Immunogenität von Lebendimpfstoffen

Zur Ermittlung der Wirksamkeit der Impfung mit Influenzalebendimpfstoffen hat man einmal die Immunität der Geimpften gegenüber Reinfektion mit dem Impfstoffvirus oder gegenüber natürlicher Infektion und zum anderen die Entwicklung der Antikörperbildung nach Impfung herangezogen.

Dabei wurden je nach dem verwendeten Impfstoffstamm erheblich variierende Raten an Antikörperbildung bei den Impflingen beobachtet (55%–90% bei zum Zeitpunkt der Impfung seronegativen Impflingen, Hobson et al. 1971). Es wurde weiter gefunden, daß die Rate an erfolgreich Geimpften mit steigendem HI-Antikörpergehalt der Impflinge zum Zeitpunkt der Impfung steil abnahm.

Nach den in der UdSSR gesammelten umfangreichen epidemiologischen Erfahrungen kann mit Schutzraten zwischen 0.8 und 0.2 gerechnet werden (Smorodintseff 1969). Slepuskin et al. (1967) fanden eine Schutzrate von 0.33.

Ansonsten liegen Schutzversuche nur in zahlenmäßig relativ geringem Umfange vor (Stuart-Harris 1980).

Es kann daher z. Zt. nur ausgesagt werden, daß die mit Lebendimpfstoffen erzielte Schutzwirkung bisher bestenfalls der mit inaktiviertem Impfstoff erreichbaren entspricht, die weitere Entwicklung bleibt abzuwarten.

6.2.4 Perspektiven der Schutzimpfung

Das Hauptproblem der Bekämpfung der Influenza mittels der Schutzimpfung ist die Antigenabwandlung der Erreger. Hierdurch wird die Dauer des auch mit den wirksamsten Impfstoffen erzielbaren Schutzes im Vergleich zu gegen andere Viren gerichteten Impfstoffen drastisch limitiert. Auch der beste Influenza-Impfstoff wird ungenügend gegen ein im Feld neu auftretendes Virus, das in ihm nicht enthalten ist, schützen.

Eine Lösung dieser Problematik hat man auf verschiedenen Wegen zu erreichen versucht:

Man hat einmal Virus in Hühnerembryonen unter dem Selektionsdruck von Antikörpern passagiert und gehofft, auf diesem Wege die Erreger künftiger Epidemien im Labor gewinnen und in einem Impfstoff inkorporieren zu können (Fazekas de St. Groth 1977). Dieser Weg hat sich bisher nicht als gangbar erwiesen.

Weiterhin hat man Impfstoffe hergestellt, die ein irrelevantes Hämagglutinin und eine relevante Neuraminidase tragende Rekombinanten enthielten und gehofft, daß wegen der im Vergleich zum Hämagglutinin langsamer ablaufenden Abwandlung der Antigeneigenschaften der Neuraminidase hierdurch ein durch Antineuraminidaseantikörper vermittelter Schutz gegen im Hämagglutinin abgewandelte Varianten erzielt werden könnte. Diese Hoffnung hat sich ebenfalls nicht erfüllt (Couch 1982).

Zur Zeit versucht man, durch Genmanipulation (s. Porter 1982) oder chemische Synthese (Arnon 1981) Hämagglutinindeterminanten herzustellen, die mehreren Stämmen gemeinsam sind ("common antigenic determinants"). Ob derartige Antigendeterminanten-Impfstoffe einmal den erwünschten Erfolg bringen werden, kann z. Zt. nicht ausgesagt werden.

6.3 Virostatica

Das einzige bisher in den USA und in der Bundesrepublik für die Prophylaxe und Therapie der Influenza zugelassene Virostaticum ist das 1-Amino-Adamantan-Hydrochlorid (Handelsname Symmetrel®, s. Tabelle 6.2).

In vitro ist die Substanz gegenüber vielen Influenzastämmen aller drei Typen wirksam (Douglas 1979), wobei bei Virusstämmen des Types A kleinere Dosen als bei Stämmen der Typen B und C ausreichen. Die einzelnen Stämme des Types A unterscheiden sich jedoch in ihrer Empfindlichkeit (Davis et al. 1964). Die Resistenz ist genetisch fixiert (Appleyard u. Marber 1975) und mit dem für das M_1-Protein und M_2-Protein kodierenden Virusgen assoziiert (Lübeck et al. 1978).

Der Wirkungsmechanismus besteht wahrscheinlich in einer Hemmung der intrazellulären Freisetzung der viralen Nukleinsäure (Skehel et al. 1977). Beim Menschen wurde bisher nur Wirksamkeit gegenüber Influenzaviren des Types A und nicht gegenüber Viren des Types B und C beobachtet (Jackson et al. 1963; Douglas 1979). Die Indikation zur prophylaktischen Gabe wird wie folgt angegeben:

Angehörige der "High risk groups" ohne ausreichenden Impfschutz oder innerhalb der Zeit zwischen Impfung und Eintreten des Schutzes (10 Tage), die sich in einem Epidemiegebiet befinden.

Bei der therapeutischen Anwendung wurde im Vergleich zu Kontrollen eine hinsichtlich Fieberdauer und Höhe signifikante Verbesserung des Krankheitsverlaufes beobachtet (Douglas 1979).

Tabelle 6.2. Anwendung von 1-Amino-Adamantan-Hydrochlorid (Handelsname Symmetrel)

---

a) Indikation zur prophylaktischen Anwendung:
Personen ohne ausreichenden Impfschutz oder innerhalb der Zeit zwischen Impfung und Eintreten des Schutzes (etwa 10 Tage), die sich in einem Epidemiegebiet befinden und den sogenannten "high risk groups" angehören oder Schlüsselstellung im Gemeinwesen einnehmen.

b) Indikation zur therapeutischen Anwendung:
Ungeimpfte Angehörige der "high-risk"-Gruppen, bei denen Erkrankungen an Influenza weniger als 48 Stunden zurückliegen.

c) Dosierung:
Erwachsene und Kinder ab 9 Jahre: 200 mg Symmetrel oral pro Tag, Kinder von 5 bis 9 Jahren: 100 mg Symmetrel

d) Nebenwirkung:
Nervosität, Konzentrationsschwäche, Übelkeit bei etwa 7% der Behandelten.

e) Wirksamkeit
Bei prophylaktischer Anwendung gegenüber Influenza A wurden Schutzraten bis 60% beobachtet, in anderen Versuchen kaum Schutz.

Die prophylaktische und therapeutische Anwendung von Interferon und Interferonstimulatoren befindet sich noch im Versuchsstadium (s. Douglas 1979).

Danksagung

Frau C. Ellguth, Frau S. Möller und Frau B. Thierkopf danke ich für die fleißige und gewissenhafte Hilfe bei der Abfassung dieses Manuskriptes und Frau D. Findeisen-Weidauer für die Überprüfung der Literaturstellen.

Literaturverzeichnis

Ada GL, Perry BT (1954) The nucleic acid content of influenza virus. Aust J Exp Biol Med Soc 32: 453–468

Adams CW (1959) Postviral myopericarditis associated with the influenza virus, report of eight cases. Am J Cardiol 4: 56–67

Aminoff D (1959) The determination of free sialic acid in the presence of the bound compound. Virology 7: 355–357

Aminoff D (1961) Methods for the quantitative estimation of N-acetylneuraminic acid and their application to hydrolysates of sialomucoids. Biochem J 81: 384–392

Anders W, Meier E (1960) Epidemiologische Jahresübersicht 1957. Zbl Bakt I Abt Orig 177: 106–140

Andrewes CH, Laidlaw PP, Smith W (1935) Influenza: Observations on the antibody content of human sera. Br J Exp Pathol 16: 566–582

Ankerst J, Christensen P, Kjellin L (1974) A routine diagnostic test for IgA and IgM antibodies to rubella virus. Adsorption of IgG with Staphylococcus aureus. J Infect Dis 130: 268–273

Appleyard G (1975) International Congress of Virology 3 Abstracts (W12), S 76

Appleyard G, Marber HB (1975) A plaque assay for the study of influenza virus inhibitors. J Antimicrob Chemother 1 Suppl: 49–53

Archetti T, Horsfall FL (1968) Persistent antigenic variation of influenza A viruses after incomplete neutralization in ovo with heterologous immune serum. J Exper Med 92: 441–462

Arora DJS, Hill-Schubert J, Vincent L (1980) The presence of two neuraminidases in an influenza virus. Canad Jour of Microbiology 26 (2): 243–249

Arnon R (1981) Development of synthetic viral vaccines. Behring Institut Mitt 69: 19–29

Assaad F, Cockburn WC, Sundaresan TK (1973) Use of excess mortality from respiratory diseases in the study of influenza. Bull WHO 49: 219–233

Aymard M, Quash GA, Million J (1982) Determination of antineuraminidase antibody titres in human sera by inhibition of the agglutination of fetuin-latex by influenza viruses. J Biol Stand 10: 125–133

Aymard-Henry M, Coleman MT, Dowdle WR, Laver WG, Schild GC, Webster RG (1973) Influenzavirus neuraminidase and neuraminidase-inhibition test procedures. Bull WHO 48: 199–202

Bachmayer H (1975) Selective solubilization of hemagglutinin and neuraminidase from influenza virus. Intervirology 5: 260–272

Banatvala JE, Best JM, Kennedy EA, Smith EE, Spence ME, (1967) A serological method for demonstrating recent infection by rubella virus. Brit Med J 3: 285–286

Barker WH, Mullooly JP (1980) Influenza vaccination of elderly persons. Reduction in pneumonia and influenza hospitalizations and deaths. J Amer Med Assoc 244: 2547–2549

Bean WJ, Cox NJ, Kendal AP (1980) Naturally occurring recombinants of human influenza A virus. In: Laver G Air G (Hrsg). Structure and variation in influenza virus, Elsevier New York, S 105–114

Bean WJ Jr, Simpson RW (1976) Transcriptase activity and genome composition of defective Influenza Virus. J Virol 18: 365–369

Beare AS (1975) Live Viruses for immunization against influenza. Prog Med Virol 20: 49–83

Becht H (1971) Cytoplasmatic synthesis of an arginine-rich nuclear component during infection with influenza virus. J Virol 7: 204–207

Becht H, Hämmerling U, Rott R (1971) Undisturbed release of influenza virus in the presence of univalent antineuraminidase antibodies. Virology 46: 337–343

Beebe GW, Simon AH, Vivona S (1972) Long-term mortality follow-up of army recruits who received adjuvant influenza virus vaccine in 1951–1953. Amer J Epidemiol 95: 337–346

Bell FR, Dudgeon JA (1948) An epizootic of influenza in a ferret colony. J Comp Path Therap 58: 167–171

Beveridge WJB (1978) Grippe – die letzte große Seuche. Die Medizinische Verlagsanstalt, Marburg, S 29–32

Beveridge WJB, Burnet FM (1946) The cultivation of viruses and Rickettsia in the chick embryo. Med Res Cource Rep, London, S 256

Blough HA, Weinstein DB, Lawson DEM, Kodicek E (1967) The effect of vitamin A on myxoviruses. II. Alterations in the lipids of influenza virus. Virology 33: 459–466

Boyer KM, Cherry JD, Welliver RC, Dudley JP, Deseda-Tous J, Zahradnik JM, Krause PJ, Spencer MJ, Bryson YJ, Garakian AJ (1977) IgM and IgG antibody responses after immunization of children with inactivated monovalent (A/New Jersey/76) and bivalent (A/New Jersey/76-A/Victoria/75) influenza virus vaccines. J Infect Dis 136 Suppl: 665–671

Brady MJ, Furminger JGS (1975) The protection of ferrets against influenza by immunization with a split influenza vaccine. Develop biol Stand 28: 167–172

Brown P, Gajdusek CD, Morris JA (1969) Antigenic response to influenza virus in man. 1. Neutralising antibody response to inactivated monovalent A 2 vaccine as related to prior influenza exposure. Amer J Epidem 90: 327–335

Bucher D, Palese P (1975) The biologically active proteins of influenza virus: Neuraminidase. In: Kilbourne ED (Hrsg) The influenza viruses and influenza. Academic Press, London, S 84–124

Bundesgesundheitsblatt (1979) 22: 372 Influenzaschutzimpfung

Bundesseuchengesetz vom 18. 12. 1979 Bundesgesetzblatt 1979, Teil I, 2262–2281

Burnet FM (1955) Principles of animal virology. 1. Ausgabe, Academic Press, New York S 380

Burnet FM, Clark E (1942) In: Ross CW (Hrsg) "Influenza", Monograph Nr. 4 of the Walter and Eliza Hall Institute, Macmillan, New York

Burnet FM, Stone JD (1947) The receptor-destroying enzyme of Vibrio cholera. Austr J Exp Bio Med Sci 25: 227–233

Burnet FM, White DO (1972) Natural history of infectious disease. In: Cambridge Univ Press, 4 th ed, 202–212, London, New York

Callow HA, Beare AS (1976) Measurement of antibody to influenza virus neuraminidase by single-radial-haemolysis in agarose gels. Infect and Immunity 13: 1–8

Casey HL (1965) Adaption of LBCF method of microtechnique: In: Standard Diagnostic Complement Fixation Method and Adaption to Microtest. Public Health Monograph No 74, Public Health Service Publication No 1228, S 17–28, Government Printing Office, Washington DC

Center for Disease Control (1974) Influenza-Respiratory Disease. Surveillance, Report No 89, S 22, Februar

Center for Disease Control (1980) Morbidity and Mortality Weekly Report 29: 225–228, 16. Mai

Chang WK (1969) National influenza experience in Hong Kong. Bull Wld Hlth Org 41: 349

Chanock RM, Murphy BR (1979) Genetic approaches to control of influenza. Perspect Biol Med 22 (Suppl): S 37–48

Choi K, Thacker SB (1981) Improved accuracy and specificity of forecasting deaths attributed to pneumonia and influenza. J Infect Dis 144: 606–608

Choppin PW, Compans RW (1975) The structure of influenza virus. In: Kilbourne ED (Hrsg) "The influenza viruses and influenza", Academic Press, New York, S 15–47

Choppin PW, Murphy JS, Stoekenius W (1961) The surface structure of influenza virus filaments. Virology 13: 548–550

Chow NL, Simpson RW (1971) RNA-dependent RNA polymerase activity associated with virions and subviral particles of myxoviruses. Proc Nat Acad Sci (Wash.) 68: 752–756

Chu CM (1951) The action of normal mouse serum on influenza virus. J Gen Microbiol 5: 739–757

Chu CM, Dawson JM, Elford WJ (1949) Filamentous forms associated with newly isolated influenza virus. Lancet 602

Coffey VP, Jessop WJE (1959) Maternal influenza and congenital deformities. A Prospective Study. Lancet 2: 935–938

Coffey VP, Jessop WJE (1963) A follow-up study. Lancet 1: 748–750

Cohen A (1960) Protection of mice against Asian influenza virus infection by a normal horse serum inhibitor. Lancet: 791–794

Cohen A, Belyavin G (1959) Haemagglutination-inhibition of Asian influenza viruses. A new pattern of response. Virology 7: 59–74

Cohen A, Biddle F, Newland SE (1965) Analysis of horse serum inhibitors of A 2 influenza virus haemagglutination. Brit J Exp Path 46: 497–513

Coleman MT, Dowdle WR, Pereira HG, Schild GC, Chang WK (1968) The Hong Kong/68 influenza A 2 variant. Lancet 2: 1384–1386

Collins SD (1957) Influenza in the United States, 1887–1956, Public Health. In: Monograph No 48, US Government Printing Office, Washington D. C.

Committee on Standard Serologic Procedures in influenza studies (1960) An agglutination-inhibition test proposed as a standard of reference in influenza diagnostic studies. J Immunol 65: 347–353

Communicable Disease Center (1962a) Influenza Surveillance Report No 72, S 10, 31. Mai

Communicable Disease Center (1962b) Influenza Surveillance Report No. 72, Supplement, 31. Mai

Communicable Disease Center (1966) Influenza-Respiratory Disease, Surveillance Report No 82, S 6, 30. Juni

Compans RW, Klenk HD, Caliguiri LA, Choppin PW (1970) Influenza proteins: 1. Analysis of polypeptides of the virion and identification of spike glycoproteins. Virology 42: 880–889

Couch RB (1982) Summary of experience with inactivated influenza virus vaccines 1968–1980. In: „Schutzimpfung gegen Influenza", Deinhardt F und Hennessen W (Hrsg), S 63–66, Deutsche Vereinigung zur Bekämpfung der Viruskrankheiten.

Couch RB, Kasel JA, Gerin JJ, Schulman JL, Kilbourne ED (1974) Induction of partial immunity to influenza virus by a neuraminidase – specific vaccine. J Infect Dis 129: 411–420

Czekalowski JW, Prasad AK (1973) Studies on influenza virus. I. Antigenic variation in influenza virus type C. Arch ges Virusforschg 42: 215–227

Dales S, Choppin PW (1962) Attachment and penetration of influenza virus. Virology 18: 489–493

Daugharty H, Davis ML, Kaye HS (1972) Immunglobulin class of influenza antibodies investigated by radioimmunoassay (RIA). J Immunol 109: 849–856

Davenport FM (1961) Pathogenesis of influenza, conference on airbone infection. Bacteriol Rev 25: 294–300

Davenport FM (1973) Control of Influenza. The Med Jour of Australia, Special Supplement 1: 33–38

Davenport FM (1976) Influenza viruses. In: Evans AJ (Hrsg) "Viral infections of humans: Epidemiology and control." S 273–296, John Wiley + Sons

Davenport FM, Hennessy AV (1957) Pre-determination by infection and by vaccination of antibody response to influenza virus vaccines. J Exp Med 106: 835–850

Davenport FM, Hennessy AV (1958) The clinical epidemiology of Asian influenza. Ann Intern Med 49: 493–501

Davenport FM, Hennessy AV, Brandon FM, Webster RG, Barret CDJr, Lease GO (1964a) Comparison of serologic and febrile responses in humans to vaccination with influenza A viruses or their hemagglutinins. J Lab Clin Med 63: 5–13

Davenport FM, Hennessy AV, Drescher J, Mulder J, Francis TJr (1964b) Further observations on the relevance of serologic recapitulations of human infection with influenza viruses. J Exp Med 120: 1087–1097

Davenport FM, Hennessy AV, Francis TJr (1953) Epidemiologic und immunologic significance of age distribution of antibody to antigenic variants of influenza virus. J Exp Med 98: 641–656

Davenport FM, Hennessy AV, Minuse E (1967) Further observations on the significance of A/equine-2/63 antibodies in man. J Exp Med 126: 1049–1061

Davenport FM, Hennessy AV, Minuse E (1968) The age distribution in humans of hemagglutinating – inhibiting antibodies reacting with avian strains of influenza A virus. J Immunol 100: 581–585

Davenport FM, Minuse E, Hennessy AV, Francis TJr (1969) Interpretations of influenza antibody patterns of man. Bull WHO 41: 453–460

Davenport FM, Minuse E, Hennessy AV (1970) Antibody response to influenza virus in man. Antineuraminidase antibody levels measured with the recombinant strain X 15. Arch Environ Health 21: 307–311

Davenport FM, Rott RR, Schäfer W (1960) Physical and biological properties of influenza virus components obtained after ether treatment. J Exp Med 112: 765–782

Davis WL, Grunert RR, Haff RF, McGahen JW, Neymayer EM, Paulshoeck M, Watts JC, Wood TR, Herrmann EC, Hoffmann CE (1964) Antiviral activity of 1-adamantanamine (amantadine). Science 144: 862–863

Demidova SA (1980) The use of radial hemolysis for measurement of antibody to influenza viruses in human sera. Vopr Virusol 6: 731–735

De Silva IM, Kahn MS, Kampner G, Tobin JO'H, Gillet R, Morris CA (1973) The post-mortem diagnosis of influenzal infection by fluorescent IgG, IgA and IgM antibody studies on necropsy blood. J Hyg 71: 107–112

Desselberger U (1975) Relation of virus particle counts to the hemagglutinating activity of influenza virus suspensions measured by the HA pattern test and by use of the photometric HCU method. Arch of Virology 49: 365–372

Desselberger U, Palese P (1978) Molecular weights of RNA segments of influenza A and B viruses. Virology 88: 394–399

Dingle JH, Badger GF, Jordon WS Jr (1964) Illness in the Home. The Press of Western Reserve University Cleveland, S 174

Doll R., Hill AB, Sakula J (1969) Asian influenza in pregnancy and congenital defects. Brit J prev soc Med 14: 167–172

Dopheide TAA, Ward CW (1978) The influenza virus hemagglutinin. Laver WG, Bachmeyer H, Weil R (Hrsg) Springer Verlag, Wien, S 193–201

Douglas GR (1975) Influenza in man. In: Kilbourne ED (Hrsg) "The influenza viruses and influenza, Academic Press, S 395–448

Douglas GR (1979) Respiratory Diseases in "Antiviral agents and viral diseases of man." Galasso GJ, Merigan TC, Buchanan RA (Hrsg), S 385–459

Dowdle WR, Coleman MT (1974) Influenza virus. In "Manual of Clinical Microbiology". Lennette EH, Spaulding EH, Truant JP (Hrsg), American Society for Microbiology, Washington D. C., 2. Aufl, S 678–685

Dowdle WR, Galphin JC, Coleman MT, Schild GC (1974) A simple double immunodiffusion test for typing influenza viruses. Bull WHO 51: 213–215

Dowdle WR, Noble GR, Kendal AP (1977) Orthomyxovirus-Influenza: Comparative diagnosis unifying concept. In: Kurstak E, Kurstak C (Hrsg), "Comparative diagnosis of viral diseases", Bd 1, S 447–501, Academic Press, New York

Dowdle WR, Millar JD, Schonberger LB, Ennis FA, La Montagne JR (1980) Influenza immunization policies and practices in Japan. J Infect Dis 141: 258–264

Downie JC, Stuart-Harris CH (1970) The production of neutralizing activity in serum and nasal secretion following immunization with influenza B virus. J Hyg 68: 233–244 (London)

Drescher J (1958) Über A/Asia/57-Aluminiumoxyd-Impfstoff. Abhandlung aus dem Bundesgesundheitsamt 1: 42–48

Drescher J (1966) Use of ether-treated influenza virus for antibody titration by means of the photometric ACU method. Amer Jour Epidemiol 84: 167–179

Drescher J (1972) Patterns of cross-reaction of selected influenza virus A 2 strains isolated from 1957 to 1968, as determined by use of a photometric hemagglutination-inhibition test. Amer Jour Epidemiol 95: 549–556

Drescher J (1976) Simultaneous determination of influenza virus hemagglutinin and antineuraminidase antibodies by means of the combined photometric ACU method. I. Conduct of test. Arch of Virology 51: 37–50

Drescher J, Davenport FM, Hennessy AV (1962a) Photometric methods for the measurement of hemagglutinating viruses and antibody. II. Further experience with antibody determination and description of a technique for analysis of virus mixtures. J Immunol 89: 805–814

Drescher J, Desselberger U (1976) Kinetics of reactions of antihemagglutinin and antineuraminidase antibodies with H2N2 and H3N2 influenza virus strains and description of a modification of the photometric ACU method for titration of antineuraminidase antibodies. Arch of Virol 50: 97–107

Drescher J, Desselberger U (1980) Antineuraminidase antibody response to vaccination of chickens with intact virus and different subunit preparations of the influenza virus strains A/Sing/1/57 (H2N2), A/Hong Kong/1/68 (H3N2) and A/Port Chalmers/1/73 (H3N2). Arch of Virology 64: 235–246

Drescher J, Hennessy AV, Davenport FM (1962b) Photometric methods for the measurement of hemagglutinating viruses and antibody. I. Further experience with a novel photometric method for measuring hemagglutinin. J Immunol 89: 794–804

Drescher J, Verhagen W (1978) Investigations on strain-specific and common antigen antihemagglutinin antibodies oriented to the influenza virus H3N2 strains A/Hong Kong/1/68 and A/Port Chalmers/1/73. Infect Immun 21: 792–797

Drzeniek R (1972) Viral and bacterial neuraminidases. Current Topics in Microbiology and Immunology 59: 35–74

Drzeniek R, Seto JT, Rott R (1966) Characterization of neuraminidases from myxoviruses. Biophys Acta, 128: 547–558

Eickhoff TC, Sherman JL, Serfling RE (1961) Observations on excess mortality associated with epidemic influenza. J Amer Med Assoc 176: 776–782

Elder KT, Bye JM, Skehel JJ, Waterfield MD, Smith AE (1979) In vitro synthesis, glycosylation, and membrane insertion of influenza virus haemagglutinin. Virology 95: 343–350

Elford WJ, Andrewes CH, Tang FF (1936) The sizes of the viruses of human and swine influenza as determined by ultrafiltration. Brit J Exp Pathol 17: 51–53

Enzyme nomenclature (1965) Compr Biochem 13: 138

Enzyme nomenclature (1965) Recommendations 1964 of the International Union of Biochemistry. Amsterdam-London-New York: Elsevier Pub Comp

Etkind PR, Krug RM (1975) Purification of influenza complementary RNA: Its genetic content and activity in wheat germ cell-free extracts. J Virol 16: 1464–1475

Fairbrother RW, Hoyle L (1937) Observations on the aetiology of influenza. J Pathol Bacteriol 44: 213–223

Fazekas de St. Groth S (1975) The phylogeny of influenza. In: Mahy BWJ, Barry RD (Hrsg) "Negative Standed Viruses". Bd 2, S 741–754, Acad Press, London

Fazekas de St. Groth S (1977) Antigenwandlungen von Influenzaviren. Arb. aus dem Paul-Ehrlich-Institut. 71: 21–34

Fazekas de St. Groth S, White DO (1958) An improved assay for the infectivity of influenza virus. J Hyg 56: 151–162

Flewett TH, Hoult JG (1958) Influenza encephalopathy and post-influenzalencephalitis. Lancet ii: 11–15

Foy HM, Cooney MK, McMahan R (1971) Single-dose monovalent A/Hong Kong influenza vaccine Efficasy 14 months after immunization. J Amer Med 217: 1067–1071

Francis TJr (1937) Epidememiological studies in influenza. Am J. Publ Health 27: 211–225

Francis TJr (1940) A new type of virus from epidemic influenza. Science 92: 405–408

Francis TJr (1947) Dissociation of haemagglutinating and antibody measuring capacities of influenza virus. J Exp Med 85: 1–7

Francis TJr (1953) Influenza. The new acquaintance. Ann Intern Med 39: 203–221

Francis TJr (1960) On the doctrine of original antigenic sin. Proc Am Phil Soc 104: 572–578

Francis TJr, Massaab HF (1965) "Influenza virus". In: Horsfall, FLJr, Tamm J (Hrsg) Viral and rickettsial infections of man. 4. Aufl, Philadelphia, Lippincott, S 689–740

Francis TJr, Salk JE, Pearson HE, Brown PN (1944) Protective effect of vaccination against induced influenza A. Proc Soc Exp Biol Med 55: 104–105

Frankel M, Gerhard W (1979) The rapid determination of binding constants for antiviral antibodies by a radio-immunoassay. An analysis of the interaction between hybridoma proteins and influenza virus. Molec Immun 16: 101–106

Frommhagen LH, Knight CA, Freeman NK (1959) The ribonucleic acid, lipid, and polysaccharide constituents of influenza virus preparations. Virology 8: 176–197

Fry J (1969) Epidemic influenza: Pattern over 20 years (1949–1968). J roy Coll gen Pract 17: 100–103

Fry J (1974) Common diseases-their nature, incidence and care. Medical and Technical Publishing Co., Lancaster

Fukumi H (1961) Amer Rev Resp Diseases No. 2, 83: 10–13

Fukumi H (1969) Interpretation of influenza antibody patterns in man. Bull WHO 41: 469–473

Gerhard W, Yewdell J, Frankel ME, Webster R (1981) Antigenic structure of influenza virus haemagglutinin defined by hybridoma antibodies. Nature 290: 713–717

Gerth HJ (1965) Serologische Untersuchungen bei Grippeschutzimpfungen mit an Aluminiumoxyd adsorbierten polyvalenten Impfstoffen. Z Hyg Infekt Kr 151: 311

Geruci JR, Aubin DJ, Barker IK, Webster RG, Hinshaw VS, Bean WJ, Ruhnke HL, Prescott JH, Baker AS, Madoff S, Schooley RT (1982) Mass mortality of Harbor seals: Pneumonia associated with influenza A virus. Science 215: 1129–1131

Gonchoroff NJ, Kendal AP, Phillips DJ, Reimer CB (1982) Immunoglobulin M and G antibody response to type- and subtype-specific antigens after primary and secondary exposures of mice to influenza A viruses. Infect and Immunity 36: 510–517

Gottschalk A (1957) Neuraminidase: the specific enzyme of influenza virus and Vibrio cholerae. Biochim Biophys Acta 23: 645–646

Gummersbach H (1964) Werkärztliche Erfahrungen nach Anwendung eines polyvalenten Influenza-Virus-Adsorbat-Impfstoffes. Med Welt: 332–337

Haaheim LR (1980a) Haemagglutination-inhibition antibodies in human sera to antigenic mutant of influenza A/Texas/1/77 (H3N2) virus obtained in vitro. Acta path microbiol Scand Sect B 88: 351–353

Haaheim LR (1980b) Antibodies to the strain-specific and cross-reactive determinants of the haemagglutinin of influenza H3N2 viruses. 3. Selection of antigenic variants in vitro and in vivo. Acta Path Microbiol Scand Sect B 88: 341–345

Haaheim LR, Schild GC (1980) Antibodies to the strain-specific and cross-reactive determinants of the haemagglutinin of influenza H3N2 viruses. 2. Antiviral activities of the antibodies in biological systems. Acta Pathol Microbiol Scand Sect B 88: 335–340.

Hardy JMB, Azarowicz EN, Mannini A, Medearis DN, Cooke RE (1961) The effect of asian influenza on the outcome of pregnancy, Baltimore, 1957–1958. J Pub Health and the Nat Health 51: 1182–1188

Henneberg G, Drescher J (1956) Untersuchungen über Depotimpfstoffe 1 Mitt, Zbl Bakt I Orig 167: 310–326

Hennessy AV, Davenport FM, Horton RJM, Napier JA, Francis TJr (1964) Asian influenza. Occurrence and recurrence, a community and family study. Mil Med 129: 38–50

Hers JF, Masurel N, Mulder J (1958) Bacteriology and histopathology of the respiratory tract and lungs in fatal Asian influenza. Lancet ii: 1141–1143

Hers JF, Mulder J (1961) Broad aspects of the pathology and pathogenesis of human influenza. The Amer Rev of Resp Dis 83: 84–89

Hers JFPh, Mulder J, Masurel N, Kuip Lvd, Tyrrell DAJ (1962) Studies on the pathogenesis of influenza virus pneumonia in mice. J Path Bact 82: 207–217

Herzberg K (1949) Immunisierung mit Influenzavirus-Phenol-Adsorbatimpfstoff. Z Immunit-Forsch 106: 3–20

Hewitt D (1962) A study of temporal variations in the risk of fetal malformation and death. Amer J Publ Health and the Nat Health 52: 1676–1688

Hildebrandt HM, Maassab HF, Willis PW (1962) Influenza virus pericarditis. Amer J Dis Child 104: 179–182

Hirsch A (1883) Handbook of Geographical and Historical Pathology. Bd 1, S 7–17, New Sydenham Society, London

Hirst GK (1941) The agglutination of red cells by allantoic fluid of chick embryos infected with influenza virus. Science 94: 22–23

Hirst GK (1942) Adsorption of influenza haemagglutinins and virus by red blood cells. J Exp Med 76: 195–209

Hiti AL, Davis AR, Nagak DP (1981) Complete Sequence Analysis shows that the hemagglutinins of the H0 and H2 subtypes of human influenza virus are closely related. Virology 111: 113–124

Hobson D, Beare AS, Gardner AW (1971) Haemagglutination-inhibiting serum antibody titers as an index of the response of volunteers to intranasal infection with live attenuated strains of influenza virus. Proc Symp Live Influenza Vaccines, S 73, Jugoslav Academy of Sciences and Arts, Zagreb

Hobson D, Curry RL, Beare AS, Ward-Gardner A (1972) The role of serum haemagglutination-inhibiting antibody in protection against challenge infection with influenza A 2 and B viruses. J Hyg 70: 767–777, London

Holland WW, Isaacs A, Clarke SKR, Heath RB (1958) A serological trial of Asian influenza vaccine after the autumn epidemic. Lancet i: 820–822

Holston J, Dowdle L (1973) Influenza A neuraminidase antibody assay with sensitized erythrocytes. Appl Microbiol 25: 97–102

Hoorn B, Tyrrell DAJ (1969) Organ cultures in Virology. Prog Med Virol 11: 408–450

Horne RW, Waterson AP, Wildy P, Farnham AE (1960) The structure and composition of the myxoviruses. I. Electron microscope studies of the structure of myxovirus particles by negative staining techniques. Virology 11: 79–98

Hoyle L (1950) The multiplication of influenza viruses in the fertile egg. J Hyg 48: 277–297

Hoyle L (1968) The influenza viruses. In Gard S, Hallauer C, Meyer KF (Hrsg): Virology Monographs, Bd 4, Springer Verlag Wien-New-York

Hoyle L, Fairbrother RW (1937) Antigenic structure of influenza viruses: the preparation of elementary body suspensions and the nature of the complement-fixing antigen. J Hyg 37: 512–520, London

Ikic D, Manhalter T, Hrabar A, Matjasic B, Pasini N, Janicikic B (1971) Live influenza vaccine in Yugoslavia. In: Proceedings of the Symposium on Live Influenza Vaccines. Yugoslavian Academy of Sciences and Arts, S 157–165, Zagreb

Jackson GG, Muldoom RL, Akers LW (1963) Serological evidence for prevention of influenzal infection in volunteers by an antiviral drug amantadine hydrochloride. In: Sylvester JC (Hrsg) "Antimicrobial Agents and Chemotherapy", S 703–707, American Society for Microbiology, Ann Arbor, Mich.

Jahiel RJ, Kilbourne ED (1966) Reduction in plaque size and reduction in plaque number as differing indices of influenza virus antibody reaction. J Bacteriol 92: 1521–1534

Jensen KE (1961) Diagnosis of influenza by serologic methods. The Amer Rev Resp Dis 83: 120–124

Kalter SS, Casey HL, Jensen KE, Robinson RQ, Gorrie RH (1959) Evaluation of laboratory diagnostic procedures with A/Asian influenza. Proc Soc Exp Biol Med 100: 367–370

Kalter SS, Heberling RL, Vice TE, Lief FS, Rodriguez AR (1969) Influenza (A/2/Hong Kong/68) in the baboon (Papio sp.) Proc Sec Exp Biol Med 132: 357–361

Karkinen-Jääskeläinen M, Saxén L (1974) Maternal influenza, drug consumption, and congenital defects of the central nervous system. Am J Obstet Gynecol. 118: 815–818

Kasel JA, Fulk RV, Harvey EW (1969) Susceptibility of Chincoteague ponies to antigenic dissimilar strains of human type A 2 influenza virus. J Immunol 103: 369—371

Kathan RH, Winzler RJ (1963) Structure studies on the myxovirus hemagglutination inhibitor of human erythrocytes. J Biol Chem 238: 21–25

Kavet J in Fox JP, Kilbourne ED (1973) Epidemiology of influenza. Summary of influenza workshop IV. J Infect Dis 128: 361–386

Kendal AP (1974) A new receptor destroying enzyme in influenza C? Behring Inst Mitt 55: 18–31

Kendal AP, Biddle F, Belyavin G (1968) Influenza virus neuraminidase and the viral surface. Biochim Biophys Acta 165: 419–431

Khakpour M, Saidi A, Naficy K (1969) Proved viraemia in Asian influenza (Hong Kong variant) during incubation period. Brit Med J 2: 208–209

Kilbourne ED (1975a) Epidemiology of Influenza. In: Kilbourne ED (Hrsg) "The influenza viruses and influenza". Academic Press New York: 483–538

Kilbourne ED (1975b) The influenza viruses and influenza. An introduction in "The influenza viruses and influenza", Kilbourne ED (Hrsg) Academic Press, New York, S 1–14

Kilbourne ED, Anderson HC, Horsfall FLJr (1951) Concurrent infection with influenza A and B viruses in a single epidemic of influenza. J Immunol 67: 547–558

Kilbourne ED, Choppin PW, Schulze IT, Scholtissek C, Bucher, DL (1972). Influenza virus polypetides and antigens. Summary of influenza workshop 1. J Infect Dis 125: 447–455

Kilbourne ED, Lief FS, Schulman JL, Jahiel RJ, Laver WG (1967) Antigenic hybrids of influenza viruses and their implications. Perspect Virol 5: 87–107

Kilbourne ED, Murphy JS (1960) Genetic studies of influenza virus. J exp Med 111: 387–406

Klenk HD, Choppin PW (1970) Glycosphingolipids of plasma membranes of cultured cells and an enveloped virus (SV5) grown in these cells. Proc Nat Acad Sci 66: 57–64

Klenk HD, Rott R (1973) Formation of influenza virus proteins. J Virol 11: 823–831

Klenk HD, Rott R, Orlich M, Blödorn J (1975) Activation of influenza A viruses by trypsin treatment. Virology 68: 426–439

Knight V, Fedson D, Baldini J, Douglas RG, Couch RB (1970) Amantadine therapy of epidemic influenza A_2 (Hong Kong) Infect Immunity 1: 200–204

Kono Y, Kobogashi K, Fukunaya Y (1973) Antigenic drift of equine infectious anemia virus in chronically infected horses. Arch Virusforschung 41: 1–10

Krizanova-Laucikova O, Szanto J, Kaciskova (1961) Purification and some properties of the thermostable inhibitor against avid A 2 influenza viruses from horse serum. Acta Virol 5: 4–11

Krizanova O, Rathova V (1969) Serum inhibitors of myxoviruses. Current Topics in Microbiology and Immunology 47: 125–151, Springer Verlag New York

Kundin WD (1970) Hong Kong A 2 influenza virus infection among swine during a human epidemic in Taiwan. Nature 228: 857

Kuschel K, Drescher J (1978) Untersuchungen über stammspezifische Unterschiede in der Beziehung zwischen Hämagglutinationshemmtitern und der Anzahl und Qualität der Antikörpermoleküle für Influenzastämme des Types A. Zbl Bakt Hyg I Abt Orig A 242: 315–326

Kuwert EK (1977) Virologisch-immunologische Grundlagen und aktueller Stand der Influenzaschutzimpfung in der Bundesrepublik. In: Influenza Symposium Nürnberg. S 35–62, Dr. Banaschewski-Verlag, München-Grüfelding

Laidlaw PP (1935) Epidemic influenza A virus disease. Lancet 1: 1118–1124

Lamb RA, Choppin PW (1979) Segment 8 of the influenza genome is unique in coding for two polypeptides. Proc Nat Acad Sci USA 76: 4908–4912

Lamb RA, Lai CJ (1981) Conservation of the influenza virus membrane protein (M1), Amino acid sequence and an open reading frame of RNA segment 7 encoding a second protein (M2) in H1N1 and H3N2 strains. Virology 112: 746–751

La Montagne JR (1980) Summary of a Workshop on Influenza B viruses and Reye's syndrome. J Infect Dis 142: 452–465

Lange FC, Luh W (1960) Erfahrungen mit der photometrischen Antikörpergehaltsmessung bei Influenza. Kli Wo. schr. 38: 223–227

Langmuir AD (1961) Epidemiology of Asian influenza. Am Rev Resp Dis 83 (2): 2–9

Lauffer MA, Stanley WM (1944) Biophysical properties of preparations of PR8 influenza virus. J Exp Med 80: 531–548

Laver WG (1971) Separation of two polypeptide chains from the hemagglutinin subunit of influenza virus. Virology 45: 275–288

Laver WG (1973) The polypeptides of influenza viruses. Advanc Virus Res 18: 57–103

Laver WG, Downie JC, Webster RG (1974) Studies on the antigenic variation in influenza virus. Evidence of multiple antigenic determinants on the hemagglutinin subunits of A/Hong Kong/68 (H3N2) and the A/England/72 strains. Virology 59: 230–244

Laver WG, Kilbourne ED (1966) Identification in a recombinant influenza virus of structural proteins derived from both parents. Virology 30: 493–501

Laver WG, Valentine RC (1969) Morphology of the isolated hemagglutinin and neuraminidase subunits of influenza virus. Virology 38: 105–119

Laver WG, Webster RG (1968) Selection of antigenic mutants of influenza viruses. Isolation and peptide mapping of their hemagglutinating proteins. Virology 34: 193–202

Laver WG, Webster RG (1973) Studies on the origin of pandemic influenza. III. Evidence implicating duck and equine influenza viruses as possible progenitors of the Hong Kong strain of human influenza. Virology 51: 383–391

Lazarowitz SG, Choppin PW (1975) Enhancement of the infectivity of influenza A and B viruses by proteolytic cleavage of the hemagglutinin polypeptide. Virology 68: 440–454

Lazarowitz SG, Compans RW, Choppin PW (1971) Influenza virus structural and nonstructural protein in infected cells and their plasma membranes. Virology 46: 830–843

Leck J, Hay S, Witte JJ, Greene JC (1969) Malformations recorded on birth certificates following A 2 influenza epidemics. Pub Health Rep 84: 971–979

Lehmann HG (1981) Influenza-Virus Spaltvakzine: Mit oder ohne Adjuvans? Die gelben Hefte XXI: 76–82

Lehmann NJ, Gust JD (1971) Viraemia in influenza. Med J Aust 2: 1166–1169

Leneman F (1966) The Guillain-Barré-Syndrome. Arch Intern Med 118: 139–144

Lief FS, Henle W (1959) Methods and procedures for use of complement fixation technique in type and strain-specific diagnosis of influenza. Bull WHO 20: 411–420

Link F, Szanto J, Krizanova O (1964) A quantitative assay of the in vivo protective effect of gamma inhibitor against inhibitor sensitive A 2 influenza virus strains. Acta Virol 8: 71–75

Lippelt H, With W (1959) Unspecific inhibitors of influenza virus in normal guinea-pig serum (German). Arch Ges Virusforsch 9: 497–509

Louria DB, Blumenfeld HL, Ellis JT, Kilbourne ED, Rogers DE (1959) Studies on influenza in the pandemic of 1957. II. Pulmonary complications of influenza. J Clin Invest 38: 213–265

Lozhkina AN, Dreizia RS, Ketiladse EA (1968) Viremia in influenza A 2. Rev Roum Inframicrobiol 541: 269

Lübeck MD, Schulman JL, Palese P (1978) Susceptibility of influenza A viruses to amantadine is influenced by the gene coding for M protein. J Virol 28: 710–716

Maassab H, Cox N, Kendal A, Konnecke J, Monto A, Deborde D (1981) Gene transfer from "cold adapted" strains for attenuation of influenza vaccine viruses. Proc V th international congress of virology, Strasbourg, S 392

Maassab HF, Francis TJr, Davenport FM, Hennessy AV, Minuse E, Anderson G. (1969) Laboratory and clinical characteristics of attenuated strains of influenza virus. Bull WHO 41: 589–594

Marine WM, Workman WM (1969a) Hong Kong influenza immunologic recapitulation. Am J Epidemiol 901: 406–415

Marine WM, Workman WM, Webster RG (1969b) Immunological interrelationship of Hong Kong, Asian and Equi-2 influenza viruses in man. Bull WHO 41: 475–482

Masurel N (1968) Antibody response obtained by vaccination with the influenza A/Equi/2 virus in man. Nature 218: 100–101, London

Masurel N (1969) Relation between Hong Kong virus and former A 2 isolates and the A/Equi/2 virus in human sera collected before 1957. Lancet 1: 907–910

Masurel N, Marine WM (1973) Recycling of Asian and Hong Kong influenza A virus hemagglutinins in man. Amer J Epidemiol 97: 44–49

Masurel N, Mulder J (1962) Studies on the content of hemagglutinin-inhibiting antibody for swine influenza virus. A Verk Inst Prev Geneesk 52: 1

Masurel N, Mulder J (1966) Studies on the content of antibodies for equine influenza virus in human sera. Bull WHO 34: 885–893

Massicot JG, Murphy BR, Thierry F, Markoff L, Huang K-Y, Chanock RM (1980) Temperature-sensitive mutants of influenza virus. Identification of the loci of the two ts lesions in the Udorn-ts-1A 2 donor virus and the correlation of the presence of these two ts lesions with a predictable level of attenuation. Virology 101: 242–249

McDonald JC, Andrewes BE (1955) Diagnostic methods in an influenza vaccine trial. Brit Med J 2: 1232–1235

Minuse E, Queen JJ, Davenport FM, Francis T (1965) Studies of antibodies to 1956 and 1963 equine influenza viruses in horses and man. J Immunol 94: 563–566

Minuse E, Willis PW, Davenport FM (1962) An attempt to demonstrate viremia in cases of Asian influenza. J Lab Clin Med 59: 1016–1919

Monto AS, Troisi CL (1981) Comparison of enzyme-linked immunosorbant assay and hemagglutination inhibition in a seroepidemiological study of influenza type C infection. Clin Microbiol 14: 516–521

Morgan C, Rose HP (1968) Structure and development of viruses as observed in the electron microscope. VIII. Entry of influenza virus. J Virol 2: 925–936

Mosley VM, Wyckoff RWG (1946) Electron micrography of the virus of influenza. Nature Lond 157: 263

Müller R (1950) Medizinische Mikrobiologie. S351, Urban und Schwarzenberg Verlag, München-Berlin

Mulder J, Masurel N (1958) Pre-epidemic antibody against the 1957 strain of Asiatic influenza in the serum of older persons living in the Netherlands. Lancet 1: 810–814

Murphy BR, Baron S, Chalhub EG, Uhlendorf CP, Chanock RM (1973) Temperature-sensitive mutants of influenza virus. IV. Induction of interferon in the nasopharynx by wild-type and a temperature-sensitive recombinant virus. J Infect Dis 128: 488–493

Murphy BR, Holley HPJr, Berquist EJ, Levine MM, Spring SB, Maassab HF, Kendal AP, Chanock RM (1979) Cold-adapted variants of influenza A virus: Evaluation in adult seronegative volunteers of A/Scotland/840/74 and A/Victoria/3/75 cold-adapted recombinants derived from the cold-adapted A/Ann Arbor/6/60 strain. Infec Immun 23: 253–259

Murphy BR, Markoff FJ, Chanock RM, Spring SB, Maassab HF, Kendal AP, Cox NJ, Levine MM, Douglas RG Jr, Betts RF, Couch RB, Cate TRJr (1980a) Genetic approaches to attenuation of influenza A viruses for man. Philos Trans R Soc Lond (Biol) 288: 401–415

Murphy BR, Spring SB, Chancok RM (1976) Live vaccine: Production and use. In: Selby P (Hrsg) "Influenza-Virus-Vaccine-Strategy", S 179, Academic Press

Murphy BR, Tolpin MD, Massicot J, Kim HY, Parrott RH, Chanock RM (1980b) Escape of a highly defective influenza A virus mutant from its ts phenotype by extragenic suppression and other types of mutation. Ann NY Acad Sci 354: 172–182

Murphy BR, Wood FT, Massicot JG, Spring SB, Chanock RM (1978) Temperature-sensitive mutants of influenza virus. XV. The genetic and biological characterization of a recombinant influenza virus containing two ts lesions produced by mating two complementing, single lesion ts muntants. Virology 88: 231–243

Naficy K (1963) Human influenza infection with proved viremia. Report of a case. The New Engl J of Med 269: 964–966

Nakajima K, Desselberger U, Palese P (1978) Recent human influenza A(H1N1) viruses are closely related genetically to strains isolated in 1950. Nature 274: 334–339

Nakamura K, Compans RW (1978) Glycopeptide components of influenza viral glycoproteins. Virology 86: 432–442

v Oldershausen HF, Marsch W (1959) Zum klinischen Bild der Grippe-Epidemie 1957/58 (unter besonderer Berücksichtigung der Komplikationen am Respirationstrakt). Klin Med 156: 169–198

Oxford JS, Corcoran T, Hugentobler AL (1981a) Quantitative analysis of the protein composition of influenza A and B viruses using high resolution SDS polyacrylamide gels. J Biol Stand 9: 483–491

Oxford JS, Haaheim LR, Slepushkin A, Werner J. Kuwert E, Schild GC (1981b) Strain specificity of serum antibody to the haemagglutinin of influenza A (H3N2) viruses in children following immunization or natural infection. J Hyg Camb 86: 17–26

Palese P (1977) The genes of influenza virus. Cell 10: 1–10

Palese P, Ritchey MB (1977) Live attenuated influenza virus vaccines. Strains with temperature-sensitive defects in P3 protein and nucleoprotein. Virology 78: 183–191

Palese P, Schulman JL (1976) Mapping of the influenza virus genome: Identification of the hemagglutinin and the neuraminidase genes. Proc Nat Acad Sci USA 73: 2142–2146

Palese P, Tobita K, Ueda M, Compans RW (1974) Characterization of temperature sensitive influenza virus mutants defective in neuraminidase. Virology 61: 397–410

Palese P, Young JF (1982) Variation of influenza A, B and C viruses. Science 215: 1468–1474

Palmer DF, Coleman MT, Dowdle WR, Schild GC (1975) Advanced laboratory techniques for influenza diagnosis. USDHEW Center for Disease Control, Atlanta, Georgia.

Paniker CKJ (1968) Serological relationships between the neuraminidases of influenza viruses. J gen Virol 2: 385–394

Peck HM, Woodhour AF, Metzgar DP, McKinney SE und Hilleman MR (1964) New metabolizable immunologic adjuvant for human use. 2. Short-term animal toxicity tests. Proc Soc exp Biol Med 116: 523–530

Pons MW (1976) A reexamination of influenza single- and double-stranded RNAs by gel electrophoresis. Virology 69: 789–792

Porter AG (1982) Prospects for influenza vaccine production from genetic engineering. In: „Schutzimpfung gegen Influenza", Deinhardt F und Hennessen W (Hrsg), S 72–74 Deutsche Vereinigung zur Bekämpfung der Viruskrankheiten.

Porter AG, Barber C, Carey NH, Hallewell RA, Threlfall G, Emtage JS (1979) Complete nucleotide sequence of an influenza virus haemagglutinin gene from cloned DNA. Nature 282: 471–477

Potel J (1966) Grippeschutzimpfung und Antikörperverlauf beim Menschen. Med Klin 61: 87–91

Potel J, Hlawatsch S (1961) Untersuchungen über das Influenza-Virus und Influenza-Impfstoffe. 2. Immunf exp ther 122: 58–78

Potter CW, Jennings R, Rees RC, McLaren C (1973) Antibody response of hamsters to A 2/Hong Kong virus vaccine after priming by heterotypic virus infection. Infect Immunol 8: 137–144

Quash GA, Aymard M, Fougerouze J, Ripoll H (1982) A fetuinlatex agglutination test for detecting the neuraminidases of myxo viruses in allantoic fluid. J Biol Stand 10: 115–124

Racaniello VR, Palese P (1979) Influenza B virus genome: assignment of viral polypeptides to RNA segments. J Virol 29: 361–373

Recommendations of the Public Health Service Immunization Practices Advisory Committee (1980) Influenza Vaccine 1980/81, Morbidity and Mortality Weekly Report 29: 225–228

Reimer CB, Baker RS, Newlin TE, Havens ML (1966) Influenza virus purication with the zonal ultracentrifuge. Science 152: 1379–1381

Reye RDK, Morgan G, Baral J (1963) Encephalopathy and fatty degeneration of the viscera. A disease entity in childhood. Lancet 2: 749–752

Ritchey MB, Palese P, Kilbourne ED (1976) RNAs of Influenza A, B and C Viruses. J Virol 18: 738–744

Rott R, Orlich M, Scholtissek C (1976) Attenuation of pathogenicity of fowl plaque virus by recombination with other influenza A viruses nonpathogenic fowl: Nonexclusive dependence of pathogenicity on hemagglutinin and neuraminidase of the virus. J Virol 19: 54–60

Rott R, Becht H (1977) Antigen-Variabilität der Influenzaviren. In: Dr Banaschewski (Hrsg) „Influenza Symposium Nürnberg", S 11–19, Werk Verlag, München

Rott R, Orlich M, Scholtissek C (1979) Correlation of pathogenicity and gene constellation of influenza A viruses: III. Non-pathogenic recombinants derived from highly pathogenic parent strains. J gen Virol 44: 471–477

Russell SM, McCahon D, Beare AS (1975) single-radial-haemolysis technique for the measurement of influenza antibodies. J gen Virol 27: 1–10

Salk JE (1944) Simplified procedure for titrating hemagglutinating capacity for influenza virus and the corresponding antibody. J Immunol 49: 87–98

Salk JE, Laurent AM, Baily ML (1951) Direction of research on vaccination with immunologic adjuvants. Amer J publ Health 41: 669–677

Serfling RE (1963) Methods for current statistical analysis of excess pneumonia-influenza deaths. Publ Health Rep 78: 494–506

Seto JT, Rott R (1966) Functional significance of sialidase during influenza virus multiplication. Virology 30: 731–737

Shimojo H, Sugiura A, Akao T, Enomoto (1958) Studies of a non-specific haemagglutination inhibitor of influenza A/Asian/57 virus. Bull Inst publ Hlth Tokyo 7, 219–224

Skehel JJ (1971) RNA dependent RNA polymerase activity of the influenza virus. Virology 45: 793–796

Skehel JJ (1972) Polypeptide synthesis in influenza virus-infected cells. Virology 49: 23–26

Skehel JJ, Hay AJ, Armstrong JA (1977) On the mechanism of inhibition of influenza virus replication by adamantadine hydrochloride. J Gen Virol 38: 97–110

Skehel JJ, Schild GC (1971) Polypeptide composition of influenza A viruses. Virology 44: 396–408

Shope RE (1931) Swine influenza III. Filtration experiments and etiology. J Exper Med 54: 373–380

Shope RE (1936) The incidence of neutralizing antibodies for swine influenza virus on the sera of human beings of different ages. J Exp Med 63: 669–684

Shope RE, Francis T Jr (1936) The susceptibility of swine to the virus of human influenza. J exp Med 64: 791–801

Slepushkin AN, Bobyleva TK, Russina AE, Vitkina BS, Ellengon NJ, Zhdanov VM (1967) Evaluation of the effectiveness of large-scale vaccination against influenza in the USSR. Bull WHO 36: 385–395

Slepushkin AN, Schild GC, Chin S, Tyrrell DAJ (1971) Neuraminidase antibody resistance to vaccination with live A/Hong Kong/68 vaccines. J Hyg (Lond) 69: 571–578

Smith JWG zitiert nach Stuart-Harris CH, Schild GC (1976) Influenza. The Viruses and the Disease. Edward Arnold, London, S 119

Smith W, Andrewes CH, Laidlaw PP (1933) A virus obtained from influenza patients. Lancet 2: 66–68

Smith TF, Burgert WR, Noble GR, Campbell RF, Van Scoy RE (1976) Isolation of swine influenza virus from autopsy tissue of man. New England Jour Med 294: 708–710

Smorodintseff AA (1969) The efficacy of live influenza vaccines. Bull World Health Org 41: 585–588

Smorodintseff AA, Mikutskayoi BA, Alexandrova GI, Pleshanova RA (1967) Data on safety and epidemiological efficiency of anti-influenza vaccine studied on pre-school children. J Hyg Epidemiol Microbiol Immunol (Praha) 11: 265–277

Sugiura A (1975) Influenza virus genetics. In: Kilbourne ED (Hrsg) "The influenza viruses and Influenza", S 171–213, Academic Press, New York

Schild GC (1972) Evidence for new type-specific structural antigen of the influenza virus particle. J gen Virol 15: 99–103

Schild GC (1976) In: "Influenza. The viruses and the disease". Stuart-Harris CH und Schild GC (Hrsg), Edward Arnold

Schild GC, Dowdle WR (1975) Influenza virus characterization and diagnostic serology. In: "The influenza viruses and influenza", Kilbourne ED (Hrsg), Academic Press Inc, New York

Schild GC, Henry-Aymard M, Pereira HG (1972) A quantitative single radial-diffusion-test for immunological studies with influenza virus. J gen Virol 16: 231–236

Schild GC, Henry-Aymard M, Pereira MS, Chakraverty P, Dowdle W, Coleman M, Chang WK (1973) Antigenic variation in current human type A influenzaviruses: Antigenic characteristics of the variants and their geographic distribution. Bull WHO 48: 269–278

Schild GC, Oxford JS, Newman RW (1979) Evidence for antigenic variation in influenza A nucleoprotein. Virology 93: 569–573

Schild GC, Pereira MS, Chakraverty P (1975) Single-radial-haemolysis: a new method for the assay of antibody to influenza haemagglutinin. Bull Wld Health Org 52: 43–50

Schild GC, Stuart-Harris CH (1965) Serologic epidemiological studies with influenza A viruses. J Hyg 63: 479–490

Schoenbaum SC, Mostow SR, Dowdle WR, Coleman MT, Kage HS (1969) Studies with inactivated influenza vaccines purified by zonal centrifugation. 2. Efficacy. Bull Wld Hlth Org 41: 531–535

Scholtissek C (1979) Influenza virus genetics. Adv in Genetics 20: 1–36

Scholtissek C (1981) Molecular Genetic. Aspects of the Development of an Influenza virus. Live Vaccine. Behring Inst Mitt 69: 30–35

Scholtissek C, Klenk HD (1975) Influenza virus replication. In: Kilbourne ED (Hrsg) The influenza viruses and influenza, S 215–242, Academic Press, New York

Scholtissek C, Rohde W, von Hoyningen V, Rott R (1978) On the origin of the human influenza virus subtypes H2N2 and H3N2. Virology 87: 13–20

Scholtissek C, Vallbracht A, Flehmig B, Rott R (1979) Correlation of pathogenicity and gene constellation of influenza A viruses. II. Highly neurovirulent recombinants derived from non-neurovirulent or weakly neurovirulent parent virus strains. Virol 95: 492–500

Schonberger LB, Bregman DJ, Sullivan-Bolyai JZ (1979) Guillain-Barré-Syndrome following vaccination in the National Influenza Immunization Program. United States 1976–1977. Amer J Epidemiol 110: 105–123

Schramm G (1954) Die Biochemie der Viren. Springer Verlag, Berlin und New York

Schuhardt VT, Wilkerson M (1951) Relapse phenomena in rats infected with single spirochetes (Borrelia Recurrentis Var. Turicatae). J Bacteriol 62: 215–219

Schulman JL (1975) Immunology of influenza. In: Kilbourne ED (Hrsg) "The influenza viruses and influenza", S 373–393, Academic Press, New York

Schulman JL, Kilbourne ED (1969) Independent variation in nature of hemagglutinin and neuraminidase antigens of influenza virus: Distinctiveness of hemagglutinin antigen of Hong Kong/68 virus. Proc Nat Acad Sci-US 63: 326–333

Schulze IT (1972) The structure of influenza virus. II. A model based on the morphology and composition of subviral particles. Virology 47: 181–196

Schulze IT (1973) Structure of the influenza virion. Advanc Virus Res 18: 1–55

Schulze IT (1975) The biologically active proteins of influenza virus: The hemagglutinin. In: Kilbourne ED (Hrsg) "The influenza viruses and influenza", S 53–82 Academic Press, New York

Starko KM, Ray CG, Dominguez LB, Stromberg WL, Wodall DF (1980) Reye's syndrome and salicylate use. Pediatric. 66: 859–864

Stuart-Harris CH, (1976) In: Stuart-Harris CH, Schild GC, (Hrsg), "Influenza. The viruses and disease". Edward Arnold, London

Stuart-Harris CH (1980) The present status of live influenza virus vaccine J Inf Dis 142: 784–793

Styk B (1955) Non-specific inhibitors in normal rat sera for the influenza C type virus. The relation between the influenza C type virus. Newcastle disease and epidemic parotitis Folia biol (Praha) 1, 207–213

Styk B (1963) Effect of some inhibitor-destroying substances on the non-specific inhibitor of C influenza virus present in normal rat serum. Acta virol 7, 88–89

Takátsy G, Barb K (1959) On the normal serum inhibitors for the avid Asian strains of influenza virus. Acta virol 3, 71–77

Tang FF, Liang VK (1957) Antigenic studies of influenza virus isolated from the 1957 epidemic in China. Proc Int Meet Biol Stand 3rd Opatija, S 89–96

Taylor AR, Sharp DG, Beard D, Beard JW, Dingle JH, Feller AE (1943) Isolation and characterization of influenza A virus (PR8 strain). J Immunol 47: 261–282

Taylor JM, Hampson AW, White DO (1969) The polypeptides of influenza virus. Virology 39: 419–425

Taylor JM, Hampson AW, Layton JE, White DO (1970) The polypeptides of influenza virus. An analysis of nuclear accumulation. Virology 42: 744–752

Taylor RM (1951) A further note on 1233 („influenza C") virus. Arch Gesamte Virusforsch 4: 485–500

Taylor RM, Parodi AS (1942) Use of hamster (Cricetus auratus) for detection of influenza virus in throat washings. Proc Soc exp Biol (N. Y.) 49: 105–108

Todd JD, Cohen D (1968) Studies of influenza in dogs. I. Susceptibility of dogs to natural and experimental infection with human A 2 and B strains of influenza virus. Amer J Epidemiol 87: 426–439

Tolpin MD, Clements ML, Levine MM, Black RE, Saah AJ, Anthony WC, Cisneros L, Chanock RM, Murphy BR (1982) Evaluation of a phenotypic revertant of the A/Alaska/77-AS 1A 2 reassortant in hamsters and in seronegative adult volunteers: Further evidence that the temperature-sensitive phenotype is responsible for attenuation of ts-1A 2 reassortant viruses. Infect and Immunity: 36: 645–650

Tumova B, Pereira HG (1965) Genetic interaction between influenza A viruses of human and animal origin. Virology 27: 253–261

Tyrrell DAJ, Schild GC, Dowdle WR, Chanock R, Murphy B (1981) Development and use of influenza vaccines. Bull of the World Health Organ 59 (2): 165–173

Urqhuart GED (1974) Serum IgM and IgA responses in influenza A infections. J Clin Pathol 27: 198–201

Vesikari T, Vaheri A (1968) Rubella: a method for rapid diagnosis of a recent infection by demonstration of the IgM antibodies. Brit Med J 1: 222–223

Vickerman K (1969) On the surface coat and flagellar adhesion in trypanosomes. J Cell Sci 5: 163–193

Virelizier JL, Allison AC, Schild GC (1974) Antibody responses to antigenic determinants of influenza virus hemagglutinin. II. Original antigenic sin. J exp Med 140: 1571–1578

Vogel T, Shelokov A (1957) Adsorption-hemagglutination test for influenza virus in monkey kidney tissue culture. Sience, 126: 358–359

Volakova N, Jandasek L (1959) A thermostable inhibitor of newly isolated influenza virus strains in guineapig serum. Acta virol 3, 109–112

Waldman RJ, Hall WN, Mc Gee H, van Amburg G (1982) Aspirin as a risk factor in Reye's syndrome. JAMA 247: 3089–3094

Ward CW, Dopheide TA (1979) Primary structure of the Hong Kong (H3) haemagglutinin. Brit Med Bull 35: 51–56

Warren L, (1959) The thiobarbituric acid assay of sialic acids. J Biol Chem 234: 1971–1975

Waterfield MD, Espelie K, Elder K, Skehel JJ (1979) Structure of the haemagglutinin of influenza virus. Brit Med Bull 35: 57–63

Webster RG (1970) Estimation of the molecular weights of the polypeptide chains from the isolated hemagglutinin and neuraminidase subunits of influenza viruses. Virology 40: 643–654

Webster RG (1971) On the origin of pandemic influenza viruses. Curr top Microbiol Immunol 59: 75–105

Webster RG, Kasel JA, Couch RB, Laver WG (1976) Influenza virus subunit vaccines. II. Immunogenicity and original antigenic sin in humans. J Infect Dis 143: 48–58

Webster RG, Laver WG (1966) Influenza virus subunit vaccines: immunogenicity and lack of toxicity of ether- and detergent disrupted virus. J Immunol 96: 596–605

Webster RG, Laver WG (1971) Antigenic variation in influenza virus biology and chemistry. Prog Med Virol, 13: 271–338

Webster RG, Laver WG (1975) Antigenic variation of influenza viruses. In: Kilbourne ED (Hrsg) "The Influenza Viruses and Influenza", S 269–314, Academic Press, New York

Wellings FM, Skinner JJ, Lewis AL, Seabury CJ (1973) CDC, Influenza-Resp Dis Survey 88/10

Wells CEC (1971) Neurological complications of so-called "Influenza" A winter study in south-east Wales. Brit Med J 1: 369–373

Werner GH, Sharma R, Gogolski L (1960) Hämagglutinationshemmung mit Äther-behandeltem Antigen als eine empfindlichere Methode die immunologische Wirkung der Asia-Influenza-Vaccine zu bestimmen. Arch ges Virusforschung 10: 7–18

WHO (1971) A revised system of nomenclature for influenza viruses. Bull Wld Hlth Org 45: 119–124

WHO (1979) Reconsideration of influenza A virus nomenclature: A WHO memorandum, Bull WHO 57: 227–233

WHO Expert Committee on Biological Standardization. Revised requirements for influenza vaccine (inactivated). Technical Report Series No 638, S 148–171 (1979), WHO, Geneva

WHO (1980) A revision of the system of nomenclature for influenza viruses: a WHO memorandum. Bull of the World Health Organization 58: 585–591

WHO (1982) Weekly epidemiological record 57: 121–128

Widelock D, Csizmas L, Klein S (1963) Influenza, pregnancy, and fetal outcome. Public Health Rep 78, No 1: 1–11

Wiley DC, Skehel JJ, Waterfield M (1977) Evidence from studies with a cross-linking reagent that the haemagglutinin of influenza virus is a trimer. Virology 79: 446–448

Wingfield WL, Pollack D, Grunert RR (1969) Therapeutic efficacy of amantadine HCL and rimantadine HCL in naturally occurring influenza A 2 respiratory illness in man. New England J Med 281: 579–584

Winternitz MC, Wason JM, Mac Namara FP (1920) Chapters IA, IB and IV of "the Pathology of Influenza" Yale University Press, New Haven, Connecticut

Woodward TD, McCrumb FR Jr, Carey TN, Togo Y (1960) Viral and rickettsial causes of cardiac disease, including the Coxsackie virus etiology of pericarditis and myocarditis. Am Intern Med 53: 1130–1150

Wrigley NG, Skehel JJ, Charlwood PA, Brand CM (1973) The size and shape of influenza virus neuraminidase. Virology 51: 525–529

van Wyke K, Hinshaw VS, Bean WJ, Webster RG (1980) Antigenic variation of influenza A Virus nucleoprotein detected with monoclonal antibodies. J of Virology 35: 24–30

Yoshimura A, Kuroda K, Kawasaki K, Yamashina S, Maeda T, Onishi S (1982) Infectious cell entry mechanism of influenza virus. J of Virol 43: 284–293

Young JF, Desselberger U, Palese P (1979) Evolution of human influenza A viruses in nature. Sequential mutations in the genome of new H1N1 isolates. Cell 18: 73–83

Zakstelskaya LV (1953) Recovery of the virus from the urine of patients with epidemic influenza. Gripp. OKVDP, Tr. ob'yed Sess Inst. AMNSSR Moscow, 72–74

Zakstelskaya LV, Erstigneæva NA, Ysachenko, VA, Shenolerovitch SP, Efimova, VA (1969) Influenza in the USSR. New antigenic variant A [2] Hong Kong [1] 68 and its possible precursors. Am J Epidemiol 90: 400–405

Zhdanov VM, Solovev VD, Epshtein FG (1960) The Study of Influenza. Epidemiology, S 648–732 Russian Scientific Translation Program. Division of General Medical Sciences. National Institute of Health. Bethesda, Maryland

Klinik virusbedingter Tumoren*

K. Sesterhenn

Universität Hamburg, Universitätskrankenhaus Eppendorf, Klinik und Poliklinik für Hals-, Nasen- und Ohrenkrankheiten, Direktor (Kernklinik): Prof. Dr. med. C. Herberhold, Martinistraße 52, D-2000 Hamburg 20, Bundesrepublik Deutschland

Inhaltsverzeichnis

---

* Sämtliche eigenen Untersuchungen wurden an Patienten der Universitäts Hals-Nasen-Ohrenklinik Köln (Direktor: Prof. Dr. Dr. F. Wustrow) durchgeführt.

1 Einleitung

Seit im Jahre 1955 zuletzt über die Viruskrankheiten im HNO-Bereich berichtet wurde, hat sich das Gebiet der Virologie bedeutend fortentwickelt. Vor allem mit molekularbiologischen Methoden, der DNS-Hybridisierung, Genklonierung, Genmapping und der Immunzytochemie können Viren spezifisch nachgewiesen werden. Seit langer Zeit sind bei Tieren virusbedingte Tumoren bekannt, die auch experimentell durch Virusinfektionen erzeugt werden können. Bei der Suche nach ähnlichen malignen Tumoren des Menschen stieß man Mitte der 60er Jahre auf das endemisch in Zentralafrika vorkommende Burkitt-Lymphom (BL). Es stellte sich heraus, daß in den Zellen dieses Tumors das Epstein-Barr-Virus vorkam. Beim Vergleich der Antikörpertiter gegen das Epstein-Barr-Virus (EBV) bei Patienten mit BL und anderen Tumoren fiel auf, daß auch Patienten mit Nasenrachenkarzinomen (NPC) ähnlich hohe Antikörpertiter gegen das gleiche Virus entwickelten.

Auch das Nasenrachenkarzinom zeichnet sich durch eine endemische Häufung in Südostasien und Zentralafrika aus. Diese Beobachtungen haben das BL und insbesondere das NPC als Tumor epithelialer Herkunft in den Mittelpunkt des Interesses verschiedenster onkologischer Forschungsbereiche gerückt.

In diesem Referat soll nicht nur ein Überblick über die interessante Entwicklung der NPC-Forschung vermittelt werden, sondern auch über bereits in der Praxis verwendbare Ergebnisse, insbesondere der diagnostisch wichtigen EBV-Serologie. Das BL wird nicht berücksichtigt, da es als generalisierter Tumor des lymphatischen Systems in die Hämatologie gehört. Im übrigen sind die in unseren Breiten gelegentlich vorkommenden malignen Lymphome vom Burkitt-Typ mit Sicherheit nicht mit einer EBV-Infektion assoziiert.

In diesem Referat sollen außerdem die juvenilen Papillome, benigne Tumoren des oberen Respirationstraktes, deren Virusgenese schon seit den 20er Jahren unseres Jahrhunderts diskutiert wird, abgehandelt werden.

2 Das Nasenrachenkarzinom

2.1 Historisches

Verschiedene Beobachtungen deuten darauf hin, daß maligne Tumoren des Nasopharynx schon in alter Zeit vorkamen. Destruktionen der Schädelbasis, wie man sie beim Nasenrachenkarzinom beobachtet, wurden an einer alten ägyptischen Mumie um 3000 vor Christus und an einer byzantinischen Mumie festgestellt [381, 431]. Ähnliche Befunde wurden auch an alten Schädeln aus Peru und England erhoben [432].

Wie aus zusammenfassenden Darstellungen des älteren Schrifttums hervorgeht, beschäftigt sich die medizinische Fachliteratur erst seit der ersten Hälfte des 19. Jahrhunderts mit malignen Tumoren des Nasenrachens [15, 33, 138, 196, 285].

Danach wurde 1837 erstmalig von dem Franzosen Fardel [114] über ein Malignom des Nasenrachens berichtet, bei dem es sich jedoch um einen primären Tumor der Nasenhaupthöhle mit sekundärer Ausbreitung auf den Nasenrachen gehandelt haben dürfte [138, 237]. 1845 sicherte Michaux [276] als erster histologisch ein Karzinom des Nasenrachens. Auch bei zwei weiteren Fällen aus dem Jahre 1859 [254, 260] können primäre Nasenrachentumoren nicht mit Sicherheit angenommen werden [285]. Schweich [354] beschrieb 1867 ein fusozelluläres Sarkom des Nasenrachens mit otologischen und neurologischen Symptomen sowie Lymphknotenmetastasen. Nach den histologischen Kriterien und der klassischen Symptomatik ist es wahrscheinlich, daß es sich bei diesem Fall um das erste undifferenzierte Nasenrachenkarzinom handelte. Bis zum Beginn des 20. Jahrhunderts folgt eine Reihe von Publikationen, in denen die Symptomatologie und der klinische Verlauf meist anhand von Einzelfällen dargestellt werden [138]. Die histologische Beschreibung ist oft ungenau oder wegen der damals üblichen uneinheitlichen Terminologie heute kaum noch einzuordnen. Gelegentlich findet man Angaben zur Therapie, die sich im wesentlichen auf palliative, chirurgische Maßnahmen beschränkte. Selten wird auch die Ätiologie spekulativ erörtert. Erste Arbeiten über maligne Nasenrachentumoren im deutschen Schrifttum stammen aus dem Ende des 19. und Anfang des 20. Jahrhunderts [2, 57, 120, 169, 284, 303, 347, 351, 384, 392, 428]. Etwa seit den zwanziger Jahren unseres Jahrhunderts wurde das NPC zunehmend unter speziellen Aspekten wissenschaftlich bearbeitet. Die weitere Entwicklung soll in den jeweiligen Kapiteln dargestellt werden.

2.2 Zur Ätiologie

2.2.1 Viren

Die Besonderheiten der viralen Onkogenese werden eingehender im Referat Wilmes behandelt. Hier soll nur auf einige wichtige Daten und Beobachtungen über die Eigenschaften des EBV eingegangen werden. Auch die Bedeutung der Coronaviren soll kurz besprochen werden.

2.2.1.1 Epstein-Barr-Virus

Nach allen heute vorliegenden Erkenntnissen kann man davon ausgehen, daß das EBV beim NPC eine onkogene Rolle spielt. Als Burkitt [45] 1958 das nach ihm benannte Lymphom entdeckt hatte und wenig später zeigen konnte, daß die Inzidenz dieses Malignoms in enger Beziehung zu klimatischen Einflüssen wie Temperatur und Niederschlägen steht [46], diskutierte man eine Virusgenese dieses Tumors.

Bei der elektronenmikroskopischen Untersuchung kultivierter Zellen dieses Tumors fanden Epstein, Barr und Achong [101, 102, 103] 1964 erstmalig Viruspartikel, die nach ihrer morphologischen Struktur mit der Gruppe der Herpesviren verwandt sind. Inzwischen gelang es auch, die chemischen Eigenschaften des EBV, insbesondere seiner DNS, weitgehend aufzuklären. Es handelt sich bei der DNS des EBV um eine doppelsträngige DNS mit einem Molekulargewicht von 10^8 Daltons und 170×10^3 Basenpaaren [21, 320, 321]. Näheres über den Stand der chemischen Strukturanalyse findet man bei Kieff und Mitarbeitern [209].

Grundlage für die Erforschung der Eigenschaften des EBV bildeten Zellkulturen von Burkitt-Lymphomen (BL), die von Epstein und Mitarbeitern angelegt werden konnten [100, 104, 105]. Kulturen, in denen das Virus in einem gewissen Prozentsatz der Zellen elektronenmikroskopisch nachweisbar war [106], wurden als "producer lines" bezeichnet. Bei anderen Kulturen, in denen nach einer gewissen Zeit die Viruspartikel verschwanden oder elektronenmikroskopisch nicht mehr nachweisbar waren, obwohl ein gewisser Prozentsatz der Zellen EBV-Antigene besaß, handelt es sich um sogenannte "non-producer lines" [165]. Alle diese Kulturen von BL-Zellen zeichnen sich durch ein permanentes Wachstum aus, was bei Zellkulturen normaler Lymphozyten nicht der Fall ist. Aus den "producer lines" läßt sich das EBV isolieren, mit dem gesunde Lymphozyten infiziert werden können. Derartige Versuche zeigten, daß sich das EBV sowohl zytozid als auch transformierend verhalten kann [165]. EBV mit transformierender Eigenschaft kann normale Lymphozyten, die in vitro nur eine begrenzte Lebensspanne besitzen, zu anhaltendem Wachstum bringen [131, 160, 278]. In analogen Experimenten konnten bei verschiedenen Affenarten durch Infektion mit EBV in vivo maligne Lymphome erzeugt werden [112, 270, 372, 433].

Virale DNS kann mit Hilfe der Hybridisierungstechnik sehr spezifisch in der Zell-DNS nachgewiesen werden. Das Prinzip dieser Methode, die von zur Hausen und Mitarbeitern [453] erstmalig bei EBV infizierten Zellen angewendet wurde, beruht auf einer Anlagerung isotopenmarkierter Virus-DNS an die isolierte Zell-DNS. Da sich bei einer derartigen Hybridisierung nur identische Nukleinsäuresequenzen miteinander verbinden, lagert sich radioaktiv-markierte Virus DNS nur an den Stellen der Zell-DNS an, in denen Virus-DNS eingebaut wurde. DNS des EBV konnte mit Hilfe dieser Methode in sämtlichen Fällen der BL-Zellkulturen nachgewiesen werden, und zwar sowohl in den produzierenden als auch den morphologisch virusfreien, nicht produzierenden Zellinien [295, 454, 456]. Dieser wichtige Nachweis von Virusgenomen gelang auch in Biopsien von NPC des undifferenzierten Typs [296, 455].

Wolf und Mitarbeiter [438] verwendeten erstmalig die In-situ-Hybridisierung, d. h. die Darstellung von Virus-DNS in intakten Epithelzellen des NPC. Damit konnte demonstriert werden, daß beim NPC nicht, wie allgemein angenommen, die Lymphozyten, sondern die Epithelzellen vom Virus transformiert werden.

Mit Hilfe der DNS-DNS-Reassoziationskinetik ließen sich quantitative Aussagen über die Menge der homologen Virusgenome in der Tumorzell-DNS machen. Bei diesem Verfahren wird gemessen, wieviel radioaktiv-markierte Virus-DNS während der Anlagerung an die Tumorzell-DNS in einem bestimmten Zeitraum aus dem Überstand verbraucht wird [297].

Zunächst wurde angenommen, daß es sich bei dem EBV um ein rein lymphotropes Virus handelte, das ausschließlich in den B-Lymphozyten des Menschen beherbergt wird [198]. Der Nachweis des EBV im Rachensekret [280] und neutralisierendem EBV-spezifischem IgA (Immunglobulin A) sowie dessen secretory piece im Rachensekret von NPC-Patienten legte den Verdacht nahe, daß das EBV auch in Epithelzellen vorkommt, die durch Produktion des secretory piece das IgA drüsengängig machen [78]. Mit Hilfe der In-situ-Hybridisierungstechnik konnten Virusgenome in Epithelzellen der Glandula parotis von gesunden Individuen nachgewiesen werden [439].

Bisher ist es weder gelungen, EBV-Genome in anderen Zellen des menschlichen Körpers aufzudecken, noch Epithelzellen durch Infektion mit EBV in vitro zu transformieren oder im Tierexperiment Nasenrachenkarzinome zu erzeugen. Letztlich ist noch nicht eindeutig geklärt, auf welche Weise das EBV in die Epithelzellen des Nasopharynx gelangt. Lenoir und De Thé [243] diskutieren hierzu drei mögliche Hypothesen:

a) Die Epithelzellen des Nasopharynx besitzen Rezeptoren für das EBV, so daß eine direkte Transformation stattfinden kann,

b) es wäre denkbar, daß die Epithelzellen erst nach prämalignen Veränderungen für das Virus permissiv werden. Dabei kann das Virus sowohl als passiver Saprophyt (Passenger-Theorie) oder als aktiver karzinogener Faktor fungieren,

c) das Virus wird durch eine Fusion infizierter B-Lymphozyten mit den Epithelzellen übertragen. Auch bei diesem Übertragungsmodus kann die Passenger-Theorie oder die des aktiven Tumorpromotors zutreffen. Zahlreiche Befunde sprechen für die Übertragung des Virus durch eine Zellfusion. Elektronenmikroskopisch fand man eine enge Nachbarschaft von Lymphozyten und Epithelzellen in normalem und neoplastischem Rachengewebe, teilweise mit Interzellularbrücken [128]. Außerdem gelang es, in vitro Hybride von BL-Zellen und menschlichen Epithelzellen zu produzieren, die auf nackte Mäuse transplantiert, zu malignen Tumoren mit charakteristischen histologischen Eigenschaften anaplastischer Karzinome führten [137]. Schließlich wurde beobachtet, daß die Infektion von permissiven Lymphozyten, die mit Antilymphozytenglobulin eng aneinander fixiert wurden, zur Entstehung mehrkerniger Zellen führt [19, 20].

Diese wichtigen Fragen werden ausführlicher im Referat Wilmes behandelt.

Anfänglich konnten Antikörper gegen das EB-Virus nur durch die üblichen Techniken der Virusneutralisation und der Komplementfixation nachgewiesen werden [167]. Erst Zellkulturen, die von Patienten mit BL und infektiöser

Mononukleose (IM) gewonnen wurden und einen gewissen Prozentsatz an virushaltigen Zellen besaßen, ermöglichten die Aufdeckung mehrerer virusspezifischer Antigene. Dabei spielte die Anwendung der Methode der indirekten Immunfluoreszenz eine große Rolle. Von diesen Zellkulturen werden Aceton- oder Methanol-fixierte Ausstriche angefertigt, die dann mit dem zu testenden Serum inkubiert werden. Befinden sich in dem Testserum Antikörper gegen ein EBV-spezifisches Antigen, so heften sich diese an die Zellen der Kultur, die das entsprechende Antigen auf ihrer Membran oder in ihrem Zytoplasma enthalten. Mit einem Fluoreszein-markierten Antikörper gegen menschliche Immunglobuline, lassen sich dann diese Antigen-Antikörperbindungen auf den Zellen sichtbar machen (siehe Abb. 1) [168].

Im einzelnen wurden folgende EBV-spezifische Antigene gefunden:

Das Virus-Capsid-Antigen (VCA): G. Henle und W. Henle [154] gelang 1966 erstmalig der fluoreszenz-immunologische Nachweis eines EBV-spezifischen Antikörpers. Durch elektronenmikroskopische Untersuchungen konnte gezeigt werden, daß dieser Antikörper Viruspartikel agglutiniert, die aus Zellen von "producer-lines" extrahiert und konzentriert wurden [159, 268]. Man fand dieses VCA nur in EBV-produzierenden Zellen [107, 453]. Weitere Analysen belegten, daß die Antikörper gegen das VCA sowohl als IgG als auch als IgA vorkommen [158, 161, 427].

Das Membranantigen (MA): Bei der Suche nach tumorspezifischen Membranantigenen fand man mit Hilfe der indirekten Immunfluoreszenz auf der Oberfläche einiger Zellen von BL-Kulturen Antigene, die mit dem Serum von BL-Patienten und gesunden Personen reagierten [213, 214]. Die Antigene kamen nur in den Membranen vereinzelter Zellen von "producer-lines" vor, nicht jedoch in Knochenmarkszellen oder Lymphozyten aus Lymphknoten. Das MA läßt sich nur an vitalen, virusproduzierenden Zellen in Form einer frühen und späten Komponente demonstrieren [109, 374]. Anteile des MA scheinen zum Teil identisch mit neutralisierenden Antikörpern zu sein [76, 308].

Das early Antigen (EA): Die Entdeckung dieses EBV-spezifischen Antigens verdankt man einer experimentellen Beobachtung. Wurden "non-producer-lines" von BL mit EBV superinfiziert, so führte dies entweder zu einem Absterben dieser Zellen oder zu einer Verlangsamung des Wachstums. Nur wenige oder keine der überlebenden Zellen zeigten eine positive Fluoreszenz nach Inkubation mit sicher VCA-positiven Antiseren von gesunden Spendern. Dagegen erzeugten nur Seren von Patienten mit IM,

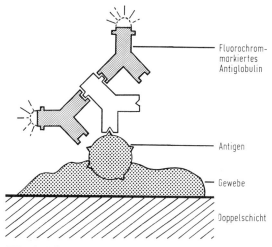

Abb. 1. Schematische Darstellung der indirekten Immunfluoreszenztechnik zum Nachweis von Antigenen nach Herbert und Wilkinson [168]

BL, oder NPC eine deutliche Fluoreszenz. Damit war klar, daß es sich um ein neues EBV-spezifisches Antigen handeln mußte, was offenbar durch die Infektion mit EBV induziert wird. Man nannte es EA [162]. Bei weiteren Untersuchungen fiel auf, daß auch das EA in mehreren Formen, nämlich der sogenannten D- oder R-Komponente vorkommt, wobei die D-Komponente eine diffuse, die R-Komponente eine begrenzte (restricted) Fluoreszenz besitzt [157].

Epstein-Barr-Nuklear-Antigen (EBNA): In Extrakten von produzierenden und nicht produzierenden Lymphoblastenlinien wies man mit Hilfe der Komplementfixationsreaktion ein weiteres EBV-spezifisches Antigen nach, welche mit dem VCA sicher nicht identisch ist [331]. Dieses Antigen war nur bei solchen Zellen vorhanden, die Virusgenome in die eigene Zell-DNS integriert hatten. Dagegen fehlte es vollständig bei Zellinien, die frei von EBV-Genomen sind [252, 332].

1966 entdeckten Old und Mitarbeiter [300], daß nicht nur Seren von Patienten mit BL, sondern auch NPC präzipitierende Antikörper gegen Extrakte kultivierter BL-Zellen besaßen. In den folgenden Jahren wurde dann von zahlreichen Untersuchern mit Hilfe der von Henle und Henle [154] beschriebenen indirekten Fluoreszenztechnik belegt, daß in Seren von NPC-Patienten aus allen Erdteilen das IgG-anti-VCA gegenüber Patienten mit anderen Karzinomen und gesunden Kontrollpersonen signifikant erhöht sind [75, 140, 156, 161, 164, 257, 262, 277, 338, 342, 412].

Noch deutlicher waren die IgA-Titer gegen das VCA erhöht [158, 178].

Es zeigte sich weiter, daß das NPC mit erhöhten Titern gegen die D-Komponente des EA verknüpft ist [162, 164].

Man fand außerdem, daß die Titer gegen das VCA in einem proportionalen Verhältnis zum Tumorstadium stehen, wobei es mit zunehmendem Krankheitsstadium durch die Vermehrung der Gesamttumormasse zu einem Anwachsen der Titer kommt [161, 164, 166, 188]. Schließlich konnte gesichert werden, daß die Antikörpertiter Jahre nach erfolgreicher Behandlung wieder abfielen und die D-Komponente des EA verschwand [164, 309]. Ähnlich wie das VCA und EA waren auch die Antikörpertiter gegen das EBNA bei NPC-Patienten signifkant gegenüber gesunden Kontrollpersonen und solchen mit anderen Tumoren erhöht [77, 187, 215, 412, 438].

Es ist im Rahmen dieses Referates kaum möglich, eine umfassende Darstellung der Gesamtliteratur, die sich mit dem EBV beschäftigt, wiederzugeben. Deshalb muß auf Übersichten verwiesen werden [165, 167, 217, 218, 281].

Zusammenfassend muß festgehalten werden, daß bis heute noch kein direkter Beweis für die onkogene Rolle des EBV erbracht werden konnte, jedoch zahlreiche Indizien, wie sie von Henle [165] formuliert wurden, mehr für als gegen diese Annahme sprechen. Die von Henle angeführten indirekten Beweise für die Onkogenizität des EBV werden abschließend zitiert:

1. In der DNS der Tumorzellen des NPC lassen sich regelmäßig Virusgenome nachweisen.

2. Mit den EBV können in vitro normale Zellen (Lymphozyten) transformiert werden, so daß diese ein permanentes Wachstum in der Zellkultur erhalten.

3. Das EBV kann im Tierexperiment maligne Tumoren induzieren.

4. Nahezu alle Patienten mit gering- und undifferenzierten Karzinomen des Nasenrachens besitzen gegenüber gesunden Kontrollpersonen und gegenüber verschiedensten anderen Karzinomen im Pharynx signifikant erhöhte Antikörpertiter gegen spezifische Antigene des EBV.

2.2.1.2 Coronaviren

In Zellen des NPC wurden nicht nur EBV sondern auch Coronaviren beobachtet
[11]. Auch gegen dieses Virus wurden bei 18 NPC-Patienten signifikant erhöhte
Antikörpertiter gefunden [12]. Bisher ist aber die onkogene Bedeutung der
Coronaviren keineswegs in dem Maße abgeklärt, wie es beim EBV der Fall ist.
Darüber hinaus bleibt abzuwarten, ob das Coronavirus die gleiche weltweite
Verbreitung im Nasopharynxkarzinom hat.

2.2.2 Genetische Faktoren

Die Beobachtung, daß das NPC in bestimmten Regionen der Welt eine sehr hohe
Inzidenz besitzt, was vor allem für den südchinesischen Raum und Zentralafrika
zutrifft (siehe auch Kapitel Epidemiologie), legte genetische Untersuchungen nahe.
Das NPC kommt gegenüber anderen Malignomen familiär gehäuft vor [177, 383].
Es wurde u. a. in mehreren Generationen einer Familie beobachtet [177]. In Kenia
erkrankten Individuen mit der Blutgruppe A signifikant seltener an NPC [61]. Diese
Beobachtungen konnten in anderen Ländern nicht bestätigt werden [177]. Bei 1000
NPC Patienten fand man keine signifikante Häufung einer bestimmten Blutgruppe
[152]. Seit Anfang der siebziger Jahre wurden Anstrengungen gemacht mit Hilfe der
HLA-Typisierung (human leucocyte antigen), eine in der Transplantationsimmu-
nologie unverzichtbare Methode, genetisch bedingte Dispositionen bei verschiedensten Tumoren aufzudecken. Bei den meisten Tumoren ließen sich bis auf die akute
myeloische Leukämie keine signifikanten Häufungen bestimmter HLA-Antigene
nachweisen [312, 398, 400, 401].

Bei NPC-Patienten chinesischer Abstammung wurde eine signifikante Häufung
von HLA-A 2 und ein Defizit oder Fehlen von nachweisbaren Antigenen auf dem
Locus B. beobachtet [376]. Mit einem spezifischen Antiserum konnte auf dem
fehlenden B-Locus ein neues, für Chinesen spezifisches Antigen identifiziert
werden, welches zunächst Singapur 2 (SIN 2) genannt wurde [377]. Das Erkrankungsrisiko für NPC ist bei Trägern des Haplotyps HLA-A 2, SIN 2 besonders hoch
[377]. Ein erhöhtes Risiko ist auch mit dem Antigen BW 17 verbunden [378].
Neueste Untersuchungen bestätigen das erhöhte NPC-Risiko für Träger von HLA-
B 17 und HLA-BW 46 (BW 46= offizielle Bezeichnung für SIN 2) an großen
Patientenkollektiven [51]. Auch Kombinationen von AW 17, B 17 und A 2-BW 46
sind mit einem höheren Risiko vergesellschaftet als B 17 und BW 46 alleine, das
Fehlen von HLA-DR entspricht ebenfalls einem signifikant erhöhten Risiko.
Dagegen ist das Erkrankungsrisiko bei Individuen mit HLA-A 11 und HLA-DRW
4 signifikant geringer [52].

17 unserer eigenen Patienten aus der Kölner Klinik wurden auf HLA-Antigene,
mit Ausnahme von BW 46, für das kein Antiserum zur Verfügung stand, im
Vergleich zu einer normalen Kontrollpopulation untersucht [230]. Der einzig
signifikante Unterschied zwischen beiden Gruppen war eine Häufung des HLA-B 5
Locus bei unseren eigenen NPC-Patienten.

Auch die Untersuchung genetisch kontrollierter Erythrozytenenzyme und
Seroproteine deutet darauf hin, daß definierte Subpopulationen in der chinesischen
Bevölkerung besonders gefährdet sind [211].

2.2.3 Umweltfaktoren

Südchinesen behalten auch nach der Auswanderung in Länder mit bekannt niedriger Inzidenz ein hohes Erkrankungsrisiko. Da dieses jedoch deutlich niedriger liegt als in den Heimatländern, muß ein umweltbedingter Trigger-mechanismus in den Ländern mit hoher Inzidenz für NPC angenommen werden. So hat man in zahlreichen Untersuchungen nach allen möglichen ursächlichen Faktoren gefahndet.

2.2.3.1 Sozioökonomischer Status

Aus verschiedenen Untersuchungen geht hervor, daß ein niedriger sozioökonomi-scher Status mit einem hohen Erkrankungsrisiko verbunden ist [366]. Der sozioökonomische Status wird von mehreren Variablen wie Erziehung, religiösen Bindungen und Gebräuchen, Beschäftigung, Einkommen, Wohnverhältnissen, Eßgewohnheiten und ähnlichem geprägt. Werden diese Einzelfaktoren getrennt analysiert, so läßt sich nur wenigen ein eindeutig erhöhtes Risiko zuordnen, wie etwa Landarbeitern, Fischern und Transportarbeitern [364]. Nach anderen Arbei-ten lassen sich zwischen Beruf und Erkrankungsrisiko keine eindeutigen Beziehun-gen statistisch nachweisen [177, 370].

2.2.3.2 Vorerkrankungen

Übereinstimmend wird von mehreren Autoren über die Häufung von Nasen- und Ohrenerkrankungen in der Anamnese von NPC-Patienten berichtet [135, 153, 251, 370]. Das Risiko, an NPC zu erkranken, ist um den Faktor 40 erhöht, wenn während des Erwachsenenlebens Nasenkrankheiten vorlagen [370]. Eine Zunahme des Risikos wurde bereits dann beobachtet, wenn früher lediglich nasale Symptome vorhanden waren [153, 251]. Schließlich ist auch eine für Nasenkrankheiten positive Familienanamnese mit einem 8-fachen Risiko verbunden [153].

2.2.3.3 Chemische Faktoren

2.2.3.3.1 Medikamente

Ausführlich wurde der Einfluß traditioneller chinesischer Medizinen auf das Erkrankungsrisiko untersucht [251, 370]. Es handelt sich um Kräuterpräparate, Nasenöle und Duftmischungen, die teilweise direkt, teilweise durch Inhalation oder Einblasen in die Nase appliziert werden. Die Anwendung dieser Medikamente ist mit einem erhöhten Risiko verbunden, wobei allerdings berücksichtigt werden muß, daß bei häufigen Nasenkrankheiten zwangsläufig mehr derartiger Medikamente appliziert wurden.

2.2.3.3.2 Inhalantien

Bereits 1924 wurde der Verdacht geäußert, daß das NPC wahrscheinlich durch die Inhalation von Dämpfen hervorgerufen würde, die man in den schlecht belüfteten Behausungen der Eingeborenen Südchinas vorfand [87]. Es handelte sich um Abgasgemische, die durch Verbrennung von Gräsern, minderwertigen Holzarten,

Weihrauch, Keroson oder Erdnußöl entstanden [87]. In Kenia wurden die Lebensbedingungen verschiedener Stämme untersucht, bei denen ebenfalls eine Häufung des NPC beobachtet wird [60]. Man fand ähnliche Wohnverhältnisse wie in China. Bei Stämmen, die im Freien wohnten, war keine wesentliche Häufung des NPC erkennbar. Der Nachweis von beträchtlichen Anthrakosen in den Lungen verstorbener NPC-Patienten aus diesen Gebieten und der hohe Gehalt an Benzpyrenen, Anthrazenen und Fluoranthenen, die in dem Rauchniederschlag aus den Eingeborenenhütten chemisch identifiziert wurden, wertete man als wichtiges Indiz für die Richtigkeit dieser Hypothese [60]. Im übrigen wurde auf das Proetz'sche Nasenmodell verwiesen, mit dem demonstriert werden kann, daß die Ablagerung von kleinsten eingeatmeten Partikeln im Nasenrachen extrem hoch ist [322, 323].

Die gleichen Lebensumstände fand man jedoch bei über 1 Million Ureinwohnern des Hochlandes von Neu Guinea, ohne daß hier eine ähnlich hohe Inzidenz von NPC wie in Kenia vorhanden gewesen wäre [37]. Auch für Hongkong ließen sich diese Beobachtungen aus Kenia nicht bestätigen [177]. Gerade eine spezielle Population in Hongkong mit der höchsten Inzidenzrate für NPC, die sogenannten Bootsleute, sind praktisch überhaupt keinen Verbrennungsabgasen ausgesetzt, da sie ausschließlich im Freien kochen und keinen Kontakt zu Abgasen haben. Obwohl chinesischem Weihrauch nach experimentellen Untersuchungen eine terato- und karzinogene Wirkung zugeschrieben wird [122], konnte gezeigt werden, daß die NPC-Inzidenz weder bei Personen, die ständig Weihrauch einatmeten, noch bei buddhistischen Mönchen in Mittelchina über dem Durchschnitt der übrigen Bevölkerung liegt [177]. Auch die Inhalation von Opium [177], der Rauch glimmender Antimoskitorollen [364] spielen keine entscheidende Rolle. Tabak in verschiedenen Anwendungsformen (Zigaretten- und Pfeifenrauchen, Kautabak) erhöht das Risiko, an NPC zu erkranken nicht mehr als bei anderen Tumoren des oberen Respirationstraktes [364]. Das Risiko, an NPC zu erkranken, ist bei beruflicher Exposition in Dämpfen, Rauch, Einwirkung von Chemikalien zwei- bis dreifach erhöht [153].

2.2.3.3.3 Nahrungsmittel

Zahlreiche Substanzen, wie chinesische Gewürze, Fenchel, Senfpasten, Pfeffersoßen, Sojasoße, chinesischer Tee usw. wurden auf ihre karzinogenen Eigenschaften überprüft, ohne daß mit diesen Stoffen ein deutlich erhöhtes Risiko verknüpft werden kann [135, 364]. Bei der systematischen Suche nach einer karzinogenen Substanz stieß man auf gesalzenen Fisch, der wohl aufgrund der in China üblichen Zubereitungsweise einen hohen Gehalt an N-Nitrosaminen besitzt [181]. Die noch lebenden Fische werden sofort in Salzlake getötet. Möglicherweise induzieren die Erstickung und die im Körper verbleibenden Blutenzyme und Verdauungssäfte die Entstehung von Nitrosaminen. Die karzinogene Wirkung von Nitrosaminen bei der Entstehung von Nasenkarzinomen bei der Ratte wurde in zahlreichen Untersuchungen belegt [92, 93]. Bei Albinoratten konnten die Adenokarzinome und undifferenzierte Karzinome der Nase und der Nebenhöhlen nach Verfütterung von gesalzenem Fisch experimentell erzeugt werden [189]. In 4 von 6 Sorten des in Südchina gehandelten Pökelfisches fand man beträchtliche Mengen an N-Nitrosdiäthylaminen in Konzentrationen von 1 bis 35 µg/kg. Gesalzener Fisch gehört zu den ersten festen Nahrungsmitteln, mit denen Kleinkinder in Südchina gefüttert werden [135, 407]. Es gibt kaum einen Südchinesen, der nicht mindestens einmal im Leben gesalzenen Fisch aß, von den meisten Südchinesen wird er häufiger verzehrt [181]. Gesalzener Fisch wird sogar nach chinesischen Exklaven, z. B. nach Amerika und Australien exportiert. Somit kann nicht von der Hand gewiesen werden, daß die Ernährung mit gesalzenem Fisch bei Südchinesen eine wichtige Rolle als kokanzerogener Faktor spielt, zumal ein einziger Fisch eine Dosis an Nitrosaminen besitzt, die bereits karzinogen sein kann.

2.2.3.3.4 Tumorfördernde Substanzen (tumor promoting agents)

In jüngster Zeit wurde gestützt auf experimentelle Untersuchungen diskutiert, daß eine Induktion von EBV-Genomen in Lymphozyten und eine maligne Transformation unter Einwirkung bestimmter chemischer Substanzen beschleunigt stattfinden kann [194]. Hierzu gehören halogenierte Pyrimidine [132, 395], niedermolekulare Fettsäuren [207, 256] und tumorfördernde Ferboldiester [457]. Niedermolekulare Fettsäuren und die n-Butyrilsäure entstehen als fermentative Abbauprodukte aus Fusobakterien, Bakterioides und Clostridien [194]. Ferboldiester stammen von der Muttersubstanz Crotonöl ab [194]. Crotonöle fanden sich in einigen Euphorbienarten, die im südchinesischen Raum (Croton Tiglium, Euphorbia Lathyris) und in Ostafrika (Croton Megalocarpus und Jatropha Curcas) vorkommen. Alle diese Euphorbienarten werden in China wie auch in Ostafrika als Medikamente benutzt. In Zellkulturen mit einem bestimmten Gehalt an EBV-positiven Lymphozyten bewirkt das Crotonöl alleine oder besonders in Kombination mit n-Butyrat eine beträchtliche Zunahme der Induktion des EBV-Genoms in andere Lymphozyten. Dieser Effekt kann durch die Zugabe von Retinsäure inhibiert werden [194]. In jüngster Zeit wurde über die tumorfördernde Eigenschaft von Diterpen Estern und einem noch nicht näher identifizierten Serumfaktor berichtet [460]. Inzwischen wurden in mehr als 30 ostasiatischen Pflanzenarten und aus dem Fusobacterium nucleatum weitere "tumor promoting agents" nachgewiesen [195].

2.3 Epidemiologie

Die geographische Verteilung des Nasenrachenkarzinoms ist nach dem heutigen Stand weitgehend geklärt. Die Häufigkeit des Tumors in einzelnen Ländern wird an verschiedenen Bezugswerten dargestellt, die nicht ohne weiteres miteinander verglichen werden dürfen.

2.3.1 Anteil des NPC an allen HNO-Malignomen

Im älteren Schrifttum findet man vor allem eine Korrelation des NPC zu allen in den betreffenden Instituten oder Kliniken beobachteten Tumoren des oberen Respirationstraktes bzw. des HNO-Bereiches. In Tabelle 1 sind einige dieser Arbeiten zusammengestellt. Daraus läßt sich entnehmen, daß der Anteil an NPC in China mit 50% ungewöhnlich hoch ist. Auch in Afrika wird ein ähnlich häufiges Vorkommen des NPC im Verhältnis zu allen anderen Tumoren des HNO-Bereiches beschrieben. Bemerkenswert sind Angaben aus Griechenland, wonach dort rund

Tabelle 1. Anteil der Nasenrachenkarzinome an allen Malignen des HNO-Bereiches

Land	Autor	%
China (Kwantung)	Jung et al. [201]	50
Kenia	Clifford [58, 59]	31
Griechenland	Papavasiliou [307]	20.8
Kalifornien (Chinesen)	Vaeth [416]	13.3
Holland	d' Hoed [84]	6.1
Hawai	Pang [305]	3.5–5.8
Deutschland (Jena)	Albrecht [4]	5.2
Deutschland	Ormerod [304]	4.4
Deutschland (Leipzig)	Oeken [299]	3.4
Deutschland (BRD)	AG klin. Onkologie [9]	3.1
USA	Hara [148]	2

21% aller HNO-Tumoren NPC sind [307], obwohl es dort, wie weiter unten gezeigt wird, insgesamt nicht häufiger vorkommt als in anderen europäischen Ländern.

In Deutschland werden Verteilungen zwischen 5,2 und 3,1% angegeben [4, 9, 299, 304], wobei die Daten der Arbeitsgemeinschaft für klinische Onkologie, die auf einer Gesamtzahl von 20 251 HNO-Tumoren beruhen, am ehesten die Verteilung in Deutschland wiederspiegeln.

2.3.2 Anteil des NPC an allen Malignomen

Ähnliche Informationen liefern auch die Daten, die die Häufigkeit des NPC im Vergleich zu allen anderen im gleichen Zeitraum beobachteten Malignomen beschreiben. In Tabelle 2 sind derartige Erhebungen zusammengefaßt. Sie belegen die Häufung dieses Tumors im südostasiatischen Raum bzw. in Populationen mit einem hohen Bevölkerungsanteil an Südchinesen. Auch in anderen Regionen der Welt ist das NPC relativ häufig vertreten, wie etwa im Sudan, auf den Philippinen und in Israel. In den USA, Europa, Neuseeland sowie einigen anderen Ländern der gleichen Kontinente sinkt die prozentuale Häufigkeit des NPC unter 1%.

2.3.3 Altersstandardisierte Inzidenz

Zweifellos geben letztere Daten eine gewisse Auskunft über die Häufigkeit des NPC in verschiedenen Ländern, sind jedoch wegen der unterschiedlichen Kapazität der Prosekturen und medizinischen Zentren in den einzelnen Ländern mit Sicherheit ungenauer als Angaben zur Inzidenz des NPC. Mit dem Begriff der Inzidenz wird die Anzahl der Neuerkrankungen in einem definierten Zeitraum beschrieben, wobei die altersspezifische Inzidenz auch Informationen über die Neuerkrankung in bestimmten Altersgruppen aufdeckt. Nicht ohne weiteres kann jedoch die altersspezifische Inzidenz verschiedener Länder miteinander verglichen werden, weil die statistische Alterszusammensetzung von Land zu Land höchst unterschiedlich ausfällt. Aufgrund dieser Überlegung hat man den Begriff der altersstandardisierten Inzidenz geschaffen, die nach den Vorschlägen der UICC an einem europäischen, afrikanischen oder Weltstandard errechnet werden kann [91, 429]. Diese direkte Altersstandardisierung bietet den Vorteil, daß man Krebserkrankungs-

Tabelle 2. Anteil der Nasenrachenkarzinome an allen Malignomen

Land	Autor	%
Volksrepublik China	Yeh S. D. J. [444]	
Canton		25.2
Nanning		18.4
Changsa		8.2
Tientsin		7.9
Peking		4.0
Taiwan	Yeh Shu [443]	23.2
Indonesien	Djojopranoto et al. [86]	
Chinesen		18.2
Indonesier		10.3
Hong Kong	Digby et al. [85]	18.0
Sudan	Malik et al. [262]	9.1
Manila	Pantangco et al. [306]	6.3
Thailand	Garnjana et al. [127]	3.3
Israel	Har Kedar et al. [149]	2.1
USA (Illinois)	Simmons et al. [375]	0.7
Indien	Wahi [422]	0.5
Dänemark	Godtfredsen [138]	0.5–1.2
USA, Europa, Indien	Clifford [61]	0.2–0.3
Schweden	Ringertz [335]	0.3
USA (Connecticut)	Griswold et al. [143]	0.2
USA (New York, State)	Ferber et al. [116]	0.2
Norwegen	Cancer Reg. Norway [49]	0.2
Neuseeland	Dept. of Health N. Z. [73]	0.1

bzw. Sterbeziffern anhand einer künstlich aufgestellten Standardpopulation auch in solchen Ländern miteinander vergleichen kann, bei denen der Altersaufbau nur ungenau bekannt ist [315].

Nach Angaben der Literatur wird in Abbildung 2 die altersstandardisierte Inzidenz des NPC orientiert am Altersstandard der Weltpopulation auf 100 000 Personen pro Jahr dargestellt. Hieraus läßt sich ebenfalls entnehmen, daß das NPC eindeutig bei Völkern mongoloider Herkunft am häufigsten vertreten ist, was insbesondere für Südchinesen gilt. Unter den Südchinesen sind Kantonesen gegenüber Teochew und Hokkien, Bewohnern der Provinzen Chiu Chau bzw. Fukien bei weitem dem höchsten Risiko ausgesetzt, an einem NPC zu erkranken [173, 175, 271, 366]. NPC sind im Norden Chinas wesentlich seltener als im Süden [177]. Bei Malayen, die seit Jahrhunderten enge Verbindung zu den Südchinesen hatten, und die sich auch in einem gewissen Grade mit diesen vermischten, liegt das Erkrankungsrisiko niedriger als bei den reinrassig gebliebenen Chinesen in diesem Lande, aber deutlich höher als bei den Indern oder Weißen, die in Malaysia leben [368]. Obwohl die Japaner einen noch älteren Kontakt zum chinesischen Kulturkreis hatten, liegt in diesem Land die Inzidenz nicht höher als in Europa. Allerdings hatte Japan eher eine Verbindung zu nordchinesischen Stämmen, die seltener an NPC erkranken als Südchinesen [177]. Auffallend ist auch das hohe Erkrankungsrisiko für Eskimos [233], Einwohner von Hawaii [330], Malta [429] und Israel [429]. Auch in einigen Ländern Afrikas, in denen bisher keine altersstandardisierte

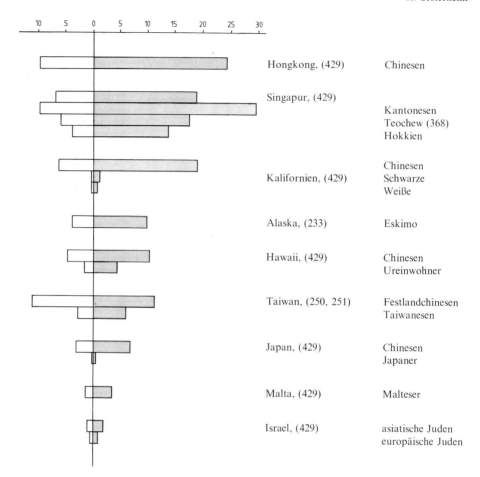

Abb. 2. Altersspezifische Inzidenz/100 000 Personen und Jahr (links = Frauen, rechts = Männer)

Inzidenz für das NPC errechnet werden konnte, muß nach der Literatur ebenfalls ein hohes Erkrankungsrisiko vorliegen. Hierzu zählt Tunesien [98, 447], der Sudan [262], Uganda [70, 346] und Kenia [60]. Die altersspezifische Inzidenz für das NPC liegt in 61 anderen Ländern auf allen fünf Erdteilen deutlich unter 1,0/100 000 Personen und Jahr.

2.3.4 Geschlechtsverteilung:

In den meisten Ländern wird ein Überwiegen des männlichen Geschlechts von etwa 2 : 1 bis 3 : 1 angegeben [171, 429]. Bemerkenswert ist die Uniformität der Geschlechtsverteilung in den meisten Ländern ohne wesentliche Schwankung in Regionen mit hoher und niedriger Inzidenz. Das weibliche Geschlecht überwiegt nur in einigen wenigen Ländern, nämlich Rhodesien, bei den Maoris in Neuseeland, in El Paso (Texas) und Rumänien [429]. Über die Geschlechtsverteilung in Deutschland, insbesondere der Bundesrepublik, ist wenig bekannt. Das Geschlechtsverhältnis beträgt in der DDR 3 : 1, im Saarland 2 : 1 und in Hamburg 1 : 1 [429]. An der Kölner Hals-Nasen-Ohrenklinik beobachteten wir unter 54 NPC-Patienten der letzten Jahre eine Geschlechtsverteilung von 3,5 : 1 [24].

2.3.5 Altersverteilung

Hierzu findet man in der Literatur unterschiedliche Muster, die sich in drei Hauptgruppen unterteilen lassen.

In Gegenden mit hoher Inzidenz für Nasenrachenkarzinome beginnt die Erkrankungshäufigkeit mit dem 20. Lebensjahr anzusteigen, erreicht zwischen dem 45. und 55. Lebensjahr einen Gipfel, um im höheren Alter wieder abzuklingen. Dieses Muster wurde in Hongkong [173, 177], in Singapur [286] und in Thailand [127] beobachtet. Diese Altersverteilung ist offenbar typisch für Südchinesen. Sie bleibt auch dann erhalten, wenn Angehörige dieser ethnischen Gruppe in Ländern leben, in denen das NPC normalerweise selten vorkommt, wie etwa in Hawaii, Australien oder Kalifornien [44, 330, 355, 451].

Eine Sonderstellung nimmt die Altersverteilung in einigen afrikanischen Ländern wie Tunesien, Uganda und Kenia ein. Dort wurde eine ungewöhnliche Häufung des NPC im Kindesalter beobachtet. In Uganda erkrankten etwa 39% aller Patienten mit NPC vor dem 20. Lebensjahr [346], im Sudan waren es rund 20% [262], in Kenia 13% [59], in Tunesien 17% der Fälle [98].

Da das NPC gehäuft während der Pubertät auftritt, vermutet man, daß endokrine Faktoren eine gewisse pathogene Rolle spielen. Die hohe Inzidenz des NPC bei Kindern und Jugendlichen wird als Argument für die Virusgenese dieser Tumoren gewertet [262], zumal in Uganda die primäre EBV-Infektion bei Kindern in den beiden ersten Lebensjahren stattfindet und nach dem zweiten Jahr praktisch abgeschlossen ist [80]. Über Einzelfälle von undifferenzierten Nasenrachenkarzinomen bei Kindern wurde auch in Deutschland [170, 350, 409], den USA [16, 145] und in der englischsprachigen Literatur über insgesamt 166 Fälle [389] berichtet. Selten ist die familiäre Häufung bei Kindern [383]. Kinder der schwarzen Bevölkerung der USA erkranken wesentlich häufiger an NPC als Kinder der weißen Bevölkerung [141]. Das Erkrankungsrisiko bei diesen Kindern soll bei niedrigem sozioökonomischem Status und bei der Landbevölkerung besonders in den Südstaaten steigen [141].

In Ländern mit niedrigem Erkrankungsrisiko findet man wiederum eine ganz andere Altersverteilung. Erst nach dem 40. Lebensjahr beginnt die Erkrankungshäufigkeit zu steigen, um zwischen dem 60. und 80. Lebensjahr ein Maximum zu erreichen. Die Abbildung 3a zeigt die altersspezifische Inzidenzrate für Hongkong, Singapur und Schweden [177]. Daraus läßt sich entnehmen, daß das NPC in Hongkong und Singapur in früherem Lebensalter auftritt als in Europa. In Abbildung 3b ist die altersspezifische Inzidenzrate für NPC in Tunesien dargestellt [98].

2.3.6 Epidemiologie des EBV

Bereits 1967 stellte sich heraus, daß hohe Anteile der jugendlichen Bevölkerung der USA bereits niedrige Titer gegen das VCA des EBV besaßen [155]. Wenig später wurden niedrige Antikörpertiter gegen das VCA des EBV in Seren gesunder

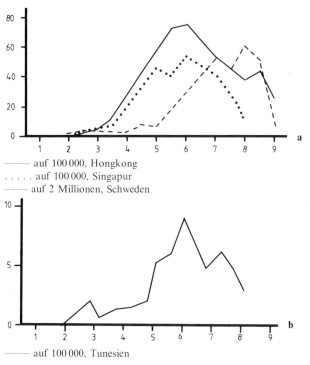

—— auf 100 000, Hongkong
. . . . . auf 100 000, Singapur
– – – auf 2 Millionen, Schweden

—— auf 100 000, Tunesien

Abb. 3a und b. Altersverteilung in verschiedenen Ländern **a** Hongkong, Singapur, Schweden nach Ho [177] **b** Tunesien, nach Ellouz et al. [98] (1–9 = Lebensjahrzehnte)

jugendlicher Personen überall in der Welt, u.a. in Amerika, Afrika, Asien, Australien und Europa [72] festgestellt. Sogar bei Eingeborenen des Mato Grosso [32] und des Polarkreises [405] waren bei gesunden Personen Antikörper gegen EBV nachweisbar.

Eine Zufallsbeobachtung deckte auf, daß eine seronegative Person, die an infektiöser Mononukleose erkrankte, im Verlauf der Infektion hohe Antikörpertiter gegen das VCA entwickelte [156]. Weitere Untersuchungen bestätigten nicht nur, daß das EBV der Erreger der IM ist, sondern auch, daß in der gemäßigten Zone vor allem in den oberen sozio-ökonomischen Bevölkerungsschichten die Primärinfektion mit EBV im Adoleszentenalter über die IM stattfindet [110, 163, 293]. Dagegen tritt die Primärinfektion in tropischen Ländern mit primitiven hygienischen Bedingungen in sehr frühem Lebensalter ein [204]. Diese Beobachtungen konnten in internationalen, großen epidemiologischen Studien, bei denen mehr als 8000 Seren untersucht wurden, erhärtet werden [79, 80]. Man fand, daß die Infektionsrate in Zentralafrika bei Kleinkindern extrem hoch ist und im dritten Lebensjahr nahezu 100% der Kinder infiziert sind. Eine ähnlich frühe Serokonversion findet auch bei den Eskimos in Grönland statt. Offenbar spielt in diesen Ländern die IM als Übertragungsmodus keine Rolle, dagegen vermutet man eine Übertragung durch Speichel [134, 280] oder durch infizierte Lymphozyten in der Muttermilch [80].

Auffallend ist, daß in den gleichen Regionen bis auf Grönland auch das BL

gehäuft vorkommt, was an eine mögliche pathogene Bedeutung der frühen EBV-
Infektion für die Entstehung des BL denken läßt. Die Erstinfektion mit EBV findet
auch in Asien noch im Kindesalter statt, wobei aber hier eine nahezu 100%ige
Durchseuchung erst zwischen dem 10. und 15. Lebensjahr erreicht wird [80]. In
Europa und Nordamerika tritt eine 100%ige Durchseuchung erst im dritten
Lebensjahrzehnt ein.

Spezifische Antikörper gegen das EBV sind in Seren von NPC-Patienten
ähnlich wie bei Patienten mit BL signifikant gegenüber Patienten mit anderen
Malignomen und gesunden Kontrollpersonen erhöht. Nur wenige Autoren haben
die Frage untersucht, ob sich die EBV-Serologie von NPC-Patienten verschiedener
ethnischer Gruppen unterscheidet. Dies ist nach mehreren Untersuchungen der
Fall [1, 246]. Die höchsten Durchschnittstiter werden bei NPC-Patienten gefunden,
die aus Regionen mit hoher NPC-Inzidenz wie Hongkong und Tunesien stammen.
Dagegen lagen die mittleren Titer bei weißen Amerikanern, Franzosen und
Deutschen, bei letzteren handelt es sich ausschließlich um Patienten der Kölner
Klinik, deutlich niedriger, aber immer noch signifikant höher als bei Kontrollpa-
tienten.

2.4 Pathologie

2.4.1 Lokalisation und Ausbreitung

Rund 30% der Nasenrachenkarzinome entstehen in der Rosenmüllerschen Grube,
wobei in mehr als 10% der Fälle das Karzinom von intakter, unauffälliger
Schleimhaut bedeckt ist und somit der Tumor nur durch Biopsien in diesem Bereich
nachgewiesen werden kann [318]. Sehr ausführliche Untersuchungen über die
Lokalisation der Primärtumoren des Nasenrachens zeigen, daß das NPC grundsätzlich überall im Nasenrachen entstehen kann, die Hinterwand und die Vorder-
wand jedoch gegenüber der Seitenwand und dem Dach eindeutig unterrepräsentiert
sind. Die häufigste Primärlokalisation liegt nach diesen Untersuchungen im Winkel
zwischen Dach, Hinter- und Seitenwand [443]. Dem entsprechen auch Befunde
anderer Untersucher [313, 339, 452].

Weitaus die meisten Fälle von NPC zeigen nach autoptischen Befunden, die an
unbehandelten verstorbenen NPC-Patienten erhoben wurden, unterschiedliche
Grade der Ulzeration an der Tumoroberfläche [399]. Nur selten wurden exophyti-
sche oder makroskopisch überhaupt keine Veränderungen vorgefunden [399].

Die Tumorausdehnung wird vornehmlich von den anatomischen Verhältnissen
im Nasopharynx bestimmt. Auf eine genaue Beschreibung der Anatomie des
Nasenrachens soll hier nicht eingegangen werden. Es erscheint jedoch sinnvoll, hier
nur die wichtigsten topographisch-anatomischen Beziehungen des Nasopharynx zu
seiner Nachbarschaft aufzuzeigen, da sich hieraus wichtige klinische Sachverhalte
ergeben.

Das Vordringen des Tumors nach ventral in die Nasenhaupthöhlen und die
hinteren Zellen des Siebbeinlabyrinthes, nach kaudal in den Oropharynx und nach
dorsal in den prävertebralen Raum hat bei weitem nicht die gleiche ungünstige
prognostische Bedeutung wie die Infiltration in kranialer und lateraler Richtung.
Bei kranialer Ausdehnung trifft der Tumor nicht auf eine glatte, gut begrenzte
Struktur, wie sie etwa durch die Wirbelsäule mit den daraufliegenden Faszien

gegeben ist, sondern auf Strukturen, die eine fatale Ausdehnung des Tumors nahezu begünstigen. Der Tumor infiltriert sehr leicht das mit Faserknorpel ausgefüllte Foramen lacerum und erreicht über den Sulcus caroticus den Sinus cavernosus. Damit ist eine Tumorinfiltration in die durch und in der Wandung verlaufenden Hirnnerven (N.III, IV, VI) und den Nervus trigeminus vorgegeben. Eine ähnlich ungünstige Prognose resultiert aus dem Tumorwachstum in seitliche Richtung. Das Karzinom dringt hierbei in das Spatium retromandibulare, welches lateral durch die Musculi pterigoidei und den Unterkiefer begrenzt ist und die A. carotis internau, die V. jugularis interna, den Ramus mandibularis des N. V. sowie den IX., X., XI. und XII. Hirnnerven enthält. Auch ein Eindringen des Tumors über die Tuba Eustachii in das Mittelohr wurde mehrfach beschrieben [66, 264].

2.4.2 Regionäre Lymphknotenmetastasen

Das nicht verhornende und undifferenzierte Karzinom des Nasenrachens verhält sich im Hinblick auf die Metastasierung ähnlich wie alle anderen Plattenepithelkarzinome des Kopf-Hals-Bereiches. Sie metastasieren zunächst in die drainierenden Lymphbahnen des Nasenrachens. Nach Rouvierè [336] münden die Lymphbahnen des Nasenrachendachs und der Hinterwand in ein oder zwei in der Regel vorhandene laterale Lymphknoten, die unmittelbar neben den Foramina der großen Gefäße an der Schädelbasis und dem N. hypoglossus liegen. Manchmal ist auch ein medialer, retropharyngealer Lymphknoten angelegt. Es handelt sich um die gleichen Lymphknoten, die die Lymphbahnen des Mittelohres, der Tube, der Nasenhaupthöhle und des weichen Gaumens aufnehmen. Alle diese Lymphknoten stehen mit der oberen Gruppe der tiefen Halslymphknoten, insbesondere den subdigastrischen Lymphknoten in Verbindung. Ein Teil der Lymphe mündet auch in die laterale Gruppe der tiefen Halslymphknoten ein, die unmittelbar neben dem Musculus sternocleidomastoideus und dem Processus mastoideus liegen. Damit ist der weitere Weg der lymphogenen Aussaat entlang der juxtajugulären und retroaccessoriellen und schließlich der supraclaviculären sowie mediastinalen Lymphbahnen festgelegt [118, 336].

2.4.3 Fernmetastasen

Bei 124 obduzierten Patienten, die an einem NPC verstarben, wurden in rund 70% der Fälle regionäre Lymphknotenmetastasen, in 87% viscerale Absiedlungen und Knochenmetastasen vorgefunden [399]. Die Häufigkeit der Fernmetastasierung wurde von anderen Autoren unterschiedlich angegeben. Godtfredsen [138] beobachtete unter 118 Lymphoepitheliomen und Transitionalzellkarzinomen etwa 19% Fernmetastasen, Wang [425] bei 115 malignen Nasenrachentumoren (96 Karzinome) 59% und van Andel [417] bei 89 Karzinomen 49% Fernmetastasen. Diese stark differierenden Angaben kommen wahrscheinlich dadurch zustande, daß die Patienten in unterschiedlichen Stadien der Krankheit untersucht wurden. Diese Annahme wird auch durch Beobachtungen unterstützt, nach denen im Initialstadium lediglich 6% der Fälle Fernmetastasen und im fortgeschrittenen Stadium in 37% Fernmetastasen gefunden wurden [47]. Die Fernmetastasen des NPC finden sich am häufigsten in thorakalen und abdominalen Lymphknoten (41–42%), in Knochen (59%), in der Lunge (45%) und der Leber (53%) [399].

Eine ähnliche Verteilung ergibt sich aus einer anderen Untersuchung [47]: Knochenmetastasen= 36–44%, Lunge= 15–37%, extrazervikale Lymphknoten= 26–35% und andere Organe= 14%. Die Fernmetastasierung wird weniger von der Masse des Primärtumors, sondern eher von dem Ausmaß der regionären Lymphknotenmetastasen beeinflußt, wobei das NPC etwa gleich häufig zu Fernmetastasen neigt wie Karzinome des Oropharynx [22]. Während Patienten mit UC ungleich häufiger an Fernmetastasen sterben, erliegen Patienten mit verhornenden Plattenepithelkarzinomen häufiger einer lokalen Invasion des Primärtumors in die Schädelbasis oder an den Folgen der regionären Lymphknotenmetastasen [53].

2.4.4 Histologie

Bestimmte Formen der nasopharyngealen Karzinome und die dort sehr viel seltener vorkommenden Adeno- bzw. adenoidzystischen Karzinome sind infolge ihrer charakteristischen morphologischen Merkmale bis heute unstrittig und mit der gleichen Nomenklatur beschrieben worden.

Anders verhält es sich mit einer Gruppe von Tumoren, bei der es sich nach den heutigen Erkenntnissen einerseits um gering- bzw. undifferenzierte Karzinome, andererseits um maligne Lymphome handelt. Die Morphologie der undifferenzierten Karzinome ist sehr vielfältig. So ist es nicht verwunderlich, daß eine Reihe von unterschiedlichen Theorien über die Herkunft dieser Tumoren und zahlreiche Nomenklaturen entwickelt wurden. Auch die morphologische Ähnlichkeit der undifferenzierten Karzinome mit einigen malignen Lymphomen hat zu einer erheblichen Begriffsverwirrung geführt. Gerade das undifferenzierte Karzinom ist nach den heutigen Erkenntnissen eng mit der EBV-Infektion verbunden. Deshalb soll auf die heute immer noch sehr vielfältige Nomenklatur dieses Tumortyps näher eingegangen werden, insbesondere weil sich in Deutschland bisher immer noch nicht die international anerkannte WHO-Nomenklatur durchgesetzt hat.

2.4.4.1 Histogenese und Nomenklatur

Krompecher [226] leitete diese Tumoren von der Basalzellschicht der Nasenrachenmukosa ab und nannte sie Basaliome.

Schmincke [349] und Regaud [333] bezeichneten 1921 unabhängig voneinander diesen Tumor, in Anlehnung an morphologische Untersuchungen von Jolly [197] und Mollier [282] über lymphoepitheliales Gewebe, als Lymphoepitheliome. Schmincke schloß aus der Zell- und Kernmorphologie, der Anordnung und der Art des Wachstums der Tumorzellen auf die epitheliale Genese dieser Tumoren, räumte ihnen jedoch infolge ihrer morphologischen Ähnlichkeit mit dem lymphoepithelialen Gewebe eine Sonderstellung ein. Regaud betont ebenfalls einen epithelialen Anteil dieses Tumors, schließt jedoch eine Beteiligung der Lymphozyten an der malignen Transformation nicht aus. Die Sonderstellung der sogenannten Lymphoepitheliome wurde von zahlreichen Autoren übernommen, die diese Tumoren zum großen Teil als Karzinome einschätzten [111, 117, 119, 200, 264]. Besonders in Deutschland wurde bis in die jüngste Zeit die Eigenständigkeit des lymphoepithelialen Karzinoms verteidigt [88, 89, 90]. Auch Lennert [242] hält die Morphologie des lymphoepithelialen Karzinoms für sehr charakteristisch, wenn nicht spezifisch, räumt jedoch ein, daß es sich um eine Variante des Plattenepithelkarzinoms handeln müsse. Im Jahre 1927 wurde der Begriff des Transitionalzellkarzinoms eingeführt [329]. Nach dieser Beschreibung handelt es sich um einen Tumor mit kleinen uniformen Zellen und hyperchromatischen Kernen, der in soliden Strängen wächst. Man nahm an, daß diese Tumoren entweder von sogenannten Transitionalepithelien des oberen Respirationstraktes abstammen oder von einem Plattenepithel, das während seiner Differenzierung seinen reifen Charakter verloren hat. Diese Nomenklatur fand nicht nur im anglo-amerikanischen Schrifttum eine weite Verbreitung [121, 345, 434]. Die Schwierigkeit, lymphoepitheliale Karzinome von Transitionalzellkarzinomen zu unterscheiden, erwies sich daran, daß gleiche Schnitte dieser Tumoren von mehreren anerkannten Pathologen unterschiedlich klassifiziert wurden [339].

Eine weitere Gruppe von Tumoren des oberen Respirationstraktes, die auch im Nasenrachen vorkommen, wurden nach ihrer Struktur als Spindelzellkarzinome bezeichnet [263]. Später tauchte der Begriff des Clearcell-Karzinoms auf, ein morphologisches Bild, welches durch den Glykogenreichtum der Zellen zustande kommt [443]. Bereits 1928 waren New und Kirch [291] der Meinung, daß es sich bei den Lymphoepitheliomen und Transitionalzell-Karzinomen um Varianten des Plattenepithelkarzinoms handelte. Diese Ansicht wurde später auch von anderen Pathologen geteilt [65, 99, 150, 151, 238, 248, 375, 436, 452]. In der älteren Literatur wurden diese undifferenzierten Tumoren, die nach den heutigen Erkenntnissen mit Sicherheit epithelialer Herkunft sind, fälschlicherweise als Endotheliome [255, 410], zervikale Lymphosarkome [403], lymphozytoplastische Sarkome [38]. Lympho- oder Retikulumzellkarzinome [36, 96, 298] eingeordnet. In Skandinavien [3, 138] und England [239] wurden die Lymphoepitheliome als mesenchymale Geschwülste angesprochen. Nach seinem Aufbau wurde das lymphoepitheliale Karzinom in zwei Hauptformen unterteilt, nämlich den Typ Schmincke, der durch die lockere Anordnung einzelner Tumorzellen im lymphatischen Gewebe als synzytialer Zellverband imponiert und den Regaudtyp, bei dem die Tumorzellen in unregelmäßigen Faszikeln zwischen den Lymphozyten angeordnet sind [13, 50]. Lange Zeit blieb die Rolle der Lymphozyten im undifferenzierten Karzinom des Nasenrachens umstritten. Während Schmincke [349] und andere [90, 242] der Ansicht sind, daß es sich um einen eigenständigen lymphoepithelialen Tumor handele, vertreten andere Autoren [56, 380, 446] die Meinung, daß die Lymphozyten neben den Epithelzellen ebenfalls maligne entartet sind und es sich somit um Mischgeschwülste epithelialer sowie lymphogener Herkunft handele. Schließlich wurde auch die These vertreten, daß die Lymphozyten als sekundäre, d. h. reaktive Rundzellinfiltration zu deuten sei [74, 200, 406]. Dieses Problem scheint jedoch nach den neuesten Forschungsergebnissen gelöst zu sein. Man kann davon ausgehen, daß es sich bei den Lymphozyten in diesen undifferenzierten Karzinomen vorwiegend um T-Lymphozyten handelt [199, 440]. Es könnte sogar nachgewiesen werden, daß Lymphozyten, die aus den Karzinomen isoliert wurden, zum Teil eine spezifische zytotoxische Aktivität gegen verschiedene EBV-positive Zellkulturlinien aufweisen, nicht jedoch gegen EBV-negative Zellinien oder an Lymphozyten, die aus dem Nasenrachengewebe gesunder Personen isoliert wurden [212]. Nach eigenen Untersuchungen birgt ein Teil der im Tumor befindlichen Lymphozyten intrazelluläre Immunglobuline, was ihre B-Zellnatur unter Beweis stellt [225].

Neuere lichtmikroskopische Untersuchungen an großen Biopsiesammlungen nasopharyngealer Karzinome haben gezeigt, daß die hier beschriebenen, verschiedenen histologischen Typen mit hoher Wahrscheinlichkeit alle Abkömmlinge des im Nasenrachen beobachteten respiratorischen Epithels sind. In diesem Material wurde mehrfach die im Nasenrachen seltene Beobachtung eines Carcinoma in situ gemacht, was die Herkunft der undifferenzierten Karzinome von diesen Epithelien belegt [363, 365, 443]. Aufgrund licht- und elektronenmikroskopischer Untersuchungen wurde angegeben, daß der malignen Transformation eine Metaplasie des normalen Epithels vorangehen muß [318]. Der endgültige Beweis, daß die undifferenzierten Karzinome vom Epithel des Nasenrachens abstammen, wurde durch elektronenmikroskopische Befunde erbracht [81, 274, 397]. Man konnte in den Tumorzellen des undifferenzierten Karzinoms typische Bauelemente von Epithelzellen, nämlich Desmosomen, Keratinfibrillen und Tonofilamente nachweisen.

Diesen Sachverhalt konnten wir durch den immunzytochemischen Nachweis von Keratinantigenen in den Tumorzellen untermauern [362].

2.4.4.2 WHO-Nomenklatur

Erst in jüngster Zeit wurde im Rahmen der WHO-Empfehlungen die histologische Typisierung der Tumoren des oberen Respirationstraktes von Shanmugaratnam unter Mitarbeit führender Pathologen verschiedener Länder eine neue Nomenklatur der Karzinome des Nasopharynx vorgeschlagen [367, 369]. Die WHO-Nomenklatur unterteilt das nasopharyngeale Karzinom in drei Hauptgruppen:

1. das verhornende Plattenepithelkarzinom (keratinizing squamous cell carcinoma = SCC): Dieses Karzinom unterscheidet sich morphologisch nicht von anderen verhornenden Plattenepithelkarzinomen des oberen Respirationstraktes. Die in

Verbänden angeordneten Tumorzellen besitzen infolge ihrer guten Differenzierung eine große Ähnlichkeit mit Zellen des normalen Plattenepithels. Man erkennt in der Regel Interzellularbrücken sowie Bezirke mit guter, mäßiger und geringer Verhornung. Insgesamt bietet die histologische Diagnose dieses Tumortyps keinerlei Schwierigkeiten (Abb. 4a).

2. das nicht verhornende Plattenepithelkarzinom (non keratinizing carcinoma = NKC): Diese Karzinome besitzen uniforme und große Zellen, die rundoval oder spindelförmig sein können. Die Zellgrenzen sind im allgemeinen gut erkennbar. Häufig lassen sich Interzellularbrücken nachweisen. Im allgemeinen sind die Tumorzellen gut anfärbbar, weisen aber manchmal infolge von Glykogenspeicherungen im Zytoplasma eine blasige Struktur auf. Verhornende Zellen oder glanduläre Strukturen sind nie vorhanden. Bemerkenswert ist die plexiforme, faszikuläre bzw. trabekuläre Struktur der Tumorzellverbände, wobei die Zellen geschichtet oder pflasterartig angeordnet sind. Die Grenzen der epithelialen Zellverbände zum lymphatischen Stroma sind in der Regel deutlich angelegt, wobei sich häufig eine basalmembranähnliche Struktur beobachten läßt. Bei diesem Tumortyp kann eine mehr oder weniger stark ausgeprägt lymphozytäre Infiltration vorhanden sein (Abb. 4b).

3. das undifferenzierte Karzinom (undifferentiated carcinoma = UC): Bei diesen Karzinomen werden große vesikuläre Zellkerne mit einem oder mehreren prominenten Nukleoli beobachtet. Zellgrenzen zwischen den Tumorzellen sind lichtmikroskopisch schwer oder kaum erkennbar, so daß der Eindruck eines synzytialen oder sarkomatösen Zellverbandes entsteht. Die Tumorzellen sind in mehr oder minder gut organisierten Massen oder in Verbänden locker verbundener Zellen in dem lymphatischen Stroma angeordnet (Abb. 4c).

Das NKC entspricht dem früheren Transitionalzell-Karzinom und dem Regaud-Typ des Lymphoepithelioms, das UC dem Schmincke-Typ des lymphoepithelialen Karzinoms. In der WHO-Nomenklatur wird das UC außerdem nach unterschiedlichen morphologischen Merkmalen als Karzinom mit clearcell, synzytialer und Spindelzellstruktur subklassifiziert. Es sei darauf hingewiesen, daß die Grenzen zwischen diesen drei Tumortypen, insbesondere zwischen dem NKC und dem UC keineswegs scharf zu ziehen sind, da bei ein und demselben Tumor nicht selten mehrere der hier beschriebenen morphologischen Strukturen zu beobachten sind [253, 368, 394].

2.4.4.3 EBV und histologischer Tumortyp

Seit Anfang der siebziger Jahre ist bekannt, daß Patienten mit UC des Nasenrachens höhere Antikörpertiter gegen das EBV aufweisen als Patienten mit anderen histologischen Typen [48, 77, 257, 368, 394]. EBV-Genome waren nur in NKC oder UC vorhanden [8, 216], was sich vor allem mit der in-situ-Hybridisierung [438] bestätigen ließ.

2.4.4.4 Modifikationen der WHO-Nomenklatur

Aufgrund dieser Beobachtungen wurde mehrfach vorgeschlagen, die WHO-Nomenklatur zu modifizieren. Die Kölner Arbeitsgruppe unterteilte das NKC und das UC nach dem Grad ihrer lymphozytären Infiltration in zwei Gruppen, mit und

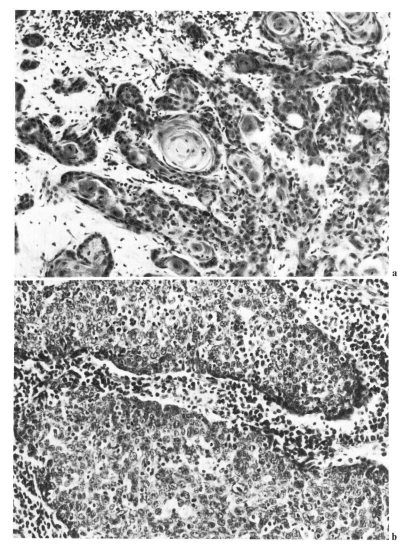

Abb. 4a–d. Histologie typischer Nasenrachenmalignome **a** Verhornendes Plattenepithelkarzinom (Dr. Caselitz, Institut für Pathologie der Universität Hamburg, Dir.: Prof. Dr. G. Seifert) **b** Nicht verhornendes Plattenepithelkarzinom (AFIP Nr. 82–10 814) **c** Undifferenziertes Karzinom (lymphoepithelial, Schmincke-Tumor) mit lymphozytärer Infiltration (AFIP Nr. 82–10 838) **d** Malignes Lymphom vom immunoblastischen Typ (immunozytologisch gesichert) (AFIP Nr. 82–10 810).[Sämtliche Mikrofotogramme wurden bis auf Abb. 4a von Frau Dr. I. Sesterhenn (Armed Forces Institute of Pathology, Washington, DC) nach Biopsien von Patienten der Kölner Klinik angefertigt.]

ohne lymphozytäre Infiltration [228, 229]. In der Tat zeigten serologische Befunde [206, 229], daß das Ausmaß der lymphozytären Infiltration mit einer signifikanten Erhöhung der Antikörpertiter gegen EBV-spezifische Antigene einhergeht (siehe Abb. 5). Nach den gleichen Überlegungen wurde auch in Frankreich eine

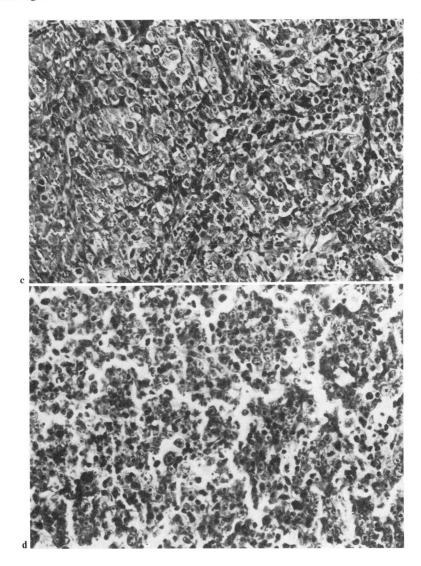

vereinfachte Modifikation der WHO-Nomenklatur vorgestellt [275], wobei lediglich das SCC vom UC des nasopharyngealen Typs unterschieden wird. Die französische Arbeitsgruppe konnte ebenfalls belegen, daß pathologische Antikörpertiter gegen das EBV nur bei UC vorhanden sind. Beide Nomenklaturen kommen klinischen Bedürfnissen weitgehend entgegen, da sie vor allem die mögliche Virusätiologie berücksichtigen. Es empfiehlt sich, keine dieser drei Nomenklaturen ausschließlich zu benutzen, sondern sie vorläufig gleichzeitig anzuwenden.

2.4.4.5 Histologische Differentialdiagnose

Mit der histologischen Untersuchung kann in der überwiegenden Anzahl der Fälle die Diagnose gesichert werden, da die morphologischen Kriterien der verschiede-

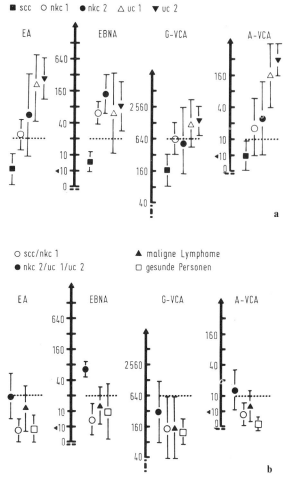

Abb. 5a und b. Verhalten der Antikörpertiter gegen verschiedene Antigene des Epstein-Barr-Virus (EA= early antigen, EBNA= Epstein-Barr-nuclear antigen, G-VCA= anti virus capsid antigen, A-VCA= IgA anti virus capsid antigen) **a** bei 71 Nasenrachenkarzinomen (*SCC*= verhornendes Plattenepithelkarzinom, *NKC*= nicht verhornendes Plattenepithelkarzinom, *UC*= undifferenziertes Karzinom, *1*= ohne, *2*= mit lymphozytärer Infiltration) **b** Kontrolltumoren gleicher Histologie und maligne Lymphome außerhalb des Nasenrachens

nen Typen des Nasopharynxkarzinoms charakteristisch sind. Unter gewissen Umständen können jedoch die UC kaum von den malignen Lymphomen (ML), insbesondere von Imunoblastomen unterschieden werden (s. Abb. 4c). Dies kann besonders bei Lymphknotenmetastasen des UC schwierig sein [242]. Aber auch Artefakte, die durch die Biopsie oder die histologische Bearbeitung des Gewebes entstehen, können die Differentialdiagnose erheblich erschweren. Besonders in Gegenden mit niedrigem Erkrankungsrisiko für NPC, zu denen auch die Bundesrepublik Deutschland zählt, muß man mit einem relativ hohen Anteil an malignen Lymphomen des Nasenrachens, den früheren Retothelsarkomen, oder Lymphosarkomen rechnen. Nach unseren eigenen Untersuchungen liegt der Anteil primärer maligner Lymphome des Nasenrachens bei etwa 19% [361]. Dagegen stellt sich in Gegenden mit hoher Inzidenz für das NPC diese Frage kaum, da hier weit mehr als 90% aller Malignome des Nasenrachens zu den Karzinomen zählen [248, 363, 365, 443).

Zur Differentialdiagnose zwischen UC und ML stehen eine Reihe bewährter Verfahren zur Verfügung. Wie bereits erwähnt, behält das UC charakteristische Merkmale von Plattenepithelien, nämlich Keratinfilamente und Desmosomen, die sich elektronenmikroskopisch nachweisen lassen [397]. Wie wir in eigenen Untersuchungen [362] zeigen konnten, erlaubt der immunzytochemische Nachweis von Keratinproteinen in Paraffin-eingebetteten Schnitten mit der Peroxydase -Anti-Peroxidase-Methode eine zuverlässige Differentialdiagnose (siehe Abb. 6).

Handelt es sich um ein malignes Lymphom, so läßt sich mit immunologischen Verfahren in aller Regel eine monokonale Proliferation einer bestimmten Lymphozytenklasse darstellen [40, 227, 357]. Hierzu bedient man sich des E-Rosetten-Tests [14] zum Nachweis einer T-Zellproliferation und der Immunfluoreszenz [314] zur Darstellung einer B-Zellproliferation.

2.5 Symptome

Bereits sehr früh wurden die Symptome der Malignome des Nasenrachens systematisch analysiert [196, 237]. Godtfredsen [138] teilte die Symptome in vier Hauptgruppen ein: vergrößerte Halslymphknoten, ophthalmo-neurologische, nasale und otologische Symptome. Diese Einteilung wird bis heute in der Literatur bevorzugt verwendet. Die meisten Autoren berichten über die Symptomatik aller Nasenrachentumoren, ohne daß verschiedene Tumortypen getrennt behandelt werden. Eine Literaturzusammenstellung findet sich in Tabelle 3 mit rund 87% Karzinomen von insgesamt 1381 mitgeteilten Fällen. Die Tabelle verdeutlicht, daß regionäre Lymphknotenmetastasen offenbar als häufigstes Symptom mit einer Streubreite zwischen 30 und 82% vorkommen. Dann folgen mit 38% nasale, mit 35% otologische und mit 31% ophthalmo-neurologische Symptome. Eine gleiche Reihenfolge der Symptomatik wurde auch in einer anderen Literaturzusammenstellung [341], die insgesamt 1171 Fälle umfaßt, vorgefunden [33, 138, 148, 283, 313, 340, 343, 425]. Nach dieser Statistik kamen Lymphknotenmetastasen in 47%, nasale Symptome in 34%, otologische Symptome in 33% und ophthalmoneurologische Symptome in 26,5% der Fälle vor. Die Erstsymptome variieren in Reihenfolge und Häufigkeit [4, 126, 288]. Auffallend ist allerdings die Übereinstimmung, die Wang [426] und Villari [419] an unterschiedlichen Krankenkollektiven fanden. Danach kommen Lymphknotenmetastasen in 44 bzw. 47%, Ohrsymptome in 27%, nasale Symptome in 23% bzw. in 22% und neurologische Symptome in 15–13% als erstes Symptom vor. Sawaki und Mitarbeiter [341], die 641 Karzinome und 125 maligne Lymphome des Nasenrachens untersuchten, fanden, daß Karzinome signifikant häufiger Hirnnervenausfälle und ophthalmologische Störungen als maligne Lymphome verursachten, letztere jedoch signifikant häufiger nasale und pharyngeale Symptome auslösen. Diese Befunde lassen sich auch ohne weiteres aus der Natur der beiden Tumoren erklären: Karzinome zeichnen sich durch ein

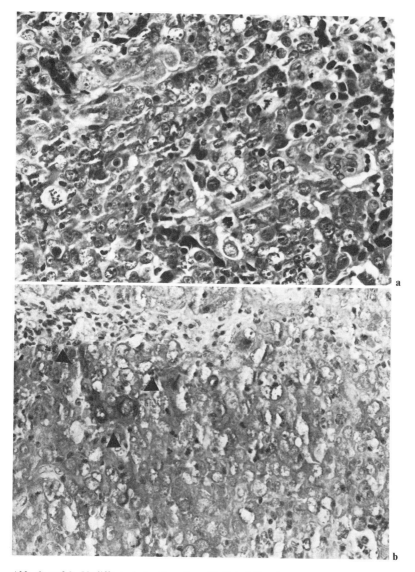

Abb. 6a und b. Undifferenziertes (lymphoepitheliales) Karzinom vom Typ Schmincke **a** HE-Schnitt
b Nachweis von Keratinantigenen mit der Immunperoxidase-Technik. Homogene Anfärbung des
Keratins, stellenweise starke Reaktion (s. *Pfeil*)

invasives Wachstum aus, während die malignen Lymphome als Systemkrankheit
eher zu einer expansiven Tendenz innerhalb des lymphatischen Systems neigen.

2.5.1 Lymphknotenmetastasen

Sie werden zunächst kaum bemerkt, da initiale Lymphknotenmetastasen immer in
den tiefen Lymphknoten entstehen und von den darüberliegenden Strukturen

Tabelle 3. Häufigkeit der klassischen Symptome maligner Nasenrachentumoren nach der Literatur (LK = Lymphknotenmetastasen)

| Autor | Nasenrachen-Tumoren | | | Symptome | | |
	alle	Karzinome	LK	Nase	Ohr	Neurol.
Needles [288]	35	30	17	11	17	16
Furstenberg [126]	40	–	24	4	15	–
Martin et al. [264]	87	73	67	28	8	–
Nielsen [294]	77	75	67	26	21	25
Albrecht [4]	67	67	39	40	35	39
Pang [305]	34	26	22	14	9	17
Wang [426]	115	96	57	36	47	21
Chen [53]	225	181	157	–	–	–
Chiang et al. [54]	350	330	287	155	79	89
Villari et al. [419]	112	89	94	28	33	62
Papavasiliou [307]	149	123	99	68	105	34
Van Andel [417]	90	–	32	30	35	17
SUMME	1381	1090	962	440	404	320
PROZENT	100	79	59.6	31.8	29.2	23.1

verdeckt werden. Nicht selten sind kontralaterale Lymphknotenmetastasen vorhanden, was sich entweder durch die Ausdehnung und Lage des Primärtumors oder aus dem Befall der medialen, retropharyngealen Lymphknoten ergibt. Die Häufigkeit kontralateraler Lymphknoten wird von verschiedenen Autoren zwischen 9 und 39,5% angegeben [54, 305, 419]. Nicht selten führen fortgeschrittene Metastasen zu einer Infiltration bzw. Kompression benachbarter Strukturen, das heißt der großen Halsgefäße, der dort befindlichen Hirnnerven (N. IX, X, XI, XII) sowie zu einer Alteration des Halssympathicus, was sich in einem Hornerschen Syndrom äußern kann. In unserem eigenen Krankenkollektiv der Kölner Klinik fanden sich unter 54 Patienten mit NPC 39 Patienten mit regionären Lymphknotenmetastasen, wovon bei 19 Patienten bilaterale bzw. kontralaterale Metastasen beobachtet wurden.

2.5.2 Nasale Symptome

Am häufigsten wird eine Behinderung bzw. Aufhebung der Nasenatmung beobachtet, seltener Nasenbluten und Rhinorrhoe.

2.5.3 Otologische Symptome

Sie kommen in der Regel als einseitige Tubenventilationsstörungen mit Paukenergüssen und einer sekretorischen Otitis media durch Verlegung der Tubenostien zustande, wobei die Patienten neben einer Hörminderung auch über ein Druckgefühl in dem betroffenen Ohr klagen. Als zweithäufigstes Symptom wird immer wieder über Tinnitus geklagt, der nach einigen Autoren in bis zu 30% der Fälle als eines der frühesten Symptome geschildert wird [54, 305]. Extrem selten kann auch eine Ertaubung und ein Ausfall des Nervus vestibularis durch tumorbedingte Alteration des VIII. Hirnnerven eintreten [264].

2.5.4 Ophthalmo-neurologische Symptome

Dieser Gruppe von Symptomen muß eine besondere Beachtung geschenkt werden, da sie für die Beurteilung der Prognose des NPC von besonderer Bedeutung sind. Auf die anatomischen Voraussetzungen für diese Symptome wurde bereits hingewiesen. Seit den umfangreichen Untersuchungen von Godtfredsen [138] findet man in zahlreichen Mitteilungen hierzu detaillierte Angaben. Übereinstimmend werden am häufigsten Paresen des Nervus trigeminus und des Nervus abduzens beschrieben (siehe Abb. 7). Diesen folgen der Nervus oculomotorius und trochlearis. Von den unteren Hirnnerven werden nach der Häufigkeit der Nervus hypoglossus, der Nervus vagus, der Nervus glossopharyngicus und der Nervus accessorius befallen. Ausgesprochen selten sind Beteiligungen des Riechnerven und des Nervus stato-acusticus. Einen Überblick über die Hirnnervensymptomatik bietet die Abbildung 8.

Zur neurologischen Symptomatik zählen auch Kopfschmerzen, die häufig in die Ohrregion projiziert werden. Auf die Entstehung des Hornerschen Symptomenkomplexes wurde bereits eingegangen.

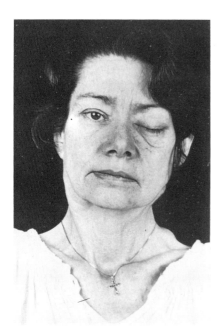

Abb. 7. Ophthalmo-neurologische Symptomatik bei Infiltration der Schädelbasis durch ein undifferenziertes Nasenrachenkarzinom. Regionäre Lymphknotenmetastasen beiderseits. Zustand vor Behandlung.

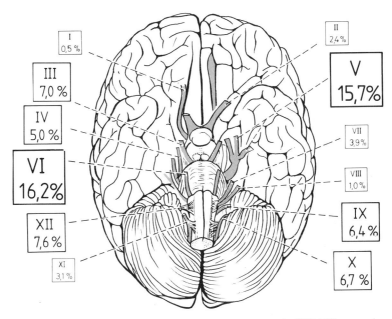

Abb. 8. Graphische Darstellung der Häufigkeit von Hirnnervenparesen nach 1907 Fällen aus der Literatur [33, 42, 54, 126, 239, 271, 288, 294, 343, 411]

2.6 Diagnose

2.6.1 Verzögerung der Diagnose

Da das NPC in Deutschland zu den seltensten Malignomen gehört, wird die Diagnose ähnlich wie in anderen Ländern mit niedriger Inzidenz erheblich verzögert gestellt. Hierzu werden in der Literatur Zeiträume mitgeteilt, die zwischen 6 Monaten und mehreren Jahren liegen [33, 126, 138, 151, 219, 305, 402, 426]. Die Ursache für die Verzögerung der Diagnose ist nicht nur in der versteckten Lage des Nasenrachens zu suchen, sondern vor allem in der Unkenntnis der klassischen vier Symptomgruppen. Bei einseitigen Schalleitungsstörungen Behinderungen der Nasenatmung, Blutungen oder bei Augenmuskellähmungen sollte immer der Nasenrachen inspiziert werden.

2.6.2 Endoskopie

Oft ist die postrhinoskopische Untersuchung mit dem Spiegel unzureichend, auch wenn das Gaumensegel mit entsprechenden Hilfen nach vorne gezogen wird. In solchen Fällen ist es empfehlenswert, sich einen Überblick mit den modernen Glasfiberoptiken zu verschaffen. Die Endoskopie kann sowohl mit dem Lupenlaryngoskop bzw. Epipharyngoskop nach von Stuckradt transoral oder transnasal mit feineren Optiken durchgeführt werden, wie sie für die Endoskopie der Nasennebenhöhlen zur Verfügung stehen. Gerade das transnasale Verfahren ist nach einer Schleimhautanästhesie rasch durchführbar und erlaubt eine zuverlässige Beurteilung des Nasenrachens [386]. Bei dieser Gelegenheit sei auch darauf hingewiesen, daß heute flexible Nasenendoskope zur Verfügung stehen, die besonders leicht zu handhaben sind und im Routinebetrieb wertvolle Dienste leisten.

2.6.3 Biopsie

Werden tumorverdächtige Veränderungen im Nasenrachen festgestellt, so muß ihre Dignität histologisch abgeklärt werden. Biopsien lassen sich ohne Schwierigkeiten in Lokalanaesthesie mit geeigneten Zangen sowohl transoral als auch transnasal gewinnen. Es ist in jedem Falle darauf zu achten, daß das Tumorgewebe sorgfältig entommen wird, damit keine Quetschartefakte entstehen, die die Beurteilung für den Pathologen erheblich erschweren können. Es empfiehlt sich deshalb, nicht zu kleine Biopsiezangen zu wählen. An der Kölner Klinik gingen wir in den letzten Jahren dazu über, bei nasopharyngealen Tumoren die Biopsien grundsätzlich mit dem Beckmannschen Ringmesser wie bei einer Adenotomie zu gewinnen. Dieses Verfahren hat nicht nur den Vorteil, daß biopsiebedingte Artefakte vollständig entfallen, sondern daß auch genügend Gewebe für zusätzliche Untersuchungen, wie Immunzytologie, Elektronenmikroskopie, virologische Untersuchungen und Zellkulturen zur Verfügung steht. Darüber hinaus erleichtert dieses Vorgehen nach unseren Erfahrungen die Aufdeckung makroskopisch noch nicht erkennbarer Tumoren, insbesondere bei Lymphknotenmetastasen ohne erkennbare Primärtumoren im tributären Bereich.

Vergrößerte Lymphknoten müssen bei derber Konsistenz oder Fixation immer sofort abgeklärt werden, kleinere, noch bewegliche Lymphknoten sollten spätestens nach einer Beobachtungsdauer von 3–4 Wochen histologisch untersucht werden, wenn sich klinisch keine Rückbildung dieser Befunde einstellt. Beim NPC ist besonders vor der vielfach geübten Lymphknotenpunktion zu warnen, da die Methode die Gefahr falscher Diagnosen in sich birgt. Dies ist besonders dann der Fall, wenn sich in dem Punktat Zellelemente finden, die für spezifische Entzündungen typisch sind. Lennert [242] konnte zeigen, daß Riesenzellen und epitheloidzellige Reaktionen bei Lymphknotenmetastasen des UC nicht ungewöhnlich sind. Auf die Probleme der histologischen Differentialdiagnose wurde bereits eingegangen.

2.6.4 EBV-Serologie

In zunehmendem Maße wird zur Differentialdiagnose auch die EBV-Serologie eingesetzt. Wie bereits erwähnt, nimmt hier der Nachweis von IGA-anti VCA und der D-Komponente des EA eine besondere Stellung ein. Sie wird auch als Suchmethode verwandt [82, 178, 179, 182, 449].

Dies gilt zwar auch für den Nachweis von Virusgenomen in den Tumorzellen, aber die Verfahren der Hybridisierung, der in-situ-Hybridisierung und der Reassoziationskinetik sind mit erheblichem Aufwand verknüpft.

In China werden Exfoliativpräparate, die von Saugbiopsien angefertigt werden, mit Hilfe der ACIE (Anti-Complement-Immuno-Enzymatische) Methode im Rahmen großer Vorsorgeuntersuchungen auf den Gehalt an EBNA untersucht [449]. Von der gleichen Arbeitsgruppe wird bei diesen Screening-Untersuchungen auch der sehr zuverlässige Parameter des IgA-anti-EA-Titers mit Hilfe der Immunautoradiographie angewendet [450].

2.6.5 Röntgendiagnostik

Für die Diagnose, Klassifikation und Therapie sind röntgenologische Verfahren von erheblicher Bedeutung. Mit besonderen Übersichtsaufnahmen [172], hierzu zählen seitliche, submentovertikale, occipito-submentale, occipito-frontale und occipito-mentale Aufnahmen mit geöffnetem Mund, können nicht nur die Verhältnisse im Nasopharynx, sondern häufig bereits Destruktionen der Schädelbasis objektiviert werden. Die konventionellen Tomogramme vermitteln nach eigenen Untersuchungen kaum die Aussage über die Infiltration des Primärtumors in die Schädelbasis oder in die Flügelgaumengrube, wie dies mit Computertomogrammen möglich ist. Die konventionelle Tomographie ist insbesondere den CT-Geräten der jüngsten Generation unterlegen [26]. Mit der Computertomographie können schließlich auch sehr weitgehende Aussagen über das Ausmaß der regionären Lymphknotenmetastasierung gemacht werden.

2.6.6 Andere Verfahren

Zum Ausschluß von Fernmetastasen werden heute auch bei Nasenrachenkarzinomen in zunehmendem Maße die Szintigraphie und die Sonographie eingesetzt, letztere besonders zum Nachweis von thorakalen und abdominalen Lymphknotensowie Weichteilmetastasen.

Bereits jetzt läßt sich absehen, daß das neuartige Verfahren der Kernspintomographie (nuclear magnetic resonance) weitere Vorteile in der Diagnose bietet [68, 146, 236].

2.7 Klinische Klassifikationssysteme

2.7.1 Geist und Portmann

Das älteste Klassifikationsschema des NPC stammt von Geist und Portmann [129], in dem lediglich drei Stadien unterschieden werden: 1. Tumor auf den Nasenrachen beschränkt, 2. Primärtumor und regionäre Lymphknotenmetastasen, 3. Tumor mit Infiltration in die Nachbarschaft des Nasenrachens, neurologische Symptome und Fernmetastasen. Nach der neueren Literatur ist dieses Verfahren kaum noch üblich.

2.7.2 UICC

1962 wurde von der UICC die bekannte TNM-Klassifikation eingeführt und in den Jahren 1974 und 1978 überarbeitet [413, 414]. Mit dem Symbol T werden die Ausdehnung des Primärtumors, mit N der Seitenbefall und Fixationsgrad der Lymphknotenmetastasen und mit M die Fernmetastasen beschrieben. In der Bundesrepublik Deutschland wurde die TNM-Klassifikation von der Deutschen Arbeitsgemeinschaft für Onkologie der Gesellschaft für Hals-Nasen-Ohrenheilkunde, Kopf- und Halschirurgie weitgehend übernommen [9]. Sie wurde allerdings in einem entscheidenden Punkt modifiziert, indem die Infiltration des Tumors in den Tubenwulst bereits als T_4-Stadium bezeichnet wurde [352]. Dieses T_4-Merkmal ist allerdings in den neuesten Richtlinien nicht mehr erwähnt worden [353]. In der Bundesrepublik Deutschland wird überwiegend dieses System benutzt.

2.7.3 American Joint Commitee

Eine weitere Klassifikation wurde 1976 von dem American Joint Commitee [6] ausgearbeitet und vornehmlich in den USA angewendet. Sie unterscheidet sich von der UICC-Klassifkation lediglich in der Definition der N-Kategorien, als hier die Tumormasse durch Messungen in cm beschrieben wird.

2.7.4 Ho und Kyoto

Im Jahre 1970 stellte Ho eine weitere Klassifikation vor, die 1978 verbessert wurde [174, 180]. Diese Klassifikation berücksichtigt in besonders hohem Maße das Wachstumsverhalten des NPC, wie es durch die anatomischen Nachbarbeziehungen des Nasopharynx und den Aufbau der drainierenden Lymphbahnen gegeben ist. Die T- und N-Gruppen dieser Klassifikation sind folgendermaßen definiert:

$T_1 =$ Tumor begrenzt auf den Nasopharynx,
$T_2 =$ Tumor mit Beteiligung der Nasenhöhlen, des Oropharynx, der umgebenden Muskeln oder Nerven unterhalb der Schädelbasis,
$T_3 =$ Tumor jenseits der T_2-Grenzen,
$N_1 =$ Lymphknoten in der obersten Halsetage (oberhalb des cranialen Schildknorpelrandes),
$N_2 =$ Lymphknoten im mittleren Halsabschnitt ohne Supraclaviculargrube
$N_3 =$ supraclaviculäre Lymphknoten.

Die Klassifikation von Ho wurde 1978 in Kyoto [43] anläßlich des damaligen Symposiums über das NPC insoweit modifiziert, als nur noch zwei N-Kategorien angegeben wurden, wobei ebenfalls eine horizontale Grenze in Höhe des Schildknorpels gezogen wurde. Alle Lymphknotenmetastasen oberhalb dieser Linie werden als N_1, alle darunter liegenden Lymphknotenmetastasen als N_2 definiert.

Die verschiedenen Klassifikationen wurden von uns anhand eines definierten Patientenkollektivs (N = 36) der Kölner Hals-Nasen-Ohrenklinik unter Anwendung der konventionellen und Computertomographie verglichen. Dabei zeigte sich, daß eine exakte Klassifikation ausschließlich mit klinischer Untersuchung, wie es von der UICC gefordert wird, kaum möglich ist. Nach unserer Analyse spiegelt die Klassifikation von Ho die ausgewogenste Verteilung wider [24]. Für die Klassifikation von Ho spricht auch, daß sie sehr gut mit der Höhe der Antikörpertiter gegen das EBV in allen Stadien korreliert [166]. Die klinische Klassifikation sollte in jedem Falle mit Hilfe der Röntgenschichtuntersuchung, möglichst aber der Computertomographie durchgeführt werden. Nach unseren Erfahrungen empfiehlt es sich, neben der in Deutschland üblichen UICC-Klassifikation, insbesondere bei wissenschaftlichen Untersuchungen auch die Klassifikation nach Ho und Kyoto anzuwenden.

2.8 Therapie und Behandlungsergebnisse

2.8.1 Strahlentherapie

Die Behandlung des NPC ist seit langer Zeit eine Domäne der Radiologie. Bereits von Reverchon [333] wurde in den zwanziger Jahren auf die hohe Strahlensensibilität von NKC und UC hingewiesen. In zahlreichen Publikationen wurde über verschiedenste Verfahren der Strahlentherapie, wie Röntgenstrahlen, Radium und Kobalt 60 sowie über ihre Ergebnisse berichtet. Nach der Literatur kann man davon ausgehen, daß die 5-Jahres-Überlebensrate nach konventioneller Strahlentherapie einschließlich der lokalen Anwendung von Radium zwischen 7% und 25% lag [138, 292, 294, 345]. Dagegen waren die 5-Jahres-Behandlungsergebnisse mit Kobalt 60 deutlich besser. Sie liegen nach zahlreichen Arbeiten der siebziger Jahre zwischen 25 und 40%, im Mittel bei 35% aller Stadien des NPC [23, 29, 35, 42, 54, 136, 235, 240, 266, 307, 426]. Der Erfolg der Therapie hängt auch heute noch wesentlich von der Ausdehnung und dem Grad der Metastasierung ab. Aus Hongkong und Taiwan stammen die größten Serien von jeweils mehr als 1600 NPC-Patienten, in denen über die Ergebnisse der Telekobalttherapie berichtet wird [184, 373]. Danach wurden für alle Stadien 5-Jahres-Heilungen zwischen 53 und 32% erzielt, für das Stadium 1 zwischen 87 und 44%, für das Stadium 4 26 und 0%. Diese unterschiedlichen Ergebnisse resultieren wahrscheinlich aus der Anwendung differenter klinischer Klassifikationssysteme.

Wie bereits erwähnt, kann die Tumorausdehnung einschließlich der Lymphknotenmetastasen heute wohl am genauesten mit Hilfe der Computertomographie festgelegt werden. Man hat sich diese Befunde für die Planung der Strahlentherapie zu Nutze gemacht. Mit Hilfe computergestützter Berechnungen kann die optimale Strahlendosis und Applikationsweise für jedes Nasopharynxkarzinom und seine Lymphknotenmetastasen individuell festgelegt werden [24, 124]. Es ist zu erwarten, daß mit dieser Methode auch verbesserte Behandlungsergebnisse erzielt werden können.

2.8.2 Chirurgie

Die chirurgische Behandlung des NPC hat ihre Bedeutung, wenn man von der Behandlung der regionären Lymphknotenmetastasen absieht, fast völlig verloren. Grundsätzlich ist der Nasenrachen permaxillär, transpalatinal, transpterygoidal und über die Jochbeinregion zugänglich [359]. Einer radikalen Chirurgie des NPC werden jedoch durch die speziellen anatomischen Verhältnisse, die bereits geschildert wurden, erhebliche Grenzen gesetzt. Die transmaxilläre und transpalatinale Chirurgie der Nasenrachenkarzinome wurde in Deutschland bis in die fünfziger Jahre hinein vor allem von der Zange-Schule geübt [4]. Heute werden die Nasenrachenkarzinome weltweit überhaupt nicht mehr chirurgisch angegangen.

Anders verhält es sich mit den regionären Lymphknotenmetastasen. Der Einsatz der radikalen oder konservativen Neck-dissection kann unter bestimmten Umständen durchaus sinnvoll sein. Nicht selten können diese Eingriffe zur Reduktion der Tumormasse erwünscht sein. Dies gilt insbesondere für die weniger strahlensensiblen, gut differenzierten verhornenden Plattenepithelkarzinome und Adenokarzinome. Ihren Platz behält die radikale Neck-dissection sicher auch bei Residualbefunden oder Lymphknotenmetastasen, die nach Ausschöpfung der strahlentherapeutischen Möglichkeiten rezidivieren.

2.8.3 Chemotherapie

In zunehmendem Maße wird heute auch beim NPC die Chemotherapie eingesetzt. Hierzu wäre grundsätzlich anzumerken, daß jede zytostatische Therapie gleichzeitig auch eine Immunsuppression verursacht. Vom tumorimmunologischen Standpunkt ist diese Behandlung deshalb in gewisser Weise widersinnig. Die unerwünschte Nebenwirkung der Immunsuppression läßt sich klinisch bereits sehr leicht mit der quantitativen Bestimmung der peripheren Granulo- und Lymphozyten erfassen. Allgemein bekannt ist auch, daß eine zytostatische Chemotherapie nie während einer floriden Entzündung durchgeführt werden sollte. Schließlich existieren Untersuchungen, mit denen belegt werden konnte, daß immunsuppressiv behandelte Patienten, etwa Empfänger von Nierentransplantaten, signifikant häufiger an Malignomen erkranken als gesunde Personen [130, 344]. Den Effekt der zytostatischen Therapie auf die peripheren T-Lymphozyten und deren Funktion konnten wir mit eigenen Untersuchungen belegen [358]. Eine Zytostase sollte deshalb in jedem Fall in der Hand des onkologisch versierten Therapeuten bleiben, der in der Lage ist, den immunsuppressiven Effekt mit geeigneten Methoden zu erfassen. Von erheblicher Bedeutung ist eine genaue Kenntnis des zytostatischen Effektes der einzelnen Substanzen oder ihres kombinierten Einsatzes bei den verschieden differenzierten Plattenepithelkarzinomen, wie sie im oberen Respirationstrakt, hier insbesondere im Nasenrachen vorkommen. Im allgemeinen kann man davon ausgehen, daß es sich bei diesen Karzinomen um sehr langsam proliferierende Tumoren mit Generationszyklen von 150 bis 200 Stunden Dauer handelt [356]. Sie sind deshalb für eine zytostatische Synchronisationsbehandlung weniger geeignet als rasch proliferierende Tumoren. Heute wird vielfach eine kombinierte zytostatische Therapie in wiederholten Zyklen von mehreren Tagen Dauer vorgenommen. In Malaysia wurde jüngst bei 61 Patienten mit unbehandelten Nasenrachenkarzinomen die Wirksamkeit einer primären zytostatischen Kombinationsbehandlung mit Cyclophosphamid, Vincristin, Methotrexat und Adriamycin in drei Zyklen mit Intervallen von 3 Wochen überprüft. Der Therapieeffekt wurde anhand computertomographischer Befunde objektiviert. In dieser Serie wurde eine komplette Remission nur in 18% der Fälle erreicht, eine partielle Rückbildung in 72% und keine Wirkung in 10% der Fälle [83]. Diese wertvolle Studie demonstriert eindrucksvoll, daß mit der Zytostase zwar eine Wirkung, nicht jedoch die bisher optimalen Ergebnisse der modernen Strahlentherapie erzielt werden können.

Bis vor wenigen Jahren wurde die zytostatische Therapie fast ausschließlich bei Tumorrezidiven als palliative Therapie eingesetzt, wenn chirurgische und radiologische Behandlungsmöglichkeiten ausgeschöpft waren. Hier haben sich kombinierte Therapiechemata, wie BCMF (Bleomycin, Cyclophosphamid, Methotrexat, 5-Fluorouracil), PAB (Cisplatin, Adriamycin, Bleomycin) und Bleomycin, Methotrexat, CCNU, Velban bewährt [190]. In jüngster Zeit wurde vor allem von amerikanischen Arbeitsgruppen überprüft, inwieweit eine adjuvante Kombinationschemotherapie, die unmittelbar an eine initiale radiologische oder radiologisch-chirurgische Behandlung angeschlossen wird, zu einer Verbesserung der Behandlungsergebnisse führt. Sie wurde zunächst nur bei fortgeschrittenen Tumorstadien (AJC-Stadium 3 und 4) eingesetzt, um die in diesen Stadien sehr häufigen, klinisch noch nicht manifesten Fernmetastasen zu sterilisieren [191]. Zusammenfassend darf man nach diesen Feldstudien durchaus mit einer merklichen Verbesserung der Behandlungsergebnisse bei fortgeschrittenen Stadien des NPC rechnen.

2.8.4 Virusspezifische Therapie

Auch diese Behandlungsverfahren befinden sich noch im Stadium der Entwicklung. Sie implizieren, daß das EBV ein maßgebender ätiologischer Faktor des NPC ist und haben zum Ziel, einerseits die Virusinfektion, andererseits die Virusreplikation zu verhindern.

2.8.4.1 Interferon

Es handelt sich um ein Protein, welches nach einer Virusinfektion von verschiedenen Zellen produziert wird und die Replikation der Viren aufhebt [435]. Es kann aus Granulozyten, Lymphoblasten und Fibroblasten gewonnen werden. In Deutschland wurde ein Fibroblasten-Interferon bei 5 Kindern mit undifferenzierten Karzinomen des Nasopharynx nach vorausgegangener Strahlen- und Chemotherapie, bei einem Kind als initiale Therapie eingesetzt [409]. Nur in einem Fall konnte eine komplette Remission erzielt werden, die nun schon mehr als 2,5 Jahre anhält. Bei zwei dieser Kinder ließ sich über längere Zeiträume eine partielle Remission, bei weiteren zwei Patienten mit generalisierter Tumorausbreitung keine Wirkung erreichen.

2.8.4.2 Transfer Faktor

Diese Substanz wird als niedermolekularer Extrakt, dessen chemische Struktur noch nicht weiter aufgeklärt ist, aus sensibilisierten Lymphozyten gewonnen. Der Transfer Faktor kann, wie der T-Lymphozyt, allergische Abwehrreaktionen vom verzögerten Typ induzieren und soll Informationen vermitteln, die zur Antigenerkennung erforderlich sind. An Rhesusaffen wurde demonstriert, daß ein Transfer Faktor, der von Patienten mit NPC und IM gewonnen wurde, die zellgebundene Immunität gegen Membranantigene des EBV übertragen kann [317]. Bisher wurde unseres Wissens noch nicht über therapeutische Erfahrungen mit dem Transfer Faktor bei NPC berichtet.

2.8.4.3 Acyclovir

Diese Substanz verhindert selektiv die DNS-Synthese von Herpesviren. Ihre Wirksamkeit konnte in klinischen und experimentellen Untersuchungen bei Herpes simplex, Varicella zoster und Zytomegalie-Virusinfektionen nachgewiesen werden [41]. Acyclovir hat nach Beobachtungen an EBV-infizierten Lymphoblasten [63, 69] und an Patienten mit chronischer Verlaufsform der Mononukleose auch einen Effekt auf die Replikation des EBV. Seit kurzem wird es auch bei NPC-Patienten eingesetzt, wobei aber verwertbare Resultate noch nicht vorliegen [390].

2.8.4.4 Aktive und passive Immunisierung

Unter der Annahme, daß das EBV eine maßgebliche ätiologische Rolle beim NPC spielt, wäre auch die Verhinderung bzw. Beseitigung der EBV-Infektion mit Hilfe dieser Verfahren logisch. Die Entwicklung eines brauchbaren Antigens für die aktive Immunisierung ist bereits weit fortgeschritten. Inzwischen gelang die Darstellung mehrerer Glykoproteine mit Molekulargewichten von 350 und 220

Daltons, die den Membranantigenen des EBV entsprechen [108, 310]. Bekanntlich induzieren die Membranantigene des EBV als einzige virusneutralisierende Antikörper, so daß sich diese Proteine ausgezeichnet für eine Vakzinationsbehandlung eignen würden. Eine derartige Impfung müßte allerdings im frühen Kindesalter durchgeführt werden, um einen wirksamen Schutz gegen die EBV-Infektion zu erreichen, da gerade in Risikopopulationen eine hohe EBV-Durchseuchung bereits in den ersten Lebensjahren eintritt. Bevor eine derartige Vakzinationsbehandlung jedoch eingesetzt werden kann, muß in Tierexperimenten ihre Wirksamkeit belegt werden und die Gefahr eines immunologischen Enhancements ausgeschlossen werden. Darüber hinaus muß geprüft werden, ob auch allogene fertige Antikörper gegen die Membranantigene in Form einer passiven Immunisierung beim NPC wirksam eingesetzt werden können [311].

2.9 Immunreaktivität der NPC-Patienten während des Krankheitsverlaufes

2.9.1 Spezifische Immunreaktivität

Zur spezifischen Immunantwort der Patienten mit NPC gehören selbstverständlich die Antikörper gegen die verschiedenen Antigene des EBV. In zahlreichen Untersuchungen konnte gezeigt werden, daß die Höhe der Antikörpertiter gegen das VCA, die D-Komponente des EA und gegen EBNA mit der Tumormasse korrelieren. Während die Titer in den frühen Stadien (1 und 2) kaum gegenüber Kontrollpatienten erhöht sind, steigen sie mit Zunahme der Tumormasse stufenweise bis zum 10fachen des Normaltiters an [78, 161, 164, 167, 257]. In Finalstadien fallen die Titer wieder deutlich ab [184], was wohl als Zusammenbruch des immunkompetenten Systems zu deuten ist. Auch nach erfolgreicher Therapie sinken die Titer deutlich ab.

Einige Autoren glauben, daß ein erneuter Titeranstieg bei rezidivfreien Patienten als Ausdruck eines klinisch noch nicht faßbaren Tumorrezidivs zu werten sei [166, 182, 309].

Dem sogenannten ADCC-Test (antibody dependent cellular cytotoxicity) wird eine prognostische Bedeutung zugemessen. Bei dieser Untersuchung wird der zytotoxische Effekt von Patientenseren auf P3HR-1-Zellen (virussuperinfizierte Raji-Zellen), die etwa 30–50% MA-positive Zellen enthalten, geprüft [309]. Prätherapeutisch erhobene hohe ADCC-Titer sollen einer günstigeren Prognose entsprechen, als dies bei niedrigen ADCC-Titern der Fall ist.

Eine Aussage über die Aktivität eines seropositiven Nasenrachenkarzinoms soll auch mit dem Nachweis des LSI-Faktors (lymphocyte-stimulation inhibitor) möglich sein. EBV-sensibilisierte Lymphozyten aus dem peripheren Blut von Personen mit relativ hohen Titern gegen das EBV-VCA (größer als 160) lassen sich mit inaktivierten Partikeln des EBV in der Zellkultur zu einer gesteigerten Proliferation stimulieren. Dies läßt sich autoradiographisch mit dem Einbau von H_3-Thymidin objektivieren [133]. Der LSI-Faktor hebt diese Reaktion völlig auf und wird nur bei Patienten mit floriden Nasenrachenkarzinomen gefunden, nicht jedoch bei NPC-Patienten, die sich in Remission befinden oder bei gesunden seropositiven Kontrollpersonen (diese Untersuchung wurde übrigens mit Seren von 25 NPC- und 10 Kontrollpatienten der Kölner Klinik durchgeführt [396].

In der Kölner Klinik wurden bei insgesamt 54 NPC-Patienten in regelmäßigen Abständen die spezifische und unspezifische Immunantwort überprüft. Im einzelnen untersuchten wir die Antikörper gegen das VCA (IgG- und IgA-Anti-VCA), gegen EA, EBNA und den ADCC-Titer. Bei diesen Patienten wurden auch unspezifische immunologische Parameter wie das Immunphänomen vom verzögerten Typ, die peripheren T- und B-Zellen einschließlich ihrer Subtypen analysiert, worauf später noch näher eingegangen wird.

Bei insgesamt 26 dieser Patienten war eine Beobachtung über einen Zeitraum von 4 Jahren möglich. Bei 14 dieser Patienten wurde ein undifferenziertes Karzinom mit lymphozytärer Infiltration, bei 12 Patienten verhornende und nicht verhornende lymphozytenarme Plattenepithelkarzinome diagnostiziert.

Die Analyse der EBV-spezifischen Immunantwort zeigte, daß sich die Antikörpertiter nur bei der Gruppe der undifferenzierten Karzinome mit dem klinischen Verlauf korrelieren ließ, nicht jedoch bei den verhornenden und lymphozytenarmen, gering differenzierten Plattenepithelkarzinomen (s. Abb. 9). Bei keinem unserer Patienten konnten wir mit Hilfe der EBV-Serologie prämonitorische Titeranstiege vor klinisch noch nicht manifesten Rezidiven beobachten [27]. Auch die prognostische Aussagekraft des ADCC-Titers ließ sich an unseren Patienten nicht bestätigen. Der ADCC-Titer war außerdem bei einer Reihe von verhornenden Plattenepithelkarzinomen des Oropharynx vor und nach der Therapie positiv [25].

2.9.2 Unspezifische Immunreaktivität

Zur Beurteilung der Prognose wurden auch eine Reihe unspezifischer immunologischer Parameter untersucht. Einen guten Überblick über die Funktion der zellvermittelten Immunität (Funktion der T-Lymphozyten) bietet das Phänomen der Überempfindlichkeit vom verzögerten Typ. Es wird mittels verschiedener bakterieller und viraler Antigene oder mit Haptenen ausgelöst [385]. In mehreren Untersuchungen konnte gezeigt werden, daß etwa 55% aller NPC-Patienten positive Hautreaktionen vom verzögerten Typ gegen Extrakte aus EBV-infizierten Lymphoblasten, insbesondere HKLY 28 aufwiesen und nur geringfügig gegen Antigene anderer Herkunft [183, 245, 247]. Eine reduzierte zellvermittelte Immunität wurde in Südostasien gehäuft bei NPC-Patienten beobachtet, bei denen die HLA-Antigene A_2 SIN 2 nachgewiesen wurden [51]. Die zellvermittelte Immunität läßt sich mit Levamisol, einem Antihelminthicum, signifikant verbessern [139].

Nach eigenen Befunden kann die Testung des Immunphänomens vom verzögerten Typ mit unspezifischen Antigenen wie Streptokinase-Streptodornase, BCG (Bacterium Calmette-Guerin) und DNCB (Dinitrochlorobenzol) durchaus Hinweise auf die Prognose erlauben, wenn die Patienten vor Testbeginn mit einer toxischen Dosis dieser Substanzen sensibilisiert wurden. Der Test läßt sich unter dieser Voraussetzung beliebig während des gesamten Verlaufes wiederholen. Wir beobachteten, daß bei nahezu allen Patienten vor Therapiebeginn eine deutlich reduzierte Reaktion vorlag, die sich nach der Therapie normalisierte. Bei guter Prognose blieb die normale Reaktivität erhalten, während sie sich bei Patienten mit Rezidiven wieder verschlechterte oder von Anfang an kaum auslösen ließ [360].

Wie bei anderen Tumoren hat man auch beim NPC die Subpopulationen der Lymphozyten während des Verlaufes kontrolliert. Man fand, daß Patienten mit

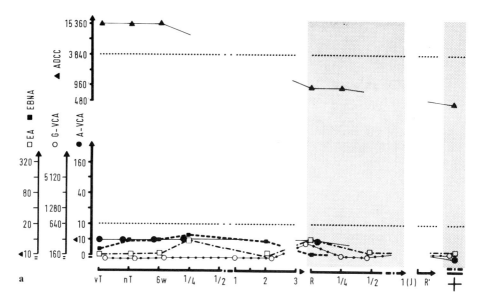

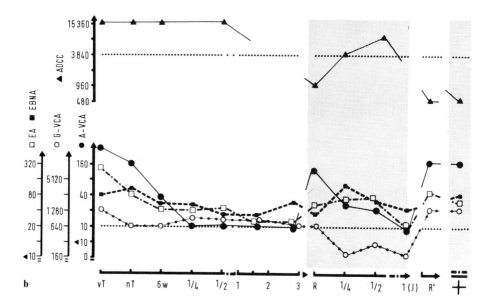

Abb. 9a–d. Graphische Darstellung spezifischer und unspezifischer Parameter der Immunreaktivität **a** spezifische Reaktionen bei verhornenden und gering differenzierten lymphozytenarmen Karzinomen (SCC/NKC 1) **b** spezifische Reaktionen bei undifferenzierten Karzinomen (UC 2) **c** unspezifische Reaktionen bei verhornenden und gering differenzierten lymphozytenarmen Karzinomen (SCC/NKC 1; gleiche Gruppe wie a) **d** unspezifische Reaktionen bei undifferenzierten Karzinomen (gleiche Patienten wie b) (*ADCC* = antibody dependent cellular cytotoxicity, *EA* = early antigen, *EBNA* = Epstein-Barr-nuclear antigen, *GVCA* = IgG virus capsid antigen, *AVCA* = IgA virus capsid antigen, *BM, BG, BA* = B-Zellen vom IgM-, IgG- und IgA-Typ, *vT, nt* = vor und nach Therapie, *R* = Rezidiv, *R'* = Zweitrezidiv, + = Finalstadium, Zeitangaben = 6 Wochen bzw. Jahre)

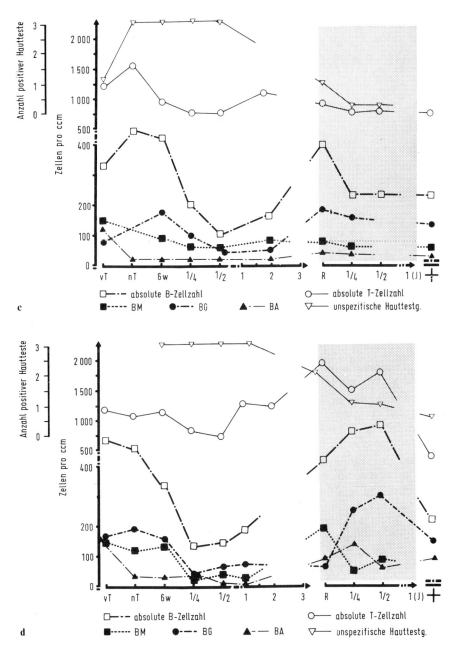

einem normalen Verhältnis von T- und B-Lymphozyten (etwa 2,3 : 1) einen günstigeren Verlauf zeigten als Patienten, bei denen es zu einer Verschiebung dieses Verhältnisses zugunsten der B-Lymphozyten kam [342]. Des weiteren wurden Anhaltspunkte dafür gefunden, daß der Anteil an Suppressor-T-Zellen, die die Funktion der wichtigen sogenannten Killer- und Helper-T-Zellen neutralisieren, bei NPC-Patienten vor der Therapie deutlich erhöht ist und sich nach Beseitigung des Tumors wieder zurückbildet [441].

Nach unseren eigenen Beobachtungen an den bereits oben erwähnten 12 Patienten mit verhornenden und lymphozytenarmen, gering differenzierten Plattenepithelkarzinomen und den 12 undifferenzierten Karzinomen kommt es in diesen beiden Gruppen nach Strahlentherapie zu einer beträchtlichen Reduktion der peripheren T- und B-Lymphozyten, die sich aber 6 Monate danach wieder zu erholen beginnen. Kommt es zu Rezidiven, so steigen die T- und B-Zellwerte deutlich an. Bei Rezidiven undifferenzierter Karzinome fällt auf, daß zunächst die IgM-Fraktion der B-Lymphozyten, später die IgG- und IgA-Fraktion ansteigen.

Die zellvermittelte Immunität verhielt sich analog zu den bereits mitgeteilten Ergebnissen etwa umgekehrt, da sie sich nach erfolgreicher Remission normalisiert und sich bei Rezidiven verschlechtert (s. Abb. 9) [27].

3 Juvenile Papillomatose des Larynx

3.1 Historisches

Bereits im 17. Jahrhundert wurden von Marcellus Donalus Papillome als Warzen des Kehlkopfes beschrieben [430]. Mackenzie [259] soll 1871 erstmalig den Begriff Papillom geprägt haben [387]. In Deutschland war im 19. Jahrhundert die Virchowsche Nomenklatur üblich, der die Papillome als entzündliche Reaktion zu den Pachydermien rechnete [420]. Die heute geläufige Einteilung der Papillome in die multipel vorkommende juvenile und die solitäre adulte Form stammt von Baumgarten [18]. Nach dem Schrittum um die Jahrhundertwende [34, 55, 202, 203, 348, 388, 404] wurde bereits damals die Ätiologie der Papillomatose mit Infektionen in Verbindung gebracht. Insbesondere diskutierte man einen Zusammenhang mit den damals noch sehr häufigen tuberkulösen und luetischen Entzündungen des Kehlkopfes und Infektionen des Kindesalters, wie etwa Masern oder Scharlach. Auch eine familiäre bzw. konstitutionelle Disposition wurde in Erwägung gezogen. Mehrfach wurde auf die Koinzidenz der Papillome mit den Condylomata acuminata des Genitalbereichs [388] und mit den Hautwarzen [404] hingewiesen. Nach Jurasz [203] wurden damals unter allen benignen Kehlkopftumoren 39–60% Papillome beobachtet.

Zu den ältesten Behandlungsverfahren gehörte die sogenannte Schwamm-Methode, wobei die Papillome mit einem in den Kehlkopf eingeführten Schwamm mechanisch abgetragen wurden [34]. Sehr früh setzte sich jedoch die direkte und indirekte chirurgische Abtragung der Papillome durch. Bereits damals wurde ein schonendes und sorgfältiges Manipulieren empfohlen, da die Gefahr einer Inokulation der Papillome in traumatisierte Schleimhautbezirke wohlbekannt war. Aus dem gleichen Grunde wurde auch vor dem zu frühen Einsatz der Tracheotomie gewarnt [34]. Neben der chirurgischen Abtragung wurde eine lokale Anwendung von Arsen-, Jod- und Magnesium-Lösungen sowie verschiedenen Säuren eingesetzt. Sehr früh wurde auch die lokale Behandlung mit Radium propagiert, welches meist in unkontrollierten Dosen mit speziell präparierten Kanülen in den Larynx appliziert wurde.

Die Larynxpapillomatose des Kindesalters war zu dieser Zeit gefürchtet, da es bei gleichzeitigem Auftreten von Pseudocroup, Masern oder Diphtherie oft zu einer kritischen Stenosierung der oberen Luftwege mit tödlichem Ausgang kam.

3.2 Ätiologie

Bereits seit dem Ende des 19. Jahrhunderts gelang es in zahlreichen Versuchen Hautwarzen und spitze Kondylome unter Menschen zu transplantieren, indem gefilterte und ungefilterte Extrakte aus diesen Gebilden verwendet wurden [234, 249, 418, 421].

1923 führte Ullmann [415] aufsehenerregende Transplantationsexperimente mit menschlichen juvenilen Papillomen durch. Er konnte mit einem bakterienfreien Homogenat dieser Papillome in seiner eigenen Haut und in der Vaginal- sowie Mundschleimhaut von Hunden Papillome induzieren. Aus diesen Experimenten schloß Ullmann, daß es sich bei den juvenilen Papillomen um eine virusbedingte Hautreaktion handeln müsse. Ähnliche Versuche konnten später auch von anderen Autoren reproduziert werden [67, 193, 334].

Bereits 1949 wurden in Extrakten von kindlichen Papillomen virusähnliche Partikel elektronenmikroskopisch beobachtet [391]. Melnick [272] faßte eine Reihe aus der Tierpathologie bekannter onkogener DNS-Viren zu der Gruppe der Papova-Viren zusammen. Dabei handelt es sich um ein Acronym, welches von den Papillomviren der Kaninchen, den Polyoma-Viren der Maus und dem sogenannten Vacuolating-Virus der Affen abgeleitet wurde. Mit der Zeit wurden dieser Gruppe zahlreiche weitere morphologisch ähnliche Viren zugeordnet, die bei verschiedenen Tieren gefunden wurden [337]. Zahlreiche Indizien deuteten darauf hin, daß auch menschliche Warzen, Kondylome und Papillome von der Gruppe der Papova-Viren induziert werden [287, 302, 337]. Papova-ähnliche Viren wurden erstmalig von Boyle und Mitarbeitern in menschlichen Larynxpapillomen später auch von anderen Autoren [10, 39, 113, 192] nachgewiesen. Nach Dulbecco [95] handelt es sich bei diesen menschlichen Papillomviren (HPV = human papilloma virus) um Angehörige der Papova-Gruppe, die eine doppelsträngige zyklische DNS mit einem Molekulargewicht von ca. 5×10^6 Daltons, eine Ikosaeder-Struktur und eine Größe von etwa 55 nm besitzen.

1974 faßte Nasemann (287) zusammen, daß durch Viren der Papova-Gruppe folgende Hauttumoren verursacht werden: plane Warzen, vulgäre Warzen, Schleimhautpapillome, Plantarwarzen, spitze Kondylome und die Verrucosis generalisata. Nach zur Hausen [458] wurden bis 1979 6 Typen des HPV isoliert und identifiziert. Die HPV-Typen 1, 2 und 4 wurden in den vulgären Warzen, der HPV-Typ 3 in den juvenilen bzw. planen Warzen, HPV 3 und 5 bei der Verrucosis generalisata und HPV 6 in den spitzen Kondylomen gefunden. Mit speziellen virologischen Methoden, wie der Caesiumchlorid-Gradientenzentrifugation der Gelelektrophorese mit freier Virus-DNA und molekularer Hybridisierung konnte gezeigt werden, daß die Viren der Larynxpapillome nicht mit den bisher bekannten HPV-Typen, insbesondere nicht mit dem Typ 5 identisch sind [328]. In der allerjüngsten Vergangenheit gelang es, mit Hilfe der PAP-Technik (Peroxydase-anti-Peroxydase) in Papillomen des Larynx ein Antigen nachzuweisen, das vielen Typen der HPV-Gruppe gemeinsam ist [64, 231, 232]. Quick und Mitarbeiter [328] konnten mit Hilfe der DNA-Hybridisierung zeigen, daß der HPV-Typ 2 sich in einem hohen Anteil von Larynxpapillomen und Condylomata acuminata gleichzeitig nachweisen läßt. Es darf erwartet werden, daß mit Hilfe der Genklonierung weitere HPV-Typen in Larynxpapillomen identifiziert werden können [459].

Bereits 1961 wies Berendes [21a] darauf hin, daß sich bei der Betrachtung des klinischen Bildes der Papillomatose der Nase und der Nasennebenhöhlen ein Vergleich mit der juvenilen Larynxpapillomatose aufdrängt und eine Virusgenese auch hier trotz des fehlenden Nachweises nicht ausgeschlossen sei. Das klinisch ähnliche Verhalten der nasalen Papillome und der Condylomata acuminata, beide können maligne entarten und bei letzteren wurde die Genese durch Papillomviren gesichert, bestärkt diese Annahme. Schließlich spricht der bis heute noch fehlende elektronenmikroskopische Nachweis oder die noch ausstehende Darstellung von Genomen oder HP-Viren mittels der Genhybridisierung nicht gegen diese Annahme, wenn man bedenkt, mit welchen technischen Schwierigkeiten beide Methoden verknüpft sind.

3.3 Alters- und Geschlechtsverteilung

Wie bereits erwähnt, werden die Papillome des Larynx auch heute noch in juvenile und adulte Formen unterteilt [18]. Die juvenilen, multiple vorkommenden Papillome entstehen in der überwiegenden Mehrzahl der Fälle im Kleinkindesalter vor dem 5. Lebensjahr und nehmen bis zum 20. Lebensjahr in ihrer Häufigkeit ab [30, 185, 222, 261]. Papillome des juvenilen Typs sind jedoch nicht obligatorisch an diese Altersgruppe gebunden. Sie können, wenn auch seltener, im Erwachsenenalter erstmalig in Erscheinung treten [5, 185, 222, 290, 437]. Die Papillome vom adulten Typ treten immer vereinzelt auf und entstehen in der Regel nach dem 20. Lebensjahr und kommen gehäuft vom 5. bis 7. Lebensjahrzehnt vor [222]. Die Geschlechtsverteilung verhält sich bei den juvenilen Papillomen anders als bei den adulten Papillomen. Während bei den kindlichen, multipel vorkommenden Papillomen nahezu übereinstimmend ein Verhältnis von 1 : 1 berichtet wird [30, 62, 185, 222, 261], steigt bei den adulten Papillomen der Anteil des männlichen Geschlechtes auf ein Mehrfaches an [5, 31, 222]. In der Abbildung 10 ist die Alters- und Geschlechtsverteilung anhand eines Kollektivs von 116 Patienten mit juvenilen und adulten Papillomen dargestellt, die von 1960 bis 1980 an der Kölner Universitäts-Hals-Nasen-Ohrenklinik behandelt wurden. Daraus lassen sich ähnliche Ergebnisse, wie sie in der Literatur mitgeteilt wurden, entnehmen. Bei allen Papillomen, die vor dem 30. Lebensjahr auftraten, war das Geschlechtsverhältnis etwa 1 : 1, um sich nach dem 30. Lebensjahr auf das männliche Geschlecht im Verhältnis von ca. 5,3 : 1 zu verlagern.

3.4 Histologie

Die beiden Formen der Papillome des Larynx unterscheiden sich auf den ersten Blick nur unwesentlich voneinander. Es handelt sich bei beiden um fibroepitheliale Gebilde, die aus einem bindegewebigen, gut vaskularisierten Gerüst und einem geschichteten, in der Regel reifen und wohlgeordneten Plattenepithel bedeckt ist.

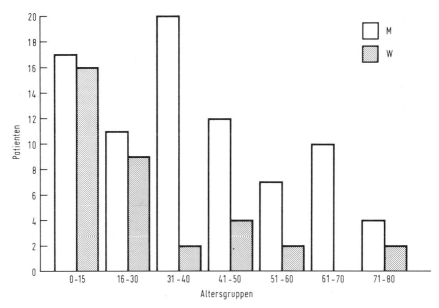

Abb. 10. Alters- und Geschlechtsverteilung bei 116 juvenilen und adulten Papillomen des Larynx der Kölner Klinik. Beobachtungszeitraum von 1960–1980) (0–80 = Lebensjahre)

Dabei entwickeln die Papillome immer sekundäre und tertiäre Verästelungen, so daß baumähnliche Strukturen entstehen (s. Abb. 11). Im Stratum basale finden sich häufig Mitosen, die aber dort selten atypisch sind. Fast immer ist in dem bindegewebigen Gerüst und in den Interzellularräumen des Epithels der Papillome eine granulozytäre und rundzellige Infiltration vorhanden. Bei genauerer Untersuchung lassen sich jedoch deutliche Unterschiede zwischen den kindlichen und Erwachsenenpapillomen feststellen [222]. Die juvenilen Papillome sind vorwiegend aus Zellen der basalen Schicht aufgebaut, nur an der Oberfläche finden sich in unterschiedlicher Stärke spindelförmige Zellen und eine allenfalls gering ausgeprägte Keratose. Die Vakuolisierung des Zytoplasmas erinnert an koilozytotische Zellen der Zervix und kann als Hinweis auf eine mögliche Virusinfektion dienen.

Die adulten Papillome zeichnen sich dagegen durch eine stärkere Gliederung des Epithels aus, indem bei ihnen alle Zelltypen des Plattenepithels bis hin zu einer deutlichen Verhornung nachgewiesen werden können [222]. Atypien und Dysplasien wurden von der Mehrzahl der Untersucher bei den juvenilen Papillomen nicht beobachtet [17, 115, 185, 222, 224, 261]. Ungewöhnlich ist eine Mitteilung von Neumann und Mitarbeitern [290], nach der mehr als 50% der von ihm beobachteten juvenilen Papillome Dysplasien verschiedener Grade aufwiesen. Nach anderen Untersuchern soll die Häufigkeit der Dysplasien bei der kindlichen Papillomatose mit der Anzahl der Rezidive steigen [62]. Kleinsasser und Oliveira [222] fanden bei 37 juvenilen Papillomen, die vor dem 20. Lebensjahr auftreten, und bei 26 juvenilen Papillomen, die erst im Erwachsenenalter manifest wurden, keinerlei Dysplasien. Dagegen wiesen sie unter 58 adulten Papillomen 40 Fälle mit Dysplasien unterschiedlicher Schweregrade nach. Bei 9 Patienten fanden sie vereinzelte und bei

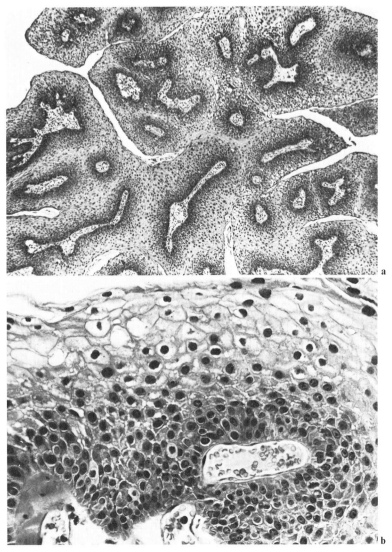

Abb. 11a und b. Histologisches Bild des juvenilen Kehlkopfpapilloms **a** Übersichtsaufnahme (AFIP Nr. 82–10821) **b** Epithel des Papilloms mit regulärer Schichtung. In den oberen Zellagen auffallende Vakuolisierung des Zytoplasmas

31 Patienten eine hochgradige Dysplasie vor. Viele Autoren vertreten die Ansicht, daß es sich bei den solitär vorkommenden adulten Papillomen um nicht virusbedingte echte Epithelhyperplasien handelt [17, 222, 224, 241, 267].

3.5 Symptome und Diagnose

Fast immer ist die Heiserkeit das Leitsymptom der Larynxpapillomatose, die sich zwangsläufig aus ihrer bevorzugten Lokalisation auf den Stimmlippen und den Taschenfalten ergibt [115, 185, 222, 224]. Darüber hinaus wird bei Kleinkindern nicht selten eine Dyspnoe, zum Teil auch mit Stridor beobachtet. Sehr selten wird ein Larynxpapillom auch ohne entsprechende Symptomatik als Zufallsbefund entdeckt.

Die Diagnose der Larynxpapillomatose läßt sich in der überwiegenden Anzahl der Fälle bereits mit der indirekten Laryngoskopie stellen, auch wenn sie sich mit dem bloßen Auge oft nicht sicher von anderen Veränderungen im Larynx abgrenzen lassen. Hierbei kann die Lupenlaryngoskopie bereits zu einer weitgehenden Klärung beitragen. Vollends sicher kann die Diagnose jedoch während der mikrolaryngoskopischen Untersuchung gestellt werden.

3.6 Therapie

Die Vielfalt der Behandlungsmethoden, die bis heute in ständigem Wechsel eingesetzt wurden, zeigt deutlich, daß angesichts der hohen Rezidivneigung immer noch keine zuverlässige Methode der Wahl gefunden werden konnte. Die eingangs geschilderten Behandlungsverfahren sind heute bis auf die chirurgische Abtragung wieder verlassen worden. Dies gilt auch für eine Reihe anderer Methoden, die nur kurz besprochen werden sollen. Die vielfach angewendete Strahlentherapie von Papillomen wurde nicht nur wegen der mangelnden Effizienz, sondern auch wegen der Gefahr einer Potenzierung der Rezidivquote und eines relativ hohen Entartungsrisikos verlassen [97, 220]. Auch polypragmatische Behandlungsversuche mit verschiedenen Antibiotika, wie Aureomycin und Tetracyclin [185, 261], mit Podophyllin, einem Mitosehemmer [71], Methionin [273] haben sich nicht durchgesetzt. Schließlich vermag auch eine zytostatische Therapie in Form einer systemischen Anwendung von Bleomycin [270, 326] und eine lokale Applikation von 5-Fluorouracil in Kombination mit Laserchirurgie [382] nicht zu überzeugen.

In Anbetracht der heute gesicherten Virusätiologie bei juvenilen Papillomen wurde bereits sehr frühzeitig versucht, eine spezifische, antivirale Therapie durchzuführen. So wurden zum Beispiel juvenile Papillome nach endolaryngealer chirurgischer Abtragung mit einer autogenen Vakzine behandelt [144, 186, 316, 371, 387]. Mit dieser Therapie konnten in vielen Fällen vollständige Remissionen, bei einem Teil der Patienten eine Rückbildung und nur bei einem geringen Teil kein Effekt erzielt werden. Unseres Erachtens verspricht diese Therapie am ehesten Erfolg. Sie kann möglicherweise noch entscheidend verbessert werden, wenn die einzelnen Virustypen des juvenilen Papilloms in ihrer Struktur vollständig abgeklärt worden sind. Damit bestünde die Möglichkeit, eine noch spezifischer wirkende Vakzine herzustellen.

Basierend auf der Beobachtung, daß die Mehrzahl juveniler Papillome nur geringfügige lymphozytäre Infiltrate im veränderten Epithel aufweisen, wurde die Wirkung des Transferfaktors auf die Papillome untersucht [327]. Die Natur des Transferfaktors wurde bereits bei der Therapie der Nasopharynxkarzinome besprochen. Es handelt sich um ein Protein, das in der Lage ist, die zelluläre

Immunreaktion zu potenzieren. Transferfaktor wurde bei 2 Papillomkindern mit herabgesetzter Immunität vom verzögerten Typ eingesetzt [327]. Nach seiner Anwendung fand sich in den Papillomen dieser Kinder eine Zunahme der Rundzellinfiltrate, eine Normalisierung des Immunphänomens vom verzögerten Typ und ein deutlich verlangsamtes Wachstum der Papillome. Von einer anderen Gruppe wurde beobachtet, daß eine unterstützende Immuntherapie mit Transferfaktor und Anwendung von Lymphokinen bei gleichzeitiger laserchirurgischer Abtragung gegenüber der ausschließlichen Laserchirurgie schlechtere Behandlungsergebnisse brachte [258].

In der Hoffnung, die Interferenz auszunutzen, wurde Mumpsantigen bei einem Kind mit Papillomatose eingesetzt, welches im Alter von 16 Monaten bereits gegen Mumps geimpft wurde. Diese Behandlung soll in Kombination mit chirurgischer Abtragung eine sehr günstige Entwicklung der zuvor rasch proliferierenden Papillome eingeleitet haben [142].

Auch Interferon wurde in sogenannten Phase-I-Studien, mit denen die Wirksamkeit dieser Substanz untersucht werden sollte, bei ausgewählten Fällen mit extensiver und häufig rezidivierender Papillomatose verwendet. Diese Untersuchungen zeigten, daß sowohl eine aktive Stimulierung körpereigenen Interferons mit Polyinosin-Polycytidin-Präparaten [244] als auch eine passive Übertragung eines Lymphozyten-Interferons [147] trotz beträchtlicher Nebenwirkung eine deutliche, in vielen Fällen komplette Rückbildung der Papillome allerdings nur für die Dauer der Interferon-Behandlung erzielt werden konnte.

Zusammenfassend kann festgehalten werden, daß bisher noch keine zuverlässige virusspezifische Immuntherapie gefunden wurde. Es darf allerdings erwartet werden, daß eine kausale Therapie, wenn überhaupt, am ehesten mit immunologischen Verfahren entwickelt werden kann.

Bis heute haben die verschiedenen Methoden der chirurgischen Abtragung, auch wenn die Eingriffe regelmäßig wiederholt werden müssen, noch die besten Aussichten auf Erfolg. Gegenüber den früher üblichen Methoden der indirekten und direkten Abtragung besitzt die von Kleinsasser [221] entwickelte endolaryngeale mikrochirurgische Technik wesentliche Vorteile, da unter dem Operationsmikroskop sehr viel sorgfältiger und genauer Papillome abgetragen werden können. Die mikrolaryngoskopische Abtragung hat zu einer erheblichen Reduzierung der früher häufig erforderlichen Tracheotomie beigetragen. Schließlich ist sie auch bei der elektro-, kryo- und laserchirurgischen Abtragung unentbehrlich.

Unter den einzelnen chirurgischen Verfahren haben weder die Elektrochirurgie [30, 185, 261], die Kryochirurgie [210, 261], die Anwendung von Ultraschall [319] noch die breitflächige Entfernung mit plastischer Deckung [289] gegenüber der einfachen Abtragung mit der Zange [62, 185, 222] entscheidende Vorteile gebracht, da sich offenbar keine dieser Methoden weltweit durchgesetzt hat.

Inzwischen hat sich auch eine sachlichere Beurteilung der anfangs hoch gepriesenen Laserchirurgie durchgesetzt. Genauere Analysen haben gezeigt, daß die Laserchirurgie bei Papillomatosen erhebliche Vorteile bietet, da die Papillome mit diesem Verfahren sehr exakt abgetragen werden können, und infolge der völligen Blutleere auch kaum die Gefahr einer Inokulation in benachbarte Schleimhautareale, etwa in die Trachea oder Bronchien, gegeben ist. Allerdings ist die Rezidivneigung ähnlich hoch wie bei anderen Behandlungsverfahren [205, 393].

Simpson und Strong [379] halten aufgrund ihrer Beobachtung an 200 Papillompatienten die Laserchirurgie für eine sehr geeignete Behandlungsmethode, da diese
trotz der auch hierbei unvermeidlichen Rezidivquote die bisher längsten Remissionen erzielt und die physiologischen Luftwege bei nahezu allen Patienten ohne
Tracheotomie freihält.

3.7 Verlauf und Prognose

Aus allen bisher zitierten Publikationen läßt sich die außerordentlich hohe
Rezidivneigung der kindlichen Papillomatose entnehmen. Dies mag die Abbildung
verdeutlichen, aus der die Häufigkeit der Rezidive bei 116 Papillompatienten, die in
der Kölner Klinik von 1960 bis 1980 beobachtet wurden, hervorgeht (Abb. 12).
  Bekannt ist auch die spontane Remissionsrate bei den juvenilen Papillomen. Sie
wird in der Literatur zwischen 60 [261] und 80% [30, 222] angegeben. Wie sich aus
zahlreichen Publikationen entnehmen läßt, führt die Behandlung der Papillomatose zu einer Reihe von Komplikationen. Am häufigsten wird über Stimmlippensyn-
echien und Segelbildungen im Larynx berichtet, die vor allem nach Strahlentherapie
häufig mit einer narbigen Stenose einhergehen, bei einer endolaryngealen Abtragung jedoch sehr viel seltener beobachtet werden [30, 185, 222, 261]. Die Gefahr
einer Inokulation der Papillome in die Trachea und die Bronchien steigt mit der
Anzahl der Eingriffe und ist insbesondere bei der Tracheotomie gegeben [185].
  Bei den solitären Erwachsenenpapillomen wurde in Übereinstimmung mit den
häufig auftretenden Epitheldysplasien ein hoher Pronzentsatz an malignen Entar-
tungen angegeben [94, 123, 125, 222, 325, 437, 445]. Nach dem 50. Lebensjahr soll

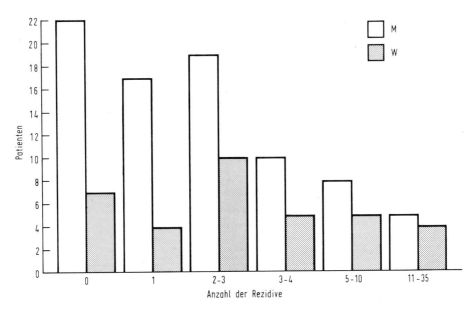

Abb. 12. Rezidivhäufigkeit von 116 Papillompatienten der Kölner Klinik im Zeitraum von 1960–1980

etwa die Hälfte der adulten Papillome in ein Karzinom übergehen [220]. Unter den 116 Papillompatienten, die von 1960 bis 1980 in der Kölner Klinik behandelt wurden, kam es in 4 Fällen zu einer malignen Entartung. In allen diesen Fällen handelte es sich um adulte Papillome.

Die maligne Transformationsquote bei juvenilen Papillomen liegt eindeutig niedriger. Bis Ende der fünfziger Jahre nahm man an, daß eine maligne Entartung von juvenilen Papillomen nur unter der Bedingung einer vorangegangenen Strahlentherapie entsteht. In der jüngsten Zeit häufen sich jedoch auch Berichte über die Kanzerisierung bei nichtbestrahlten juvenilen Papillomen [28, 208, 223, 301, 408, 424, 448]. In der Regel trat die maligne Entartung erst im Erwachsenenalter nach dem 26. Lebensjahr und nach einer langjährigen Krankheitsdauer zwischen 11 und 51 Jahren ein. Von den 8 mitgeteilten Fällen waren nur zwei Patienten weiblichen Geschlechtes.

Literaturverzeichnis

1. Ablashi DV, Easton JM, Levine PA, Krueger GRF, Conelly R (1978) Immunological comparison of nasopharyngeal carcinoma and Burkitt's lymphoma from relatively high and low-risk populations. VI Perguia Quadrennial Internal Conf on Cancer, Perugia Univ Press, Perugia, p 195–210
2. Abraham (1913) zit. n. Grabower, Demonstration eines Nasenrachencarcinoms während der Sitzung der Berliner Laryngologischen Gesellschaft vom 14.3. 1913. Int Cbl Laryng Rhinol 312
3. Ahlström CG (1943) Zur Kenntnis der extra-lymphoglandulären Reticulumzellensarkome. Beitr path Anat allg Path 108: 169–221
4. Albrecht R (1964) Geschwülste des Nasenrachens. In: Berendes J, Link R, Zöllner F, Hals-Nasen-Ohrenheilkunde I. Georg Thieme, Stuttgart, S 538–580
5. Altmann F, Basek M, Stout AP (1955) Papillomas of the larynx with intraepithelial anaplastic changes. Arch otolaryng 62: 478–485
6. American joint committee for cancer staging and end results reporting (1976) Staging of cancer at head and neck sites. In: Task force on head and neck sites (eds) Preliminary handbook on classification and staging 61–72
7. Anderson EN (jr), Anderson ML, Ho HC (1978) Environmental backgrounds of young chinese nasopharyngeal carcinoma patients. In: De Thé G, Ito Y, Davis W (eds) Nasopharyngeal carcinoma: etiology and control. IARC sci publ 20: 231–239
8. Anderson-Anvret M, Forsby N, Klein G, Henle W (1977) Studies on the occurrence of Epstein-Barr virus-DNA in nasopharyngeal carcinomas, in comparison with tumors of other head and neck regions. Int J Cancer 20: 486–494
9. Arbeitsgemeinschaft klinische Onkologie der Deutschen Gesellschaft für Hals-Nasen-Ohrenheilkunde, Kopf- und Hals-Chirurgie, Jahresbericht 1980
10. Arnold W (1976) Ätiologische Aspekte zur Frage der Entstehung der Larynxpapillome. Laryng Rhinol 55: 102–111
11. Arnold W, Huth F (1979) Viren, virusähnliche und auf Viren einwirkende Strukturen beim Karzinom des Nasopharynx. Arch otorhinolaryngol 222: 295–317
12. Arnold W, Wang JB, Huth F, Klein M, Schmidt WAK (1981) Corona viruses and nasopharyngeal carcinoma In: Grundmann E, Krueger GRF, Ablashi DV (eds) Nasopharyngeal carcinoma. Cancer Campaign 5: 41–48
13. Ash JE, Beck MR, Wilkes JD (1964) Tumors of the upper respiratory tract and ear. Atlas of tumor pathology. fasc 12: 13 Armed Forces Institute of Pathology, Washington DC
14. Bach JF, Muller JY, Dardenne M (1970) In vivo specific antigen recognition by rosetteforming cells. Nature (Lond.) 227: 1251
15. Baranger A (1926) Contribution à l'étude des tumeurs malignes du naso-pharynx. Diss Paris

16. Batory K (1954) Lymphoepithelioma. J Pediatr 45: 599–602
17. Batsakis JG (1979) Tumors of the head and neck. Clinical and pathological considerations. 2nd edn. Williams and Wilkins, Baltimore, London
18. Baumgarten E (1907) Die multiplen Papillome des Kehlkopfes. Z klin Med 62: 272–283
19. Bayliss GJ, Wolf H (1979) Immobilization of viable lymphoblastoid cells on solid supports. In: John D, Lapin B, Blakeslee J (eds) Advances in comparative leukemia research. Elsevier, New York, p 381–382
20. Bayliss GJ, Wolf H (1980) Epstein-Barr virus induced cell fusion. Nature 287: 164–165
21. Becker Y, Weinberg A (1972) Molecular events in the biosynthesis of Epstein-Barr virus in Burkitt lymphoblasts. In: Biggs PM, De-Thé G, Payne LN (eds) Oncogenesis and herpesviruses. IARC sci Publ Lyon 2: 326–335
21a. Berendes J (1961) Das maligne Papillom der Nasennebenhöhlen. HNO 9: 265–269
22. Berger DS, Fletcher GH (1971) Distant metastases following local control of squamous-cell carcinoma of the nasopharynx, tonsillar fossa, and base of the tongue. Radiology 100: 141–143
23. Bertelsen K, Andersen AP, Elbrønd O, Lund C (1975) Malignant tumors of the nasopharynx. Acta Radiol (Stockh) 14: 177–186
24. Bertram G, Sesterhenn K, Wustrow F (1981) Clinical staging of nasopharyngeal carcinoma at Cologne university. In: Grundmann E, Krueger GRF, Ablashi DV (eds) Nasopharyngeal carcinoma. Cancer Campaign 5: 59–72
25. Bertram G, Pearson GR, Faggioni A, Armstrong GR, Krueger GRF, Ablashi DV (1981) Das nasopharyngeale Karzinom (NPC). Prognostische Aussagekraft des antikörper-abhängigen zellulären Zytotoxicitätstestes (ADCC). Arch otorhinolaryngol 231: 768–773
26. Bertram G, Sesterhenn K, Mödder W (1982) Das nasopharyngeale Karzinom (NPC). Vergleich klinischer Klassifikationssysteme. HNO 30: 235–242
27. Bertram G, Pearson GR, Fraggioni A, Levine PH, Ablashi DV, Sesterhenn K, Krueger GRF (1982) Long term survey of EBV-serology and non-EBV related tests in correlation to the clinical course. IV th international symposium on nasopharyngeal carcinoma. September 1982, Kuala Lumpur, Malaysia
28. Bewtra C, Krishnan R, Lee SS (1982) Malignant changes in nonirradiated juvenile laryngotracheal papillomatosis. Arch otolaryngol 108: 114–116
29. Bey P, Gueddari B, Malissard L, Pernot M (1981) Les carcinomes du naso-pharynx. A propos de 42 cas traités entre 1968 et 1977. Ann oto laryng (Paris) 98: 43–46
30. Björk H, Weber C (1956) Papilloma of the larynx. Acta otolaryng 46: 499–516
31. Björk H, Teir H (1957) Begign and malignant papilloma of the larynx in adults. A comparative clinical and histological study. Acta otolaryng 47: 95–104
32. Black FL, Woodall JP, Evans AS, Lebhaber H, Henle G (1970) Prevalence of antibody against viruses in the Tiriyo, an isolated Amazon tribe. Amer J Epidem 91: 430–438
33. Bloom SM (1961) Cancer of the Nasopharynx: with special reference to the significance of histopathology. Laryngoscope 71: 1207–1260
34. Blumenfeld F (1913) Pachydermia verrucosa, Papillom, Kehlkopfwarze. In: Katz L, Preysing H, Blumenfeld F Handbuch der speziellen Chirurgie des Ohres und der oberen Luftwege, Band IV: 395–405
35. Bohndorf W, Kamski W (1973) Tumoren des Nasopharynx: Ergebnisse nach Telekobalttherapie. Strahlentherapie 146: 377–383
36. Bonne C (1934) Reticuloendothelioma lymphoglandulae colli lateralis. Geneesk T Ned Ind 74: 692–693
37. Booth K, Cooke R, Scott G, Atkinson L (1968) Carcinoma of the nasopharynx and oesophagus in Australian New Guinea 1958–1965. In: Clifford P, Linsell CA, Timms GL, (eds) Cancer in Africa, Nairobi, East African Publishing House 319–322
38. Borst M (1906) Einteilung der Sarkome. Zieglers Beitr path Anat 39: 507–538
39. Boyle WF, Riggs JL, Oshiro LS, Lenette EH (1973) Electron microscopic identification of Papova virus in laryngeal papilloma. Laryngoscope 83: 1102–1108
40. Braylan RC, Jaffe ES, Berard CW (1975) Malignant lymphomas: current classification and new observations. In: Sommers SC (ed) Pathology Annal, Appleton-Century-Crofts, New York, p 213–270
41. Brigden D, Fiddian P, Rosling AE, Ravenscroft T (1981) Acyclovir – A review of the preclinical and early clinical data of a new antiherpes drug. Antivir Res 1: 203–212

42. Brugère J, Cachin Y, Pierquin B, Le Fur R, Estelin R (1970) Bilan du traitement des épithéliomas du cavum. A propos de 90 cas observés à l'institut Gustave Roussy de 1960 à 1966. Ann oto laryng (Paris) 87: 563–572

43. Brugère J, Cachin Y, Chau JCW, Ellouz R, Goh EH, Ho JHC, Hsu, Molinari R, Poon, Prasad U, Sawaki S (1978) Recommendations, clinical staging. In: De Thé G, Ito Y, Davis W (eds) Nasopharyngeal carcinoma: etiology and control. IARC sci publ 20: 594–595

44. Buell P (1974) The effect of migration on the risk of nasopharyngeal cancer among Chinese. Cancer Res 34: 1189–1191

45. Burkitt D (1958) A sarcoma involving the jaws in African Children. Brit J Surg 46: 218–223

46. Burkitt D (1962) A children's cancer dependent on climatic factors. Nature (Lond.) 194: 232–234

47. Cachin Y, Sancho-Garnier H, Schwaab G, Marandas P (1978) Clinical aspects and natural history of nasopharyngeal carcinoma in Western Europe. In: De Thé G, Ito Y, Davis W (eds) Nasopharyngeal carcinoma: etiology and control. IARC sci publ 20: 131–145

48. Cammoun M, Ellouz R, Behi J, Ben Attia R (1978) Histological types of nasopharyngeal carcinoma in an intermediate risk area. In: De Thé G, Ito Y, Davis W (eds) Nasopharyngeal carcinoma: etiology and control. IARC sci Publ 20: 13–26

49. Cancer Registry of Norway (1961) Cancer Registration in Norway 1953–1958. Landesforeningen mot Kreft, Oslo

50. Capell DF (1938) The pathology of nasopharyngeal tumours. J Laryng 53: 558–580

51. Chan SH, Goh EA, Khor TH, Chew TS (1978) General immunological status of nasopharyngeal carcinoma patients in Singapore. In: De Thé G, Ito Y, Davies W (eds) Nasopharyngeal carcinoma: etiology and control IARC sci publ 20: 495–501

52. Chan SH, Day NE, Khor TH, Kunaratnam N, Chia KB (1981) HLA markers in the development and prognosis of NPC in Chinese. In: Grundmann E, Krueger GRF, Ablashi DV (eds). Nasopharyngeal carcinoma. Cancer campaign 5: 205–211

53. Chen KY, Fletcher GH (1971) Malignant tumors of the nasopharynx. Radiology 99: 165–171

54. Chiang TCH, Griem ML (1973) Nasopharyngeal cancer. Surg clin N Amer 53: 121–133

55. Chiari O (1902) Die Krankheiten der oberen Luftwege. Franz Deuticke, Leipzig Wien

56. Ch'in KY, Szutu C (1940) Lymphoepithelioma, a pathological study of 97 cases. Clin med J Suppl III: 94–119

57. Citelli S (1911) Über 10 Fälle von primären malignen Tumoren des Nasenrachens. Z Laryng Rhinol 4: 331–346

58. Clifford P, Beecher JL (1964) Nasopharyngeal cancer in Kenya. Clinical and environmental aspects. Brit J Cancer 18: 25–43

59. Clifford P (1965) Carcinoma of the nasopharynx in Kenya. E Afr Med J 42: 373–396

60. Clifford P (1967) Malignant disease of the nasopharynx and paranasal sinuses in Kenya. In: Muir CS, Shanmugaratnam K (eds) Cancer of the nasopharynx. UICC Monograph series 1: 82–94

61. Clifford P (1970) A review on the epidemiology of nasopharyngeal carcinoma. Int J Cancer 5: 287–309

62. Cohen SR, Geller KA, Seltzer S, Thompson JW (1980) Papilloma of the larynx and tracheobronchial tree in children. A retrospective study. Ann Otol 89: 497–503

63. Colby BM, Shaw JE, Elion GB, Pagano JS (1980) Effect of Acyclovir [9-(2-Hydroxyethoxymethyl) guanine] on Epstein-Barr virus DNA replication. J virol 34: 560–568

64. Costa J, Howley PM, Bowling MC, Howard R, Bauer WC (1981) Presence of human papilloma viral antigens in juvenile multiple laryngeal papilloma. Am J clin pathol 75: 194–197

65. Creely JJ, Lyons GD, Trail ML (1973) Cancer of the nasopharynx: a review of 114 cases. South med J 66: 405–409

66. Cundy RL, Sando I, Hemeway WG (1973) Middle ear extension of nasopharyngeal carcinoma via eustachian tube. A temporal bone report. Arch Otolaryng 98: 131–133

67. Dahmann H (1930) Die Larynxpapillomatose. Curt Kabitzsch, Leipzig

68. Damadian R (1971) Tumor detection by nuclear magnetic resonance. Science 171: 1151–1153

69. Datta AK, Colby BM, Shaw JE, Pagano JS (1980) Acyclovir inhibition of Epstein-Barr virus replication. Proc nat acad 77: 5163–5166

70. Davies JNP (1961) The pattern of African cancer in Uganda. E Afr med J 38: 483–491

71. Decher H (1961) Erfahrungen mit der Podophyllintherapie bei Kehlkopfpapillomen. Z Laryng Rhinol 40: 708–720

72. Deinhardt F, Tischendorf P, Shramek G, Maynard JE, Noble GR (1969) Distribution of antibodies to EBV in various American population groups. Bact Proc 69: 178–179

73. Department of Health, New Zealand (1955) Report of the medical statistician on cancer morbidity and mortality in New Zealand. Department of Health, Wellington

74. Derigs P (1923) Lymphoepitheliales Carcinom des Rachens mit Metastasen. Virchows Arch path Anat 244: 1–7

75. De Schryver K, Klein G, Hewetson J, Rocchi G, Henle W, Henle G, Pope (1974) Comparison of EBV neutralization test based on abortive infection or transformation of lymphoid cells and their relation to membrane reactive antibodies (anti-MA). Int J Cancer 13: 353–362

76. De Schryver A, Friberg S, Klein G, Henle W, Henle G, De Thé G, Clifford P, Ho HC (1969) Epstein-Barr virus associated antibody patterns in carcinoma of the postnasal space. Clin exp Immunol 5: 443–459

77. Desgranges C, Wolf H, De Thé G, Shanmugaratnam K, Cammoun M, Ellouz R, Klein G, Lennert K, Munoz N, Zur Hausen H (1975) Nasopharyngeal carcinoma. Presence of Epstein-Barr genomes in separated epithelial cells of tumors in patients from Singapore, Tunesia and Kenia. Int J Cancer 16: 7–15

78. Desgranges C, De Thé G (1978) Presence of Epstein-Barr virus specific IgA in saliva of nasopharyngeal carcinoma patients: their activity, origin and possible clinical value. In: De Thé G, Ito Y, Davis W (eds) Nasopharyngeal carcinoma: etiology and control. IARC sci Publ 20: 459–469

79. De Thé G, Day NE, Geser A, Lavoué MF, Ho JHC, Simons MJ, Sohier R, Tukei P, Vonka V, Zavadova H (1975) Sero-epidemiology of the Epstein-Barr virus: preliminary analysis of an international study – a review. In: De Thé G, Epstein MA, Zur Hausen H (eds) On oncogenesis and herpes-viruses II, IARC sci publ 11: 3–16

80. De Thé G, Day N, Geser A, Ho JHC, Simons MJ, Sohier R, Tukei P, Vonka V (1976) Epidemiology of the Epstein-Barr virus infection and associated tumors in man. A tool for etiology and control. In: Clemmesen J, Yohn DS (eds) Comparative leukemia research. Bibl Haemat 43: 216–220

81. De Thé G, Vuillaume M, Giovanella BC, Klein G (1976) Epithelial characteristics of tumor cells in nasopharyngeal carcinoma, passaged in nude mice: Ultrastructure. J Nat Cancer Inst 57: 1101–1105

82. De Thé G, Zeng Y (1982) Can the role of EBV in NPC be uncovered epidemiologically? IV The international Symposium on nasopharyngeal carcinoma, September 1982, Kuala Lumpur, Malaysia

83. Dharmalingham SK, Singh P, Tan MK, Singaram SP, Prasad U (1982) Cyclophosphamide (C), Vincristine (O), Methotrexate (M) and Adriamycin (A) in untreated nasopharyngeal carcinoma: a report from the Malaysian trial on chemotherapy in nasopharyngeal carcinoma. IVth international symposium on nasopharyngeal carcinoma, September 1982, Kuala Lumpur, Malaysia

84. D'Hoed D (1936) Die Rolle der Strahlenbehandlung bei den bösartigen Geschwülsten im Gebiet der HNO-Heilkunde. Hals-, Nas-, Ohrenheilk 40: 156–171

85. Digby KH, Fook WL, Che YT (1941) Nasopharyngeal carcinoma. Brit J Surg 28: 517–537

86. Djojopranoto M, Soesilowati (1967) Nasopharyngeal cancer in East Java (Indonesia) In: Muir CS, Shanmugaratnam K (eds) Cancer of the Nasopharynx. UICC Monograph series 1: 43–46

87. Dobson WH, (1924) Cervical lymphosarcoma Clin med J 38: 786–787

88. Döhnert G (1971) Lymphoepithelioma Schmincke-Regaud Virchows Arch Path anat 352: 279–284

89. Doerr W (1956) Über lymphepitheliale Geschwülste Schmincke-Regaud. Ärztl Wschr 8/9: 169–182

90. Doerr W (1959) Lymphoepitheliale Geschwülste. Med Klin 54: 2144–2147

91. Doll R, Muir C, Waterhouse J (1970) Cancer incidence in five continents. Springer, New York

92. Druckrey H, Steinhoff D, Preussmann R, Ivankovic S (1964) Erzeugung von Krebs durch eine einmalige Dosis von Methylnitroso-Harnstoff und verschiedenen Dialkyl Nitrosaminen an Ratten. Z Krebsforschung 66: 1–10

93. Druckrey, H, Ivankovic S, Mennel HD, Preussmann R (1964) Selektive Erzeugung von Carcinomen der Nasenhöhle bei Ratten durch N, N-Nitrosopiperazin, Nitrosopiperidin, Nitroso-morpholin, Methylalcyl, Dimethyl und Methylninyl-Nitrosamin. Z Krebsforsch 66: 138–150

94. Dworacek H (1956) Über das klinische Verhalten der malignen entarteten Larynxpapillome. Mschr Ohrenheilk 90: 298–304

95. Dulbecco R (1980) Oncogenic viruses In: Davis BD, Dulbecco R, Eisen HN, Ginsberg HS (eds) Microbiology, 3. edn, p 1231–1261

96. Edling L (1938) Contribution to the pathology and clinical picture of reticulum cell sarcoma. Radiology 30: 19–34

97. Eggemann G (1973) Spätergebnisse der Strahlentherapie von Praekanzerosen des Larynx. Mschr Ohrenheilk 107: 165–169

98. Ellouz R, Cammoun M, Ben Attia R, Bahi J (1978) Nasopharyngeal carcinoma in children and adolescents in Tunesia: Clinical aspects and paraneoplastic syndroms. In: De Thé G, Ito Y, Davis W (eds) Nasopharyngeal carcinoma: etiology and control, IARC sci publ 20: 115–129

99. Englmann K (1932) Strahlentherapie in der Oto-Rhino-Laryngologie. Z Hals Nas Ohren Heilk 31: 87–128

100. Epstein MA, Barr YM (1964) Cultivation in vitro of human lymphoblasts from Burkitt's lymphoma. Lancet 1: 252–253

101 Epstein MA, Achong BG, Barr YM (1964) Virus particles in cultured lymphoblasts from Burkitt's lymphoma, Lancet: 702–703

102. Epstein MA, Barr YM, Achong BG (1964) Avian tumor virus behavior as a guide in the investigation of a human neoplasm. Nat Cancer Inst Monogr 17: 637–650

103. Epstein MA, Barr YM, Achong BG (1964) A second virus-carrying tissue culture strain EB 2 of lymphoblasts from Burkitt's lymphoma. Pathol Biol Semaine Hop 12: 1233–1234

104. Epstein MA, Barr YM (1965) Characteristics and mode of growth of a tissue culture strain (EB 1) of human lymphoblasts from Burkitt's lymphoma. J Nat Cancer Inst 34: 231–240

105. Epstein MA, Barr YM, Achong BG (1965) The behavior and morphology of a second tissue culture strain (EB 2) of lymphoblasts from Burkitt's lymphoma. Brit J Cancer 19: 108–115

106. Epstein MA, Henle G, Achong BG, Barr YM (1965) Morphological and biological studies on a virus in cultured lymphoblasts from Burkitt's lymphoma. J exp Med 121: 761–770

107. Epstein MA, Achong BG (1968) Specific immunofluorescence test for the herpes-type EB virus of Burkitt Lymphoblasts, authenticated by electron microscopy. J nat Cancer Inst 4: 593–607

108. Epstein MA, North JR, Morgan AJ, Thompson JL (1982) Possibilities for anti-viral vaccine intervention in nasopharyngeal carcinoma (NPC) IV th international symposium on nasopharyngeal carcinoma. September 1982, Kuala Lumpur, Malaysia

109. Ernberg I, Klein G, Kourilsky FM, Silvestre D (1974) Differentiation between early and late membrane antigen on human lymphoblastoid cell lines infected with Epstein-Barr virus. I. Immunofluorescence. J natn Cancer Inst 53: 61–65

110. Evans AS, Niederman JC, McCollum RW (1968) Seroepidemiology studies of infectious mononucleosis with EB virus. N Engl J Med 279: 1121–1127

111. Ewing J (1929) Lymphoepithelioma. Amer J Pathol 5: 99–107

112. Falk L, Wolff L, Deinhardt F, Pacica J, Dombos L, Klein G, Henle W, Henle G, (1974) Epstein-Barr virus: transformation of nonhuman primate lymphocytes in vitro. Int J Cancer 13: 363–376

113. Falser N, Spoendlin A (1978) Zur Immunbiologie des Larynxpapilloms. Laryng Rhinol 57: 646–650

114. Fardel D (1837) Cancer de pharynx – Ossification dans la substance musculaire du coer. Bull soc anat Paris 12: 73–80

115. Fearon B, Mac Rae D (1976) Laryngeal papillomatosis. J Otolaryng 5: 493–496

116. Ferber B, Handy VH, Gerhardt PR, Solomon M (1962) Cancer in New York state, exclusive of New York city, 1941–1960. A review of incidence, mortality, probability and survivorship. Bureau of Cancer Control, New York State Department of Health

117. Ferreri G (1926) Diagnosis and treatment of lymphoepithelial tumours of the nasopharyngeal space. Acta Otolaryng (Stockh.) 9: 441–453

118. Fisch U (1966) Lymphographische Untersuchungen über das cervicale Lymphsystem. Karger, Basel, New York

119. Fitzhugh WM (1938) Lymphoepithelioma. Arch Otolaryng 28: 376–387

120. Flatau (1897) zit. n. Rosenberg A Gesellschaftsberichte. Berliner laryngologische Gesellschaft Sitzung März 1897. Int Cbl Laryng Rhinol 363

121. Frank J, Lev M, Blahd M (1941) Transitionalcell carcinoma of the upper respiratory tract. Ann Otol 50: 393–420

122. Freeman AE (1970) Current knowledge of the epidemiology of nasopharyngeal carcinoma – a review. In: Biggs PM, De Thé G, Payne LN (eds) Oncogenesis and herpesviruses IARC sci publ 2: 357–366

123. Friedberg SA, Stagman R, Hass GM (1971) Papillary lesions of the larynx in adults. A pathologic study. Ann Otol 80: 683–692

124. Frommhold H, Leipner N, Herberhold C (1979) Zur Strahlentherapie des Nasopharynxkarzinoms – Behandlungsergebnisse und Optimierungskriterien. Strahlentherapie 155: 441–450

125. Full-Scharrer G (1961) Kehlkopfpapillome und Larynxcarcinome. HNO Wegweiser 9: 365–371

126. Furstenberg AC (1938) Malignant neoplasms of the nasopharynx. Surg Gyn Obst '66: 400–404

127. Garnjana-Goonchorn S, Chantarakul N (1967) Nasopharyngeal cancer at Siriray Hospital, Dhonburi, Thailand. In: Muir SC, Shanmugaratnam K (eds) Cancer of the Nasopharynx. UICC Monograph ser I, p 33–37

128. Gazzolo L, De Thé G, Vuillaume M, Ho JHC (1972) Nasopharyngeal carcinoma. II. Ultrastructure of normal mucosa, tumor biopsies and subsequent epithelial growth in vitro. J nat Cancer Inst 48: 73–86

129. Geist RM, Portmann UV (1952) Primary malignant tumors of the nasopharynx Ann J Roentgenol 68: 262–271

130. Gerber NL, Steinberg AD (1976) Clinical use of immunosuppresive drugs: part II Drugs 11: 90–112

131. Gerber P, Whang-Peng J, Monroe JH (1969) Transformation and chromosome changes induced by Epstein-Barr-virus in normal human leukocyte cultures. Proc nat Acad Sci 63: 740–747

132. Gerber P (1972) Activation of Epstein-Barr virus by 5-bromo-deoxyuridine on "virus-free" human cells. Proc Nat Acad Sci 69: 83–85

133. Gerber P, Lucas SA (1972) In vitro stimulation of human lymphocytes by Epstein-Barr virus. Cell immunol 5: 318–324

134. Gerber P, Nonoyama M, Lucas S, Perlin E, Goldstein L (1972) Oral excretions of EBV by healthy subjects and patients with infectious mononucleosis. Lancet 988–989

135. Geser A, Charnay N, Day NE, De Thé G, Ho HC (1978) Environmental factors in the etiology of nasopharyngeal carcinoma: report on a case-control study in Hong Kong. In: De Thé G, Ito Y, Davis W (eds) Nasopharyngeal carcinoma. Etiology and control. IARC Sci publ 20: 213–229

136. Glanzmann CH, Aberle HG, Horst W (1976) Ergebnisse der Strahlentherapie von Nasopharynxcarcinomen. Strahlentherapie 152: 310–313

137. Glaser, R, Ablashi, DV, Nonoyama M, Henle W, Easton J (1977) Enhanced oncogenic behavior of human and mouse cells after cellular hybridisation with Burkitt tumor cells. Proc nat Acad Sci (Wash) 74: 2574–2578

138. Godtfredsen E (1944) Ophtalmologic and neurologic Symptoms at malignant nasopharyngeal tumours. Acta psychiatr neurol Suppl XXX IV 1944

139. Goh EH, Chan SH, Simons MJ (1978) Effect of levamisole on cell-mediated immune responses in patients with nasopharyngeal carcinoma. In: De Thé G, Ito Y, Davis W (eds) Nasopharyngeal carcinoma: etiology and control. IARC sci publ 20: 503–510

140. Goldman JM, Goodman ML, Miller D (1971) Antibody to Epstein-Barr-virus in American patients with carcinoma of the nasopharynx. Jama 216: 1618–1622

141. Greene MH, Fraumeni JF, Hoover R (1977) Nasopharyngeal cancer amoung young people in the United States: racial variations by cell type. J Nat Inst 58: 1267–1270

142. Greensher A (1980) Treatment of laryngeal papillomas with mumps skin test antigen. Lancet: 920–922

143. Griswold MH, Wilder CS, Cutler SJ, Pollack ES (1955) Cancer in Connecticut, 1935–1951. Connecticut State Department of Health, Hartford, Connecticut

144. Gross CW, Hubbard R (1974) Management of juvenile laryngeal papilloma: further observations. Laryngoscope 84: 1090–1097

145. Grotts BF (1949) Transitional cell carcinoma of the nasopharynx in a child. Laryngoscope 59: 1355–1360

146. Gudden F (1981) Kernspintomographie, ein neues bildgebendes Verfahren. Röntgenpraxis 34: 200–205

147. Haglund S, Lundquist PG, Cantell K, Strander H (1981) Interferon therapy in juvenile laryngeal papillomatosis. Arch Otolaryngol 107: 327–332

148. Hara HJ (1969) Cancer of the nasopharynx. Review of the literature. Report of 72 cases. Laryngoscope 79: 1315–1329

149. Har-Kedar I, Chaitchik S, Hercberg A (1974) Nasopharyngeal carcinoma at the Tel-Hashomer Government hospital, Israel. A 20 year survey (1951–1970). Clin Radiol 25: 403–407

150. Harvey WF, Dawson EK, Innes JRM (1937) Debatable tumours in human and animal pathology: I. Lymphoepithelioma. Edinburgh M J 44: 549–556
151. Hauser J, Brownell DH (1938) Malignant neoplasms of the nasopharynx. JAMA 111: 2467–2473
152. Hawkins BR, Simons MJ, Goh EH, Chia KB, Shanmugaratnam K (1974) Immunogenetic aspects of nasopharyngeal carcinoma. II; Analysis of ABO, Rhesus and MNS's red cell systems. Int J Cancer 13: 116–121
153. Henderson BE, Louie E, Jing JS, Buell P, Gardner MB (1976) Risk Factors Associated with Nasopharyngeal Carcinoma. New Engl Jour med 295: 1101–1106
154. Henle G, Henle W (1966) Immunofluorescence in cells derived from Burkitt's lymphoma. J Bact 91: 1248–1256
155. Henle G, Henle W (1967) Immunofluorescence, interference and complement fixation techniques in the detection of the herpestype virus in Burkitt tumor cell lines. Cancer Res 27: 2442–2446
156. Henle G, Henle W, Diehl V (1968) Relation of Burkitt tumor associated herpestype virus to infectious mononucleosis. Proc Nat Acad Sci (USA) 59: 94–101
157. Henle G, Henle W, Klein G (1971) Demonstration of two distinct components in the early antigen complex of Epstein-Barr virusinfected cells. Int J Cancer 8: 272–278
158. Henle G, Henle W (1976) Epstein-Barr virus-specific JgA serum antibodies as an outstanding feature of nasopharyngeal carcinoma. Int J Cancer 17: 1–7
159. Henle W, Hummeler K, Henle G (1966) Antibody coating and agglutination of virus particles separated from the EB 3 line of Burkitt lymphoma cells. J Bact 92: 269–271
160. Henle W, Diehl V, Kohn G, Zur Hausen H, Henle G (1967) Herpestype virus and chromosome marker in normal leukocytes after growth with irradiated Burkitt cells. Science 157: 1064–1072
161. Henle W, Henle G, Ho HC, Burtin P, Cachin Y, Clifford P, De Schryver A, De Thé G, Diehl V, Klein G (1970) Antibodies to EB virus in nasopharyngeal carcinoma, other head and neck neoplasms and control groups. J Nat Cancer Inst 44: 225–231
162. Henle W, Henle G, Zajac BA, Pearson G, Waubke R, Scriba M (1970) Differential reactivity of human Serums with early antigens by Epstein-Barr virus. Science 169: 188–190
163. Henle W, Henle G (1972) Epstein-Barr virus: the cause of infectious mononucleosis. In: Biggs PN, De Thé G, Payne LN (eds) Oncogenis and herpesviruses IARC sci Publ 2: 269–274
164. Henle W, Ho HC, Henle G, Kwan HC (1973) Antibodies to Epstein-Barr virus-related antigens in nasopharyngeal carcinoma. Comparison of active cases and long term survivors. J nat Cancer Inst 51: 361–369
165. Henle W (1977) Faktorenanalyse der Tumorentstehung beim Menschen am Beispiel des Epstein-Barr-Virus. Klin Wschr 55: 847–855
166. Henle W, Ho JHC, Henle G, Chau JCW, Kwan HC (1977) Nasopharyngeal carcinoma: Significance of changes in Epstein-Barr virus-related antibody patterns following therapy. Int J Cancer 20: 663–672
167. Henle W, Henle G (1978) The immunological approach to study of possibly virus-induced human malignancies using the Epstein-Barr virus as example. Prog exp Tumor Res 21: 19–48
168. Herbert WJ, Wilkinson PC (1980) Wörterbuch der Immunologie, Gustav Fischer Verlag, Stuttgart, New York
169. Heymann P (1891) II. Gesellschaftsberichte. Berliner laryngologische Gesellschaft. Sitzung 2. Mai. Zbl Laryng 7: 333–334
170. Hinkel GK, Jäger J (1966) Über Lymphoepitheliome im Kindesalter. Arch Kinderhk 174: 331–342
171. Hirayama T (1978) Description and analytical epidemiology of nasopharyngeal cancer. In: De Thé G, Ito Y, Davis W (eds) Nasopharyngeal carcinoma: etiology and control. IARC sci Publ 20: 167–189
172. Ho HC (1967) Nasopharyngeal carcinoma in Hong Kong. In: Muir CS, Shanmugaratnam K (eds) Cancer of the nasopharynx. UICC Monograph series 1: 58–63
173. Ho HC (1967) Radiological diagnosis of nasopharyngeal carcinoma with special reference to its spread through the base of skull. In: Muir CS, Shanmugaratnam K (eds) Cancer of the nasopharynx. UICC Monograph series 1: 238–246
174. Ho JHC (1970) The natural history and treatment of nasopharyngeal carcinoma. In: Clark RL, Cumley RW, McCay JE, Copeland M (eds) Proc X. internat Cancer Congr. Yearbook med publ, Chicago, 4: 1–14
175. Ho CH (1971) Incidence of nasopharyngeal cancer in Hong Kong. UICC Bull Cancer 9: 5
176. Ho HC (1972) Nasopharyngeal carcinoma (NPC) Adv Cancer Res 15: 57–92

177. Ho HC (1972) Current knowledge of the epidemiology od nasopharyngeal carcinoma – a review. In: Biggs PM, De Thé G, Payne LN (eds) Oncogenesis and herpesviruses, IARC sci publ 2: 357–366

178. Ho HC, Ng MH, Kwan HC, Chau JCW (1976) Epstein-Barr-Virus specific IgA and IgG serum antibodies in nasopharyngeal carcinoma. Br J Cancer 34: 655–660

179. Ho HC, NG MH, Kwan HC (1977) IgA antibodies to Epstein-Barr viral capsid antigens in saliva of nasopharyngeal carcinoma patients. Br J Cancer 35: 888–890

180. Ho HC (1978) Stage classification of nasopharyngeal carcinoma: a review. In: De Thé G, Ito Y, Davis W (eds) Nasopharyngeal carcinoma: etiology and control. IARC sci publ 20: 99–113

181. Ho HC (1978) Salted fish and Nasopharyngeal carcinoma in Southern China. Lancet 8090: 626

182. Ho HC, Kwan HC, NG MH, De Thé G (1978) Serum IgA antibodies to Epstein-Barr virus capsid antigen preceding symptoms of nasopharyngeal carcinoma. Lancet: 436

183. Ho JHC, Chau JCW, Tse KC, Ng MH, Levine PH (1978) In vivo cell-mediated immunity in Chinese patients with nasopharyngeal carcinoma. In: De Thé G, Ito Y, Davis W (eds) Nasopharyngeal carcinoma: etiology and control. IARC sci publ 20: 545–552

184. Ho JHC, Lau WH, Fong M, Chan CL, Au GKH (1981) Treatment of nasopharyngeal carcinoma. In: Grundmann E, Krueger GRF, Ablashi DV (eds) Nasopharyngeal carcinoma. Cancer Campaign 5: 279–285

185. Holinger PH, Johnston KC, Anison GC (1950) Papilloma of the larynx: a review of 109 cases with a preliminary report of aureomycin therapy. Ann Otol Rhinol Laryng 59: 547–564

186. Holinger PH, Shipkowitz NL, Holper JC, Worland MC (1968) Studies of etiology of laryngeal papilloma and laryngeal papilloma vaccine. Acta Otolaryngol 65: 63–69

187. Huang DP, Ho JHC, Henle W, Henle G (1974) Demonstration of EBV-associated nuclear antigens in NPC cells from fresh biopsies. Int J Cancer 14: 580–588

188. Huang D, Ho CH, Henle W, Henle G, Saw D, Lui M (1978) Presence of EBNA in nasopharyngeal carcinoma and control patient tissues related to EBV serology. Int J Cancer 22: 266–274

189. Huang DP, Ho JHC, Saw D, Teoh TB (1978) Carcinoma of the nasal and paranasal regions in rats fed Cantonese salted marine fish. In: De Thé G, Ito Y, Davis W (eds) Nasopharyngeal carcinoma: etiology and control. IARC sci publ 20: 315–328

190. Huang TA, Cole TB, Fishburn RI, Baughn SG, Lucas VS (1981) Chemotherapy for nasopharyngeal carcinoma. In: Grundman E, Krueger GRF, Ablashi DV (eds) Nasopharyngeal carcinoma. Cancer Campaign 5: 263–268

191. Huang AT, Cole TB, Herskovic A, Jelovsek S (1982) It is time to systematically change treatment of nasopharyngeal carcinoma. IVth international symposium on nasopharyngeal carcinoma. September 1982, Kuala Lumpur, Malaysia

192. Incze JS, Lui PS, Strong MS, Vaughan CW, Clement MP (1977) The morphology of human papillomas of the upper respiratory tract. Cancer 39: 1634–1646

193. Ishikawa K (1936) Klinische und experimentelle Untersuchungen über die Entstehungsursachen der Papillome. Fukuoka Acta Med 29: 87–88

194. Ito Y, Kishishita M, Morigaki T, Yanase S, Hirayama T (1981) Induction and intervention of Epstein-Barr virus expression in human lymphoblastoid cell lines: a simulation model for study of cause and prevention of nasopharyngeal carcinoma and Burkitts lymphoma. In: Grundmann E, Krueger GRF, Ablashi DV (eds) Nasopharyngeal carcinoma. Cancer Campaign 5: 255–262

195. Ito Y, Yanase S, Kishishita M, Hirayama T, Hirota M, Oohigashi H, Koshimizu K (1982) The roles of Epstein-Barr virus, bacteria of normal flora and promotor plant diterpene esters in causation of the nasopharyngeal carcinoma. IVth international symposium on nasopharyngeal carcinoma. September 1982 Kuala Lumpur, Malaysia

196. Jackson CH (1901) Primary carcinoma of the nasopharynx. A table of cases. JAMA 37: 371–377

197. Jolly J (1914) La bourse de Fabricius et les organes lymphoépithéliaux. Arch Anat micr Morph exp 16: 363–547

198. Jondal, M, Klein G (1973) Surface markers of human B and T lymphocytes. II. Presence of Epstein-Barr virus receptors on B lymphocytes. J exp Med 138: 1365–1378

199. Jondal M, Klein G (1975) Classification of lymphocytes in nasopharyngeal carcinoma (NPC) biopsies. Biomedicine 23: 163–165

200. Jovin J (1926) Les lympho-épithéliomes du pharynx. Étude histologique, clinique et radio-thérapique. Ann des Mal de l'oreille et du larynx 45: 729–758

201. Jung PF, Chun Y (1963) Nasopharyngeal carcinoma in China. Postgrad Med 33: 77–82

202. Jurasz A (1891) Die Krankheiten der oberen Luftwege. Carl Winters, Heidelberg

203. Jurasz A (1898) Die gutartigen Neubildungen des Kehlkopfes. In: Heymann P, Handbuch der Laryngologie und Rhinologie I, S 800–884

204. Kafuko GW, Henderson BE, Kirya G, Manube G, Smith PG, Tukei P, Williams EH (1972) Epstein-Barr virus antibody levels in children from the West Nile district of Uganda; results of a field study. Lancet 706–709

205. Karduck A, Richter HG (1974) Lasermikrochirurgische Begandlung gutartiger Stimmlippenveränderungen und ihre funktionellen Ergebnisse. Laryng Rhinol Otol 58: 764–769

206. Karpinski A, Krueger GRF, Wustrow J, Haas W, Ablashi DV, Pearson GR (1981) Epstein-Barr virus antibody titers in various histological types of carcinoma in the nasopharynx. In: Grundmann E, Krueger GRF, Ablashi DV Nasopharyngeal carcinoma. Cancer Campaign 5: 95–99

207. Kawanishi M, Ito Y (1980) Effect of short-chain fatty acids on Epstein-Barr virus early and viral capsid antigen induction in P3HR-1 cells. Cancer LCH II, 129–132

208. Keim RJ (1980) Malignant change of laryngeal papillomas: a case report. Otolaryngol Head Neck Surg 88: 773–777

209. Kieff E, Dambaugh T, Heller M, King W, van Santen V, Cheung A (1981) Structure and function of the Epstein-Barr virus genome: a brief overview. In: Grundmann E, Krueger GRF, Ablashi DV (eds) Nasopharyngeal carcinoma, Cancer campaign 5: 87–94

210. Kirchner FR, Smith SA, Toledo PS (1971) Micro cryocauterization of papillomas of the larynx. Tr Am Acad Opth Otol 75: 513–518

211. Kirk RL, Blake NM, Serjeantson S, Simons MJ, Chan SH (1978) Genetic components in susceptibility to nasopharyngeal carcinoma. In: De Thé G, Ito Y, Davis W (eds) Nasopharyngeal carcinoma: etiology and control. IARC sci publ 20: 283–297

212. Klein E, Becker S, Svedmyr E, Jondal M, Vanky F (1976) Tumor infiltrating lymphocytes. Ann New York Acad sci 276: 207–216

213. Klein G, Clifford P, Klein E, Stjernswaerd J (1966) Search for tumor-specific immune reactions in Burkitt lymphoma patients by the membrane immunofluorescence reaction. Proc nat Acad Sci (USA) 55: 1628–1635

214. Klein G, Clifford P, Klein E, Smith RT, Minowada J, Kourilský FM, Burchenal JH (1967) Membrane immunofluorescence reaction of Burkitt lymphoma cells from biopsy specimens and tissue cultures. J nat Cancer Inst 39: 1027–1044

215. Klein G, Giovanella BC, Lindahl T, Fialkow PJ, Singh S, Stehlin J (1974) Direct evidence for the presence of Epstein-Barr virus DNA and nuclear antigen in malignant epithelial cells from patients with anaplastic carcinoma of the nasopharynx. Proc Nat Acad Sci 71: 4737–4741

216. Klein G (1975) The Epstein-Barr virus and neoplasm. New Engl J med 293: 1353–1357

217. Klein G (1977) Epstein-Barr virus, infectious mononucleosis, Burkitt's lymphoma and nasopharyngeal carcinoma. Israel J Med Sci 13: 716–724

218. Klein G (1978) EBV-persistence in human lymphoid and carcinoma cells, In: Stevens JG, Torado GJ, Fox CF (eds) Persistent viruses. Academic Press New York, San Francisco, London

219. Kleinfeld L (1936) Malignancies of the nasopharynx. Laryngoscope 46: 415–418

220. Kleinsasser O (1958) Über die gut- und bösartigen Formen der Kehlkopfpapillome und deren histologisches und klinisches Bild. Arch Ohr Nas und Kehlk Heilk 174: 44–69

221. Kleinsasser O (1968) Mikrolaryngoskopie und endolaryngeale Mikrochirurgie. Technik und typische Befunde. F. Schattauer, Stuttgart

222. Kleinsasser O, Oliveira e Cruz G (1973) "Juvenile" and "adulte" Kehlkopfpapillome. HNO 21: 97–106

223. Kleinsasser O, Glanz H (1979) Spontane Kanzerisierung nicht bestrahlter juveniler Papillome. Laryng Rhinol 58: 482–489

224. Köhn K (1969) Kehlkopf und Luftröhre. In: Doerr W, Seifert G, Uehlinger E (Hrsg) Spezielle pathologische Anatomie Bd 4 Springer, Berlin Heidelberg New York, S 237–320

225. Konorza G, Sesterhenn K, Krueger GRF, Ablashi DV (1979) Distribution of T- and B-cells and of immunoglobulin producing cells in tumor tissue of patients with nasopharyngeal carcinoma. J Cancer Res Clin Oncol 93: 195–204

226. Krompecher E (1903) Der Basalzellkrebs. Fischer, Jena

227. Krueger GRF, Samii H, Sesterhenn K, Uhlmann CH, Ablashi DV, Fischer R, Wustrow F (1977) Non-Hodgkin lymphomas: cell populations and functional behavior In: Thierfielder S, Rodt H, Thiel E (eds) Immunological diagnosis of leukemias and lymphomas. Haematol Blood Transf 20: 55–60

228. Krueger GRF, Wustrow J (1981) Current histological classification of nasopharyngeal carcinoma (NPC) at Cologne University. In: Grundmann E, Krueger GRF, Ablashi DV (eds) Nasopharyngeal carcinoma. Cancer Campaign 5: 11–15

229. Krueger GRF, Kottaridis SD, Wolf H, Ablashi DV, Sesterhenn K, Bertram G (1981) Histological types of nasopharyngeal carcinoma as compared to EBV serology. Anticancer Research 1: 187–194

230. Krueger J, Ieromnimon V, Dahr W (1981) Frequencies of HLA antigens in patients with NPC In: Grundmann E, Krueger GRF, Ablashi DV (eds) Nasopharyngeal carcinoma. Cancer Campaign 5: 201–203

231. Lack EE, Vawter GF, Smith HG, Healy GB, Lancaster WD, Jenson AB (1980) Immunohistochemical localization of human papillomavirus in squamous papillomas of the larynx. Lancet: 592

232. Lack EE, Jenson AB, Smith HG, Healy GB, Pass F, Vawter F (1980) Immunoperoxidase localization of human papillomavirus in laryngeal papillomas. Inter virology 14: 148–154

233. Lanier AP, Bender TR, Blot WJ, Fraumeni JF, Hurlburt WB (1976) Cancer incidence in Alaska natives. Int J Cancer 18: 409–412

234. Lanz O (1899) Experimentelle Beiträge zur Geschwulstlehre. D Med Wschr 25: 313–316

235. Larsson LG, Clifford P, Einhorn J, Johansson B, Onyango J, Norin T, De Schryver A, Walstam R (1976) Radiation therapy of nasopharyngeal carcinoma in east Africa. Acta Radiol Therapy Phys Biol 15: 305–314

236. Lauterbur PC (1973) Image formation by induced local interactions: Examples employing nuclear magnetic resonance. Nature 242: 190

237. Laval F (1904) Des tumeurs malignes du nasopharynx. (Thèses) Marques, Toulouse

238. Lawley MA (1955) A pathological study of 170 cases of nasopharyngeal cancer. Med J Malaya 10: 126–156

239. Lederman M (1961) Cancer of the nasopharynx: its natural history and treatment. Springfield, Ill, Charles C Thomas Co.

240. Lederman M (1975) Malignant tumors of the nasopharynx. In: Chambers RG, Janssen de Limpens AMP, Jaques DA, Routledge RT (eds) Cancer of the head and neck. Excerpta medica, Amsterdam 131–139

241. Leicher H (1963) Bösartige Geschwülste des Kehlkopfes und Hypopharynx. In: Berendes J, Link R, Zöllner F, Hals-Nasen-Ohrenheilkunde, Band II Teil 2, Georg Thieme, Stuttgart 959–1051

242. Lennert K, Kaiserling E, Mazzanti T (1978) Diagnosis and differential diagnosis of lymphoepithelial carcinoma in lymph nodes: histological, cytological and electronmicroscopic findings. In: De Thé G, Ito Y, Davis W (eds) Nasopharyngeal carcinoma: etiology and control IARC Sci Publ 20: 51–64

243. Lenoir G, De Thé G (1978) Epstein-Barr virus-epithelial cell interaction and its implication in the etiology of nasopharyngeal carcinoma. In: De Thé G, Ito Y, Davis W, (eds) Nasopharyngeal carcinoma: etiology and control. IARC sci publ 20: 377–384

244. Leventhal BG, Kashima H, Levine AS, Levy AB (1981) Treatment of recurrent laryngeal papillomatosis with an artificial interferon inducer (poly ICLC). J Pediatr 99: 614–616

245. Levine PH, De Thé GB, Brugère J, Schwaab G, Mourali N, Herberman RB, Ambrosioni JC, Revol P (1976) Immunity to antigens associated with a cell line derived from nasopharyngeal cancer (NPC) in non-Chinese NPC patients. Int J Cancer 17: 155–160

246. Levine PH, Wallen WC, Ablashi DV, Granlund DJ, Conelly R (1977) Comparative studies on immunity to EBV-associated antigens in NPC patients in North America, Tunesia, France and Hong Kong. Int J Cancer 20: 332–338

247. Levine PH, Lamelin JP, Stevens DA (1978) Cell-mediated immunity, Epstein-Barr virus and nasopharyngeal carcinoma. In: De Thé G, Ito Y, Davis W (eds) Nasopharyngeal carcinoma: etiology and control. IARC sci publ 20: 483–495

248. Liang PC, Ch'en CC, Chu CC, Hu YF, Chu HM, Tsung YS (1962) The histopathologic classification, biologic characteristics and histogenesis of nasopharyngeal carcinoma. Clin med J 81: 629–658

249. Licht C (1894) Om Vorters smitsomhed. Ugeskrift Laeger 1: 368–369

250. Lin TM, Chen KP, Lin CC, Hsu MM, Tu SM, Chiang TC, Jung PF, Hirayama T (1973) Retrospective study on nasopharyngeal carcinoma. J nat Cancer Inst 51: 1403–1408

251. Lin TM, Chen KP, Lin CC, Hsu MM, Tu SM, Chiang TC, Jung PF, Hirayama T (1973) Retrospective studies on carcinoma of the nasopharynx. Cancer Res 33: 2603–2608

252. Lindahl T, Klein G, Reedman BM, Johansson B, Singh S (1974) Relationship between Epstein-Barr virus (EBV) DNA and the EBV-determined nuclear antigen (EBNA) in Burkitt lymphoma biopsies and other lymphoproliferate malignancies. Int J Cancer 13: 764–772

253. Loke YW (1965) Lymphoepitheliomas of the cervical lymph-nodes. Brit J Cancer 19: 482–485

254. Lotzbeck C (1859) Primäres Carcinoma der Schilddrüse, Carcinom des Unterkiefers und der Schädelbasis: Tod unter Blutungen. Dtsch Klin (Berlin) 12: 122–123

255. Lüdin M (1947) Primitive maligne Geschwülste der Nasen- und Rachengegend. Pract oto rhino laryng 9: 148–174

256. Luka J, Kalin B, Klein G (1979) Induction of the Epstein-Barr virus cycle in latently infected cells by n-butyrate. Virology 94: 228–231

257. Lynn TC, Tu SM, Hirayama T, Kawamura A (1973) Nasopharyngeal carcinoma and Epstein-Barr virus. Jap J exp Med 43: 121–133

258. Lyon GD, Schlosser JV, Lousteau R, Mouney DF, Benes EN (1978) Laser surgery and immunotherapy in the management of laryngeal papilloma. Laryngoscope 88: 1586–1588

259. Mackenzie M (1871) Essays on growth in the larynx with reports and an analysis of one hundred consecutive cases treated by the autor. Lindsay and Blakiston, Philadelphia

260. Maisonneuve J (1859) Tumeur carcinomateuse de la base du crâne; ligature extemporanée combinée avec la cauterisation en flèches. – Guérison. Gaz Hôp (Paris) 32: 313

261. Majoros M, Parkhill EM, Devine KD (1964) Papillomas of the larynx in children. A clinicopathologic study. Am J surg 108: 470–475

262. Malik MOA, Banatvala J, Hutt MSR, Abu-Sin AY, Hidaytallah A, El-Hadi AE (1979) Epstein-Barr virus antibodies in Sudanese patients with nasopharyngeal carcinoma: a preliminary report. J Nat Cancer Inst 62: 221–224

263. Martin HE, Steward FW (1935) Spindle cell epidermoid carcinoma. Am J Cancer 24: 273–298

264. Martin HE, Blady JV (1940) Cancer of the nasopharynx. Arch Otolaryngol 32: 692–727

265. Martin HE, Chakravorty RC (1959) Cancer of the nasopharynx. In: Jackson CJ, Jackson CL (eds) Diseases of the nose, throat and ear. WB Saunders & Co, Philadelphia, London

266. Matar JH, Mc Carten AB (1973) Carcinoma of the tonsil and nasopharynx. Am J Roentgenol 117: 517–525

267. Matzker J (1963) Gutartige Tumoren des Kehlkopfes. In: Berendes J, Link R, Zöllner F, Hals-Nasen-Ohrenheilkunde, Band II Teil 2, Georg Thieme, Stuttgart, S 931–958

268. Mayyasi SA, Schidlovsky G, Bulfone LM, Buschek FT (1967) The coating reaction of the herpes-type virus isolated from malignant tissues with an antibody present in sera. Cancer Res 27: 2020–2024

269. Mc Phee JG, La Croix WR (1946) Statistical analysis of 1214 cases of carcinoma. Canad M A J 54: 573–584

270. Mehta P, Herold N (1980) Regression of juvenile laryngobronchial papillomatosis with systemic bleomycin therapy. J Pediatr 97: 479–480

271. Mekie DEC, Lawley M (1954) Nasopharyngeal carcinoma. I. clinical analysis of 120 cases. Arch Surg 69: 841–848

272. Melnick JL (1962) Papova virus group. Science 135: 1128–1130

273. Messerklinger W (1956) Ein Beitrag zur Behandlung der Larynxpapillome. Z Laryng Rhinol 35: 728–732

274. Michaels L, Hyams VJ (1979) Undifferentiated carcinoma of the nasopharynx a light and electron microscopical study. Clin Otolaryng 2: 105–114

275. Micheau C, De Thé G, Orofiamma B, Schwaab G, Brugère J, Tursz T, Sancho-Garnier H, Cachin Y (1981) Practical value of classifying NPC in two major microscopical types. In: Grundmann E, Krueger GRF, Ablashi DV (eds) Nasopharyngeal carcinoma. Cancer Campaign 5: 51–57

276. Michaux L (1845) Carcinom de base du crâne. Memoires. zit. nach Godtfredsen

277. Miller D, Goldman JM, Goodman ML (1971) Etiologic study of nasopharyngeal cancer. Arch Otolaryngol 94: 104–108

278. Miller G, Lisco H, Kohn HI, Stitt D (1971) Establishment of cell lines from normal adult human blood leukocytes by exposure to Epstein-Barr virus and neutralization by human sera with Epstein-Barr virus antibody (35810) Proc Soc Exp Biol Med 137: 1459–1465

279. Miller G, Shope T, Lisco H, Stitt D, Lipman M (1972) Epstein-Barr virus. Transformation, cytopathic changes, and viral antigens in squirrel monkey and marmoset leukocytes. Proc Nat Acad Sci USA 69: 383–387

280. Miller G, Niedermann JC, Andrew L (1973) Prolonged oropharyngeal excretion of EB virus following infectious mononucleosis. N Engl J Med 288: 229–232

281. Miller G (1974) The oncogenicity of Epstein-Barr virus. J Infect Dis 130: 187–205

282. Mollier J (1913) Die lymphoepithelialen Organe. 5. Ber d. Ges. f. Morphol und Physiol München, 29, 14

283. Moloney T (1957) Malignant tumors of the nasopharynx. Laryngoscope 67: 1297–1305

284. Mühlfahrt M (1893) Über maligne Geschwülste des Nasenrachenraumes. Diss Bonn

285. Muir CS (1967) Nasopharyngeal cancer – a historical vignette. In: Muir CS, Shanmugaratnam K, (eds) Cancer of the nasopharynx. UICC Monograph Series 1: 13–17

286. Muir CS, Shanmugaratnam K (1967) The incidence of nasopharyngeal cancer in Singapore. In: Muir CS, Shanmugaratnam K (eds), cancer of the nasopharynx, UICC Monograph series 1, 47–53

287. Nasemann TH (1974) Viruskrankheiten der Haut, der Schleimhäute und des Genitales. Georg Thieme, Stuttgart

288. Needles W (1937) Malignant tumor of the nasopharynx. J Nerv Ment Dis 86: 373–398

289. Neumann OG (1976) Behandlung der Larynxpapillomatose bei Erwachsenen. Laryng Rhinol 55: 626–630

290. Neumann OG, Klopp L, Franz B (1980) Klinische und histologische Klassifizierung der Larynxpapillome und Papillomatosen. Laryng Rhinol 59: 57–65

291. New GB, Kirch W (1928) Tumors of the nose and throat. Arch Otolaryng 8: 600–607

292. New GB, Stevenson W (1943) End results of treatment of malignant lesions of nasopharynx. Arch otolaryng 38: 205–209

293. Niederman JC, Mc Collum RW, Henle W, Henle G (1968) Infectious mononucleosis: Clinical manifestation in relation to EB virus antibodies. JAMA 203: 205–209

294. Nielsen J (1945) Roentgen treatment of malignant tumors of the nasopharynx. Acta radiol 26: 133–154

295. Nonoyama M, Pagano JS (1971) Detection to Epstein-Barr viral genome in nonproductive cells. Nature New Biol 233: 103–106

296. Nonoyama M, Huang CH, Pagano JS, Klein G, Singh S (1973) DNA of Epstein-Barr virus detected in tissue of Burkitt's lymphoma and nasopharyngeal carcinoma. Proc nat acad sci (USA) 70: 3265–3268

297. Nonoyama M, Pagano JS (1973) Homology between Epstein-Barr virus DNA and viral DNA from Burkitt's lymphoma and nasopharyngeal carcinoma determined by DNA-DNA reassociation kinetics. Nature 242: 44–47

298. Oberling C (1928) Les réticulosarcomes et les réticulo-endothéliosarcomes de la moelle osseuse (Sarcomes de Ewing). Bull Assoc franç pour l'étude du cancer 17: 259–296

299. Oeken FW, Wedig K (1959) Kritische Überlebenszeit und Metastasierung der malignen Nasen-rachengeschwülste. Arch Ohr, Nas Kehlk Heilk 175: 256–261

300. Old JL, Boyse EA, Oettgen HF, De Harven E, Geering G, Williamson B, Clifford P (1966) Precipitating antibody in human serum to an antigen present in cultured Burkitt's lymphoma cells. Proc Nat Acad Sci (USA) 56: 1699–1704

301. Olofsson J, Bjelkenkrantz K, Grontoft O (1980) Malignant degeneration of a juvenile laryngeal papilloma – a follow-up study. J Otolaryngol 9: 329–333

302. Ono J, Saito H, Igarashi M, Ito M (1957) The etiology of papilloma of the larynx. Ann Otol 66: 1119–1142

303. Oppikofer E (1913) Primäre maligne Geschwülste des Nasenrachenraumes. Arch Laryng 27: 526–564

304. Ormerod FC (1959) Bösartige Tumoren des Nasenrachens. Arch Ohr-, Nas-Kehlk Heilk 175: 221–228

305. Pang LQ (1959) Carcinoma of the nasopharynx. An analysis of thirty-four cases and a preliminary report on palatal fenestration in its management. Ann Otol Rhinol 68: 356–371

306. Pantangco EE, Basa GF, Canlas M (1967) A survey of nasopharyngeal cancers among Filipinos: A review of 203 cases. In: Muir CS, Shanmugaratnam K (eds) Cancer of the nasopharynx. UICC Monograph series 1: 38–42

307. Papavasiliou CG (1974) Cancer of the Nasopharynx. Clin Radiol 25: 409–414

308. Pearson G, Dewey F, Klein G, Henle G, Henle W (1970) Relation between neutralization of Epstein-Barr virus and antibodies to cell-membrane antigens induced by the virus. J nat Cancer Inst 45: 989–995

309. Pearson GR, Coates HL, Neel HB III, Levine P, Ablashi D, Easton J (1978) Clinical evaluation of EBV serology in American patients with nasopharyngeal carcinoma: etiology and control. In: De Thé G, Ito Y, Davis W (eds) IARC sci publ 20: 439–448

310. Pearson G, Chase R, Qualtiere LF (1982) Purification and biological characterization of a major Epstein-Barr virus-induced membrane glycoprotein. IV th international symposium on nasopharyngeal carcinoma. September 1982, Kuala Lumpur, Malaysia

311. Pearson G, Mulroney S, Taylor W, Neel HB III, Weiland LH (1982) A new approach for adjunct therapy of NPC using antibodies to EBV-induced membrane antigens. IV th international symposium on nasopharyngeal carcinoma. September 1982 Kuala Lumpur, Malaysia

312. Perdue ST, Terasaki PI, Mickey MR (1978) HLA frequencies in cancer: a third study. In: De Thé G, Ito Y, Davis W (eds) Nasopharyngeal carcinoma: etiology and control. IARC sci Publ 20: 263–269

313. Perez CA, Ackerman LV, Mill WB, Ogura JH, Powers WE (1969) Cancer of the nasopharynx: factors influencing prognosis. Cancer 24: 1–17

314. Pernis B, Forni L, Amante L (1971) Immunoglobulins as cell receptors. Ann NY Acad sci 190: 420–431

315. Pflanz M (1973) Allgemeine Epidemiologie. Georg Thieme, Stuttgart

316. Pinson L, Traissac L, Mattern P, Roche JC, Patris D (1976) Résultats concernant le traitement par immunothérapie des papillomatoses infantiles graves. Rev Laryng 97. 371–377

317. Pizza G, Viza D, Ablashi DV, Jerome L, Armstrong G, Levine PH (1981) The possible use of specific transfer factors in the treatment of patients with nasopharyngeal carcinoma. In: Grundmann E, Krueger GRF, Ablashi DV (eds). Nasopharyngeal carcinoma. Cancer Campaign 5: 301–307

318. Prasad U (1981) Significance of metaplastic transformation in the pathogenesis of nasopharyngeal carcinoma. Clinical, histopathological and ultrastructural studies. In: Grundmann E, Krueger GRF, Ablashi DV (eds) Nasopharyngeal carcinoma. Cancer Campaign 5: 31–39

319. Preibisch-Effenberger R (1966) Endolaryngeale Ultraschallanwendung als neue Behandlungsmethode juveniler Kehlkopfpapillome. Arch klin exp Ohr Nas und Kehlk Heilk 186: 146–152

320. Pritchett RF, Hayward SD, Kieff ED (1975) DNA of Epstein-Barr virus. I. Comparative studies of the DNA of EBV from HR-1 and B 95–8 cells. Size, structure and relatedness. J Virol 15: 556–584

321. Pritchett R, Pedersen M, Kieff E (1976) Complexity of EBV homologous DNA in continuous lymphoblastoid cell lines. Virology 74: 227–231

322. Proetz AW (1941) Applied physiology of the nose. St Louis Annals Publ, St Louis

323. Proetz AW (1953) Respiratory air currents and their clinical aspects. J Laryng 67: 1–27

324. Prystowsky SD, Elfenbein GJ, Lambers SJ (1978) Nasopharyngeal carcinoma associated with long term arsenic ingestion. Arch Dermatol 114: 602–603

325. Putney FJ (1955) Borderline malignant lesions of the larynx. Arch Otolaryngol 61: 381–385

326. Quade R, Löbe LP (1979) Klinik und Therapie von Schleimhautpapillomen im HNO-Bereich. Laryng Rhinol 58: 490–494

327. Quick CA, Behrens HW, Brinton-Darnell M, Good RA (1975) Treatment of papillomatosis of the larynx with transfer factor. Ann Otol 84: 607–613

328. Quick CA, Watts SL, Krzyzek RA, Faras AJ (1980) Relationship between condylomata and laryngeal papillomata. Clinical and molecular virological evidence. Ann Otol Rhinol Laryngol 89: 467–471

329. Quick D, Cutler M (1927) Transitional cell epidermoid carcinoma. Surg Gyn Obst 45: 320–321

330. Quisenberry WB, Reimann-Jasinski D (1967) Ethnic differences in nasopharyngeal cancer in Hawaii. In: Muir CS, Shanmugaratnam K (eds) Cancer of the Nasopharynx. UICC Monograph series 1: 77–81

331. Reedman BM, Klein G (1973) Cellular localization of an EBV-associated complement fixing antigen in producer and non-producer lymphoblastoid cell lines. Int J Cancer 11: 499–520

332. Reedman BM, Klein G, Pope JH, Walters MK, Hilger J, Singh S, Johansson B (1974) Epstein-Barr virus-associated complement-fixing and nuclear antigens in Burkitt lymphoma biopsies. Int J Cancer 13: 755–763

333. Regaud C (1921) In: Reverchon L, Coutard H, Lympho-épithéliome de l'hypopharynx traité par rontgenthérapie. Bull soc franc oto rhino lar 34: 209–214

334. Resler DR, Snow JB (1967) Cell free transplantation of human laryngeal papilloma to dogs. Laryngoscope 77: 397–416

335. Ringertz N, Törnberg B, Sjöström A, Swenson D (1962) Cancer incidence in Sweden, 1959. Stockholm, National Board of Health. The Cancer Registry
336. Rouvière H (1932) Anatomie des lymphatiques de l'homme. Masson, Paris
337. Rowson KEK, Mahy BWJ (1967) Human papova (Wart) virus. Bact Rev 31: 110–131
338. Sako K, Minowada J, Marchetta FC (1975) Epstein-Barr virus antibodies in patients with carcinoma of the nasopharynx and carcinoma of other sites on the head and neck. Am J Surg 130: 437–439
339. Salinger S, Pearlman SJ (1936) Malignant tumors of the epipharynx. Arch Otolaryng 23: 149–172
340. Sawaki S, Hirayama T, Sugano H (1976) Studies on nasopharyngeal carcinoma in Japan. Gann Monogr 18: 63–74
341. Sawaki S, Sugano H, Hirayama T (1978) Analytical aspects of symptoms of nasopharyngeal malignancies. In: De Thé G, Ito Y, Davis W (eds) Nasopharyngeal carcinoma: etiology and control. IARC sci publ 20: 147–163
342. Sawaki S, Kawamura A, Tachibana T (1978) Use of immunological studies in evaluating the clinical course of nasopharyngeal carcinoma In: De Thé G, Ito Y, Davis W (eds) Nasopharyngeal carcinoma: etiology and control. IARC sci publ 20: 575–585
343. Scanlon PW, Devine KD, Woolner LB (1958) Malignant lesions of the nasopharynx. Ann Otol 67: 1005–1021
344. Schein PS, Winokur SH (1975) Immunosuppresive and cytotoxic chemotherapy: long term complications. Ann Internal Med 82: 84–95
345. Schinz HR, Baumann-Schenker R (1936) Zur Histologie, Biologie und Therapie des transitional-cell-carcinoma. Fortschr Röstr 53: 560–580
346. Schmauz R, Templeton AC (1972) Nasopharyngeal carcinoma in Uganda. Cancer 29: 610–621
347. Schmid H (1881) Weitere Erfahrungen über die buccale Exstirpation basilärer Rachengeschwülste. Prager Med Wschr 6: 253–256, 261–264, 274–276
348. Schmidt M, Meyer E (1909) Die Krankheiten der oberen Luftwege. Julius Springer, Berlin
349. Schmincke A (1921) Über lymphoepitheliale Geschwülste. Beitr path Anat allg Path 68: 161–170
350. Scholz H, Peschel O, Meyer R (1968) Das Lymphoepitheliom – ein seltener Tumor im Kindesalter. Mschr Kinderhk 116: 149–152
351. Schreiber (1896) Über die Geschwülste des Nasenrachenraumes. Diss Königsberg
352. Schwab W (1975) Aktuelle Bemerkungen zur Anwendung des TNM-Systems im Kopf- und Hals Bereich. Laryng Rhinol 54: 44–64
353. Schwab W (1982) Praxis der Krebsbehandlung in der Oto-Rhino-Laryngologie. HNO 30: 18–24
354. Schweich M (1867) Tumeur fibro-plastique de la base du crâne. Bull Soc Anat Paris, 256–261
355. Scott GC, Atkinson L (1967) Demographic features of the Chinese population in Australia and the relative prevalence of nasopharyngeal cancer among Caucasians and Chinese. In: Muir CS, Shanmugaratnam K (eds) UICC Monograph series 1: 64–72
356. Sesterhenn K, Klein HO (1976) Untersuchungen zum Generationszyklus maligner Tumoren im HNO-Bereich und ihre Bedeutung für die zytostatische Therapie. Laryng Rhinol 55: 1–6
357. Sesterhenn K, Krueger GRF, Uhlmann CH, Ablashi DV, Samii H, Wustrow F, Fischer R (1976) Klassifikation maligner Lymphome des Halsbereiches: Kombinierte morphologische, immunzyto-logische, serologische und Zellkulturuntersuchungen. Laryng Rhinol Otol 55: 823–832
358. Sesterhenn K, Krueger GRF, Uhlmann C (1977) Zur zellulären Immunreaktivität von Tumorpa-tienten: T-Zellen im peripheren Blut. Laryng Rhinol 56: 807–814
359. Sesterhenn K, Wustrow F, Bertram G (1981) Surgical procedures in diagnosis and treatment of nasopharyngeal carcinoma – a historical review. In: Grundmann E, Krueger GRF, Ablashi DV (eds) Nasopharyngeal carcinoma. Cancer Campaign 5: 269–272
360. Sesterhenn K, Bertram G, Wustrow F (1981) Skin testing in NPC patients. In: Grundmann E, Krueger GRF, Ablashi DV (eds) Nasopharyngeal carcinoma. Cancer Campaign 5: 179–191
361. Sesterhenn K, Krueger GRF, Bertram G, Sesterhenn I (1982) Zum lymphoepithelialen Karzinom des Oropharynx. Häufigkeit und Differentialdiagnose. HNO 30: 243–249
362. Sesterhenn I, Sesterhenn K, Hyams V, Krueger GRF, Langloss JM, Bertram G (1982) Demonstration of keratin-antigens in undifferentiated carcinoma of the nasopharyngeal type and malignant lymphomas – a contribution to practical differential diagnosis. IV th international symposium on nasopharyngeal carcinoma. September 1982, Kuala Lumpur, Malaysia
363. Shanmugaratnam K, Muir CS (1967) Nasopharyngeal carcinoma, origin and structure. In: Muir CS, Shanmugaratnam K (eds) Cancer of the nasopharynx. UICC Monograph series 1: 153–162

364. Shanmugaratnam K, Higginson J (1967) Aetiology of nasopharyngeal cancer: report on a retrospective survey in Singapore. In: Muir CS, Shanmugaratnam K (eds) Cancer of the nasopharynx. UICC monogr ser 1: 130–134

365. Shanmugaratnam K (1972) The pathology of nasopharyngeal carcinoma. In: Biggs PM, De Thé G, Payne LN (eds) Oncogenesis and Herpesvirus. IARC sci publ 2: 239–248

366. Shanmugaratnam K (1973) Ethnic and dialect group variations in cancer incidence. Singapore med J 14: 69

367. Shanmugaratnam K, Sobin LH (1978) Histological typing of upper respiratory tract tumours. International histological classification of tumours. 19, WHO, Geneva 1978

368. Shanmugaratnam K (1978) Variations in nasopharyngeal cancer incidence among specific Chinese communities dialect groups in Singapore. In: De Thé G, Ito Y, Davis W (eds) Nasopharyngeal carcinoma: etiology and control. IARC sci publ 20: 191–196

369. Shanmugaratnam K (1978) Histological typing of NPC In: De Thé G, Ito Y, Davis W (eds) Nasopharyngeal carcinoma: etiology and control. IARC sci publ 20: 3–11

370. Shanmugaratnam K, Tye CY, Goh EH, Chia KB (1978) Etiological factors in nasopharyngeal carcinoma: a hospital-based, retrospective, case-control, questionnaire study. In: De Thé G, Ito Y, Davis W (eds) Nasopharyngeal carcinoma: etiology and control. IARC sci publ 20: 199–212

371. Shipkowitz NL, Holper JC, Worland MC, Holinger PH (1967) Evaluation of autogenous laryngeal papilloma vaccine. Laryngoscope 77: 1047–1053

372. Shope T, Dechairo D, Miller G (1973) Malignant lymphoma in cotton-top marmosets after inoculation with Epstein-Barr virus. Proc Nat Acad Sci (USA) 70: 2487–2491

373. Shu-Chen H (1980) Nasopharyngeal cancer: a review of 1605 patients treated radically with cobalt 60. Int J Radiat Oncol Biol Phys 6: 401–407

374. Silvestre D, Ernberg I, Neauport-Sautes C, Kourilsky FM, Klein G (1974) Differentiation between early and late membrane antigen on human lymphoid cell lines infected with Epstein-Barr virus. II. Immuno-electron microscopy. J nat Cancer Inst 53: 67–74

375. Simmons MW, Ariel IM (1949) Carcinoma of the nasopharynx. Report of 150 cases. Surg Gynec Obst 88: 763–775

376. Simons MJ, Wee GB, Day NE, Chan SH, Shanmugaratnam K, De Thé G (1975) Probable identification of an AL-A second-locus antigen associated with a high risk of nasopharyngeal carcinoma. Lancet 142–143

377. Simons MJ, Wee GB, Goh EH, Chan SH, Shanmugaratnam K, Day NE, De Thé G (1976) Immunogenetic aspects of nasopharyngeal carcinoma. IV Increased risk on Chinese of nasopharyngeal carcinoma associated with a Chinese-related HLA-profile (A 2, Singapore 2). J nat Cancer Inst 57: 977–980

378. Simons MJ, Chan SH, Darmalingam S, Wee GB, Shanmugaratnam G, Prasad U, Goh EH, Betuel H, Ho JHC, Chau JWC, Day NE, De Thé G (1978) Nasopharyngeal carcinoma and histocompatibility antigens. In: De Thé G, Ito Y, Davis W (eds) Nasopharyngeal carcinoma: etiology and control. IARC sci publ 20: 271–282

379. Simpson GT, Strong MS (1982) Recurrent respiratory papillomatosis. In: Gates GA (ed) current therapy in otolaryngology – head and neck surgery. BC Decker, Trenton, New Jersey, CV Mosby Company Saint Louis, Toronto, London: 328–332

380. Skorpil F (1939) Über Lymphoepitheliome (Schmincke) der Speicheldrüsen. Frankf Z Path 53: 450–466

381. Smith GE, Dawson WR (1924) Egyptian mummies. George Allen and Unwin, Ltd., London

382. Smith HG, Healy GB, Vaughan CW, Strong MS (1980) Topical chemotherapy of recurrent respiratory papillomatosis. A preliminary report. Ann Otol Rhinol Laryng 89: 472–478

383. Snow JB (1975) Carcinoma of the nasopharynx in children. Ann Otol 84: 817–826

384. Spangenberg S (1912) Über die Endothelioma des Nasenrachenraumes. Arch Ohrenheilk 87: 67–87

385. Spitler LE (1976) Delayed hypersensivity skin testing. In: Rose NR, Friedman H, Manual of clinical immunology. American society for microbiology Washington: 53–63

386. Steiner W (1981) Advances in the endoscopic diagnosis of nasopharyngeal carcinomas. In: Grundmann E, Krueger GRF, Ablashi DV (eds) Nasopharyngeal carcinoma. Cancer Campaign 5: 81–85

387. Stephens CB, Arnold GE, Butchko GM, Hardy CL (1979) Autogenous vaccine treatment of juvenile laryngeal papillomatosis. Laryngoscope 89: 1689–1696

388. Stoerk C (1880) Klinik der Krankheiten des Kehlkopfes, der Nase und des Rachens. Ferdinand Enke, Stuttgart

389. Straka JA, Bluestone CD (1972) Nasopharyngeal malignancies in children. Laryngoscope 82: 807–816

390. Straus SE, Armstrong G, Seidlin M, Horneff J, Clark J, Longo D, Faggioni A, Pearson G, Ablashi DV (1982) Acyclovir treatment of human herpesvirus infections: implications for the treatment of Epstein-Barr virus (EBV) – related disorders. IV th international symposium on nasopharyngeal carcinoma. September 1982, Kuala Lumpur, Malaysia

391. Strauss MJ, Shaw EW, Bunting H, Melnick JL (1949) "Crystalline" virus-like particles from skin papillomas characterized by intranuclear bodies. Proc Soc Exp Biol Med 72: 46–50

392. Streit (1903) Bericht über die Klinik und Poliklinik des Professor Dr. Gerber – Königsberg im Jahre 1902. III Beobachtung aus dem Krankheitsgebiet des Nasenrachenraums, der Mundhöhle und des Kehlkopfes. Z Ohrenheilk 45: 345–371

393. Strong MS, Vaughan CW, Healy GB, Cooperbrand SR, Clemente M A CP (1976) Recurrent respiration papillomatosis; management with the CO_2 laser. Ann Otol 85: 508–516

394. Sugano H, Sakamoto G, Sawaki S, Hirayama T (1978) Histopathological types of nasopharyngeal carcinoma in a low-risk area: Japan. In: De Thé G, Ito Y, Davis W (eds) Nasopharyngeal carcinoma: etiology and control. IARC sci publ 20: 27–39

395. Sugawara K, Mizuno F, Osato T (1972) Epstein-Barr virus-associated antigens in nonproducing clones of human lymphoblastoid cell lines. Nature New Biol 239: 242–243

396. Sundar SK, Ablashi DV, Kamaraju LS, Levine PH, Faggioni A, Armstrong GR, Pearson GR, Krueger GRF, Hewetson JF, Bertram G, Sesterhenn K, Menezes J (1982) Sera from patients with undifferentiated nasopharyngeal carcinoma contain a factor which abrogates specific Epstein-Barr virus antigen induced lymphocyte response. Int J Cancer 29: 407–412

397. Svoboda DJ, Kirchner FR, Shanmugaratnam K (1967) The fine structure of nasopharyngeal carcinoma. In: Muir CS, Shanmugaratnam K (eds) Cancer of the nasopharynx. UICC Monograph series 1: 163–171

398. Takasugi M, Terasaki PI, Henderson G, Mickey MR, Menk H, Thompson RW (1973) HLA antigens in solid tumors. Cancer Res 33: 648–650

399. Teoh TB (1967) Epidermoid carcinoma of the nasopharynx among Chinese: a study of 124 necropsies. In: Muir CS, Shanmugaratnam K (eds) Cancer of the nasopharynx. UICC Monograph series 1: 173–178

400. Terasaki PI, Mickey MR (1975) HL-A haplotypes of 32 diseases. Transpl Rev 22: 105–119

401. Terasaki PI, Perdue ST, Mickey MR (1977) HLA frequencies in cancer: a second study. In: Mulvihill JJ (ed) Genetics of Human Cancer. New York, Raven Press, p 321–327

402. Thompson CM, Grimes EL (1944) Carcinomas of the nasopharynx. Amer J Med Sci 207: 342–348

403. Thomson JO (1923) Cervical lymphosarcomas, with an analysis of 90 cases. China med J 37: 1001–1010

404. Thost A (1929) Die Geschwülste des Kehlkopfes. In: Denker A, Kahler O (Hrsg) Handbuch der Hals-Nasen-Ohrenheilkunde V, Julius Springer, Berlin, S 364–407

405. Tischendorf P, Shramek GJ, Balagtas JC (1970) Development and persistence of immunity to Epstein-Barr virus in man. J infect Dis 122: 401–409

406. Tobeck A (1932) Die histologische Rückbildung der Lymphoepitheliome nach Röntgenbestrahlung. (Ein Beitrag zu der Frage, ob die Sonderstellung der Lymphoepitheliome berechtigt ist). Z HNO 30: 182–196

407. Topley M (1973) In: Field CE, Baber FM (eds) Growing up in Hong Kong, Hong Kong University Press

408. Toso G (1971) Epithelial papillomas – benign or malignant? Interesting findings in laryngeal papilloma. Laryngoscope 81: 1524–1531

409. Treuner J, Niethammer D, Dannecker G, Jobke A, Aldenhoff P, Kremens B, Nessler G, Börner H (1981) Treatment of nasopharyngeal carcinoma in children with fibroblast interferon. In: Grundmann E, Krueger GRF, Ablashi DV (eds) Nasopharyngeal carcinoma. Cancer Campaign 5: 309–316

410. Trotter W (1911) On certain clinically obscure malignant tumours of the naso-pharyngeal wall. Brit Med J 2: 1057–1059

411. Tu SM (1965) Nasopharyngeal carcinoma in Taiwan. In: Eighth International Congress Series 113: 184–185

412. Uhlmann CH, Krueger GRF, Sesterhenn K, Rose KG, Ablashi DV, Wustrow F (1978) Nasopharyngeal and adjacent neoplasms: a clinicopathologic and immunologic study. Arch Oto Rhino Laryng 218: 163–177

413. UICC (1974) TNM classification of malignant tumors. 2 nd ed, Geneva

414. UICC (1979) TNM-Klassifikation der malignen Tumoren, 3. Aufl, Springer, Berlin-Heidelberg-New York

415. Ullmann EV (1923) On the aetiology of the laryngeal papilloma. Acta Oto laryng 5: 317–334

416. Vaeth JM (1960) Nasopharyngeal malignant tumors. Radiology 74: 364–372

417. van Andel JG (1977) Carcinoma of the nasopharynx treated in the RRTI. Radiol Clin 46: 50–69

418. Variot G (1894) Un cas d'inoculation expérimentale des verrues de l'enfant à l'homme. J clin therap infant 2: 529–534

419. Villari N, Biti GP, Olmi P, De Dominicis R (1974) Les cancers du nasopharynx. Expérience de l'institut de radiologie de l'université de Florence. J Radiol Electrol 55: 753–755

420. Virchow R (1887) Über Pachydermia laryngis, Berl klin Wschr 22

421. Waelsch L (1918) Übertragungsversuche mit spitzen Kondylomen. Arch Dermatol Syphilis 124: 625–646

422. Wahi PN (1967) Malignant tumors of the nasopharynx und accessory sinuses in India. In: Muir CS, Shanmugaratnam K (eds) Cancer of the nasopharynx. UICC Monograph series 1: 24–28

423. Wahren BK, Lantorp K, Stermer G, Epmark A (1970) EBV antibodies in family contacts of patients with infectious mononucleosis. Proc Soc exp Biol (NY) 133: 934–939

424. Walsh TE, Beamer PR (1950) Epidermoid carcinoma of the larynx occurring in two children with papilloma of the larynx. Laryngoscope 60: 1110–1124

425. Wang CC, Little JB, Schulz MD (1962) Cancer of the nasopharynx. Its clinical and radiotherapeutic considerations. Cancer 15: 921–926

426. Wang CC (1977) Treatment of carcinoma of the nasopharynx by irradiation. Ear Nose Throat J 56: 97–101

427. Wara WM, Wara DW, Phillips TL, Amman AJ (1975) Evoked IgA in carcinoma of the nasopharynx. Cancer N. Y 35: 1313–1315

428. Wassermann M (1886) Beiträge zur Statistik der Bindegewebstumoren des Kopfes. Dt Z Chir 25: 368–439

429. Waterhouse J, Muir C, Correa P, Powell J (1976) Cancer incidence in five continents. IARC sci publ 15

430. Webb WW (1956) Papillomata of the larynx. Laryngoscope 66: 871–918

431. Wells C (1963) Ancient egyptian pathology. J Laryng 77: 261–265

432. Wells C (1964) Two medieval cases of malignant disease. Brit med J 1: 1611–1612

433. Werner J, Wolf H, Apodaca J, Zur Hausen H (1975) Lymphoproliferative disease in a cotton-top marmoset after inoculation with infections mononucleosisderived Epstein-Barr virus. Int J Cancer 15: 1000–1008

434. Whiteleather JE (1945) Transitional epithelial cell carcinoma of the nasopharynx. Amer J Roentgenol 54: 357–369

435. Whitman JE, Lemp JF, Hung C, Ablashi DV, Crowley GM, (1981) Purified human interferons: prospects for therapy in nasopharyngeal carcinoma. In: Grundmann E, Krueger GRF, Ablashi DV (eds) Nasopharyngeal carcinoma. Cancer Campaign 5: 287–299

436. Willis RA (1948) Pathology of tumors. Butterworth, London

437. Winston P, Epstein SS (1958) Papilloma of the larynx: a clinicopathological study. J Laryng 72: 452–464

438. Wolf H, Zur Hausen H, Becker V (1973) EB viral genomes in epithelial nasopharyngeal carcinoma cells. Nature New Biol 244: 245–247

439. Wolf H, Bayliss GJ, Wilmes E (1981) Biological properties of Epstein-Barr virus. In: Grundmann E, Krueger GRF, Ablashi DV (eds) Nasopharyngeal carcinoma. Cancer Campaign 5: 101–109

440. Yata J, Desgranges C, De Thé G, Modrali N, Ellouz R, Tachibana T, Brugère J (1974) Nasopharyngeal carcinoma. VII B and T lymphocytes in the circulating blood and in tumour tissue. Biomedicine 21: 244–250

441. Yata J, Shimbo T, Sawaki S (1978) Changes in T-cell subsets and their clinical significance in cancer patients. In: De Thé G, Ito Y, Davis W (eds) Nasopharyngeal carcinoma: etiology and control. IARC sci publ 20: 511–521

442. Yeh S (1962) A histological classification of carcinomas of the nasopharynx with a critical review as to the existence of lymphoepithelioma. Cancer 15: 895–920

443. Yeh S (1967) The relative frequency of cancer of the nasopharynx and accessory sinuses in chinese in Taiwan. In: Muir CS, Shanmugaratnam K (eds) Cancer of the nasopharynx. UICC monograph series 1: 54–57

444. Yeh SDJ (1973) Experimental and clinical oncology in people's Republic of China. American J of Chinese Med 1: 193–224

445. Yoder MG, Batsakis JG (1980) Squamous cell carcinoma in solitary laryngeal papilloma. Otolaryngol Head Neck Surg 88: 745–748

446. Zalka v. E (1934) Lymphoepitheliom und Reticulumsarkom. Z Krebsforsch 41: 139–147

447. Zaouche A (1970) Les tumeurs malignes de la sphère otorhinolaryngologique en Tunesie. Thesis, Faculté de Médicine, Paris

448. Zehnder PR, Lyons GD (1975) Carcinoma and juvenile papillomatosis. Ann Otol 84: 614–618

449. Zeng YI, Shen Shujing, Pi Guohua, Ma Jiaolian, Zhang Quin, Zhao Minglun, Dong Hanji (1981) Application of anticomplement immunoenzymatic method for the detection of EBNA in carcinoma cells and normal epithelial cells from the nasopharynx. In: Grundmann E, Krueger GRF, Ablashi DV (eds) Nasopharyngeal carcinoma. Cancer Campaign 5: 237–245

450. Zeng Y, Gong CH, Jan MG, Zhang LG, Fun Z (1982) Detection of IgAlEA antibody for diagnosis of the NPC by immunoautoradiography. IV. International symposium on nasopharyngeal carcinoma. September 1982, Kuala Lumpur, Malaysia

451. Zippin C, Tekawa IS, Bragg KU, Watson DA, Linden G (1962) Studies on heredity and environment in cancer of the nasopharynx. J nat Cancer Inst 29: 483–490

452. Zuppinger A (1931) Maligne Pharynx- und Larynxtumoren. Fortsch Röntgenstrahl Suppl 40 Georg Thieme, Leipzig

453. Zur Hausen H, Henle W, Hummeler K, Diehl V, Henle G (1967) Comparative study of cultured Burkitt tumor cells by immunofluorescence, autoradiography and electronmicroscopy. J Virol 1: 830–837

454. Zur Hausen H, Schulte-Holthausen H (1970) Presence of EB virus nucleic acid homology in a "virus free" line of Burkitt tumor cells. Nature (Lond) 227: 245–248

455. Zur Hausen H, Schulte-Holthausen H, Klein G, Henle W, Henle G, Clifford P, Santesson L (1970) EBV DNA in biopsies of Burkitt tumours and anaplastic carcinomas of the nasopharynx. Nature 228: 1056–1058

456. Zur Hausen H, Diehl V, Wolf H, Schulte-Holthausen H, Schneider U (1972) Occurrences of Epstein-Barr virus genomes in human lymphoblastoid cell lines. Nature (New Biol) 237: 189–190

457. Zur Hausen H, O'Neill FJ, Freese UK (1978) Persisting oncogenic herpesviruses induced by the tumor promotor TPA. Nature 272: 373–375

458. Zur Hausen H (1979) Rolle von Herpes- und Papillomviren bei menschlichen Tumoren. Münch med Wschr 121: 811–812

459. Zur Hausen H (1981) Virusinfektionen der Haut. Verh Dtsch Ges Path 65: 324–327

460. Zur Hausen H, Bauer G (1982) Induction of Epstein-Barr virus by tumor promoters and initiators and by a physiological serum factor. IV th international symposium on nasopharyngeal carcinoma. September 1982, Kuala Lumpur, Malaysia

HNO

Organ
der Deutschen Gesellschaft für Hals-Nasen-Ohrenheilkunde,
Kopf- und Halschirurgie,
der Vereinigungen Westdeutscher, Nordwestdeutscher
und Schleswig-Holsteinischer HNO-Ärzte,
der Otolaryngologischen Gesellschaften zu Berlin und München,
der Gesellschaft der HNO-Ärzte in Hamburg,
der Deutschen Gesellschaft für Sprach- und Stimmheilkunde
und der Schweizerischen Gesellschaft für Oto-Rhino-Laryngologie,
Hals- und Gesichtschirurgie

ISSN 0017-6192   Title Nr. 106

Herausgeber: K. Burian, Wien; F. Escher, Bern; K. Fleischer, Gießen;
W. Kley, Würzburg; E. Lehnhardt, Hannover; A. Miehlke, Göttingen;
C. R. Pfaltz, Basel; D. Plester, Tübingen; H. Rudert, Kiel; K. Terrahe,
Stuttgart; M. E. Wigand, Erlangen

Schriftleitung: E. Lehnhardt, Hannover

Die Zeitschrift HNO berichtet über die neuesten wissenschaftlichen
Ergebnisse aus Klinik und Forschung. Die Herausgeber sind besonders
bemüht, bei der Auswahl der Beiträge die Interessen des in der Praxis
tätigen HNO-Arztes zu berücksichtigen. Zugleich wird in diagnostischen und therapeutischen Fragen des Fachgebietes eine kontinuier-
liche Fortbildung vermittelt.
Über wichtige Kongresse und Symposien wird zusammenfassend in
kurzen Berichten informiert.

Bezugsbedingungen:
1983, Band 31 (12 Hefte):
DM 210,- plus Versandkosten.
1982, Band 30 (12 Hefte): DM 210,-

Frühere Jahrgänge:
Bände 1–29 (1947/49–1981): DM 3762,-
Bände 1–22 (1947/49–1974): Per Band DM 108,-
Bände 23–28 (1975–1980): Per Band DM 188,-

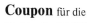

Coupon für die
Zeitschrift HNO

Bitte senden Sie ein Ansichtsexemplar an folgende Adresse:

20.019/5/1

Rücksendungen erbeten an Ihren Buchhändler oder an den
Springer-Verlag, Wissenschaftliche Information Zeitschriften,
Postfach 105280, D-6900 Heidelberg

Springer-Verlag
Berlin
Heidelberg
New York

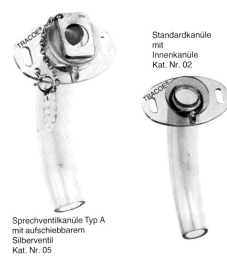

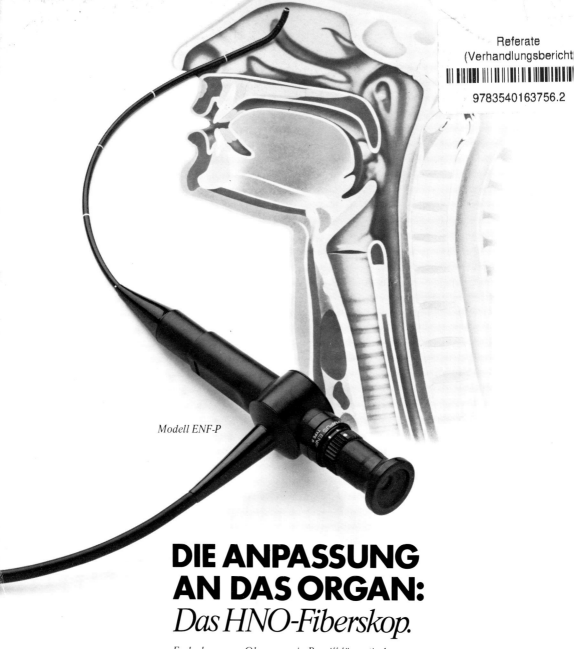
ISBN 3-540-12421-7
ISBN 0-387-12421-7

Archives of
Oto-Rhino-Laryngology

Supplement 1986/I

Archiv
für Ohren-, Nasen- und
Kehlkopfheilkunde

Verhandlungsbericht 1986
der Deutschen Gesellschaft
für Hals-Nasen-Ohren-Heilkunde,
Kopf- und Hals-Chirurgie
Teil I: Referate

Schriftleitung W. Becker und H. Rudert
Herausgeber J. Helms

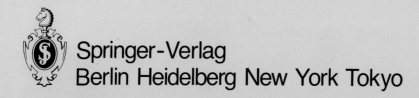

Springer-Verlag
Berlin Heidelberg New York Tokyo